痛症百解

통증의 한의학적 이해

痛症百解
통증의 한의학적 이해

지은이_楊維傑
옮긴이_주현욱 · 임석우

1판 1쇄 인쇄 2020. 12. 25
1판 1쇄 발행 2020. 12. 30

발행처_물고기숲 • 발행인_임민수 • 등록번호_제406-2012-000004호 • 등록일자_2012. 01. 03.
주소_(㊫10906) 경기도 파주시 와석순환로 61, 708-601 • 전화_031)943-2090 • 팩시밀리_031)943-2091

값은 뒤표지에 있습니다. • ISBN 978-89-98038-65-6 • 카카오톡 ID_fishwood • 카카오스토리_http://story.kakao.com/fishwood • 이메일_fishwoodbook@naver.com • 블로그_http://blog.naver.com/fishwoodbook • 물고기숲은 독자 여러분의 의견에 귀 기울여 좋은 책을 만들겠습니다.

痛症百解

통증의 한의학적 이해

楊維傑 지음 — 주현욱 · 임석우 옮김

물고기숲

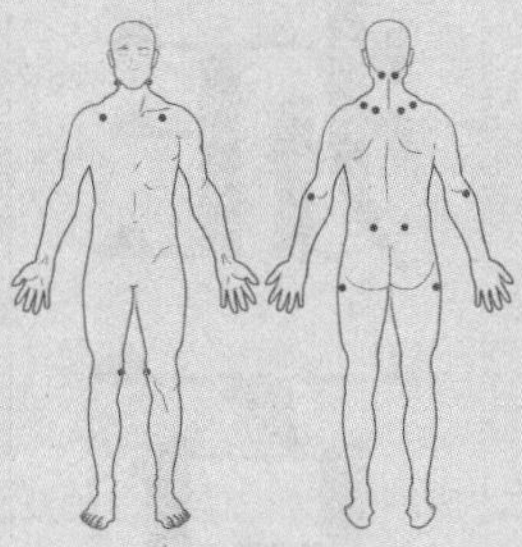

저자 서문

통증痛症은 거의 모든 사람이 모두 경험하는 병증으로 임상에서 가장 자주 보이는 증상이다. 부인과, 소아과, 내과, 외과, 안과, 이비인후과 등에 수많은 질병이 있는데, 모두 통증이 발생할 수 있다. 저자는 임상에서 40여 년 동안 통증을 연구하였는데(초판 당시의 시간으로는 20여 년), 그때마다 혼신을 다하였으며 치료한 병 또한 매우 많았다. 1992년 겨울에 한 단체에서 초청을 받고 강연했을 때 시사일간지 《양성바오젠養生保健》에서 '통증'에 대한 칼럼을 써주기를 요청하였고, 나는 흔쾌히 받아들여 2주에 한 번씩 간행하였다. 자주 보이는 통증을 주제로 여러 난해한 내용을 최대한 알기 쉽게 풀이하여 통증의 부위, 증상, 원인, 간단한 치료, 예방, 조리, 양생 등의 개념을 소개하였다.

칼럼이 실린 후에 독자들의 반응이 좋았고 영향력 또한 대단했다. 이후 많은 독자들이 칼럼을 취합하여 단행본으로 만들어달라고 요청하였다. 그래서 칼럼에 실렸던 각종 자료에 더하여 통증에 대한 한의학적인 인식과 변증용약, 통증의 민간요법과 온천요법, 심리치료, 통증의 예방, 간병 시에 필요한 금기사항 등을 별도로 추가하였다. 각각을 한 챕터로 구성하여 이 책을 완성했기 때문에 독자들은 각자가 필요한 부분을 찾아서 볼 수 있다. 임상의들은 '통증을 한의학적으로 이해하는 데 필요한 기본서'로 삼을 수 있고, 아직 병에 걸리지 않은 사람은 예방방법을 알 수 있을 것이며, 병에 이미 걸린 사람은 스스로 조리하여 병증의 악화를 막고 빨리 완치될 수 있는 방법에 대한 조언을 구할 수 있을 것이다.

돌아보니 한의학 서적 30여 권을 저술하였다. 그런데 모두 숙련된 임상의를 위한 전문서적에 속하고, 입문서로서 한의학을 소개하는 것은 최초의 시도이다. 비록 통속적이고 실용적인 내용을 담으려고 힘썼지만 잘못되고 부족한 부분이 있다. 각계의 독자들이 올바로 잡아주길 바라는 심정이다.

본서를 출판할 수 있게 도와준 中國時報養生版과 時報文化出版公司의 지원에 감사드린다. 특별히 이 지면을 통해 진심으로 고마움을 표하는 바이다.

역자 서문

본서는 양유걸 선생님의 오랜 임상경험으로 검증된 다양한 한의학적 치료법을 소개하였습니다. 번역자에게는 그 자체만으로도 번역작업을 하는 동안 큰 의미가 있었습니다.

통증이 발생하는 원인과 치료에 대해서 한의학적 내용뿐 아니라 양방적인 내용을 함께 강조하였고, 그 외에도 다양한 섭생과 운동법 등을 소개함으로써 병과 통증에 대한 고민과 깊이를 체감할 수 있습니다. 침과 뜸, 상용 한약처방은 물론이고 가종 부항법과 추나, 목욕, 식이요법에 이르기까지 다양한 관리·양생법을 소개하여 한의원에서 흔히 보는 일반 통증환자에 대한 실질적인 접근법을 제시하고 있습니다.

본문 중 일부 중의학 용어는 역자의 부족한 어휘력으로 말미암아 적절한 우리말 용어를 찾지 못하였습니다. 의역을 해서 원저의 의미를 훼손하는 것보다 원문대로 독음 처리하여 독자분들의 판단에 맡기오니 너그러이 이해해 주시길 바랍니다. 칼럼에 연재된 것을 취합한 책이다 보니, 원저에도 중복된 내용이 있습니다. 양생법이나 처방 부분 등에 약간 다른 내용도 있어서 모두 실었음을 밝힙니다.

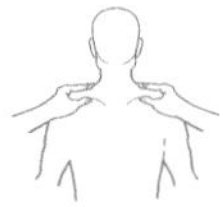

차례

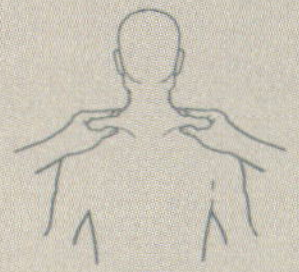

1 장

통증의 일반개념

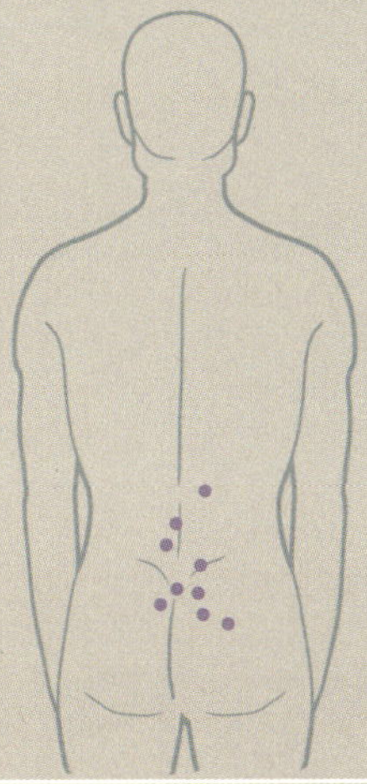

개인마다 통증에 대한 경험이 있지만, 통증이 무엇인지, 왜 발생하는지에 대해서 말로 간단하게 표현하기는 어렵다. 사실상 '통증'을 확실하게 정의하는 것은 매우 어려운 문제다. 1979년 국제통증연구협회에서 내린 정의에 따르면 "통증은 사람이 느끼는 불쾌한 감각과 정서적인 느낌으로 실제로 존재하거나 혹은 잠재적인 조직손상을 수반한다."라고 하였다. 1장에서는 통증의 기본 이론을 소개하고 통증의 일반개념, 병기病機, 분류에 대해 간략하게 서술하겠다.

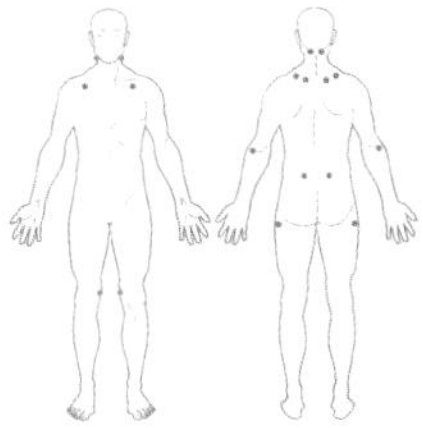

❶

통증의 특징

통증은 체내·외의 상해성傷害性 자극으로 발생하는 주관적인 감각이다. 통증은 청각, 시각, 냉열감 등 모든 감각을 통한 감지感知라는 일반적인 사항 외에 다른 특징을 가지고 있다.

원시적인 감각

통증은 원시적인 감각이다. 각종 자극은 기계적機械的·온도적溫度的·화학적化學的인 것을 포괄하는데 일정한 강도에 도달하면 조직손상이 유발되며 결국 통증이 발생한다. 아울러 강렬한 정신적인 영향도 동반된다. 일반적으로 사람들은 통증과 질병은 밀접한 관련이 있다고 생각한다. 바로 이 때문에 통증에 노출된 환자는 진료가 필요하다고 느끼는 직접적인 원인이 된다. 생물학적인 의미로 볼 때 통증은 일종의 경계신호인데, 대개 생명체는 이로 인해 방어반응을 취하게 된다. 예를 들어 화로 위의 솥을 잘못 더듬으면 뜨거움을 느끼면서 데는 통각이 유발되어 즉각적인 반사동작이 일어나면서 매우 아프다는 경고신호를 발생하여, 곧바로 손을 움츠려 큰 상해에 이르지 않게 된다. 한랭한 감각도 마찬가지인데, 예를 들어 차가운 얼음에 손을 대면 우선 냉감이 있고 후에 통증으로 바뀌어 계속 접촉하고 있으면 결국 동상에 걸리게 된다.

또한 통증은 내장질환에서도 나타나는데, 예를 들어서 위궤양으로 속 쓰림을 느끼는 환자는 무언가를 섭취하여 과도한 위산을 중화시켜 통증을 완화시키려고 한다. 관상동맥질환을 앓는 환자는 활동이 과도할 경우에 심장에 공급하는 혈액이 부족해지므로 심교통心絞痛이 발생할 수 있다. 심교통이 나타나는 경우에 환자의 활동을 멈추게 해야 심장에 부담을 주는 더욱 위험한 상황을 막을 수 있다.

복합적 감각

통증은 복합적인 감각으로 통증의 경중을 비롯하여 그 느낌이 전반적으로 일치하지 않는다. 자통刺痛, 교통絞痛, 창통脹痛과 작열통灼熱痛 등이 있는데, 모두 정신적인 상황이나 개인적이면서 경험적인 요소를 포함하는 복합적인 감각이라고 말할 수 있다.

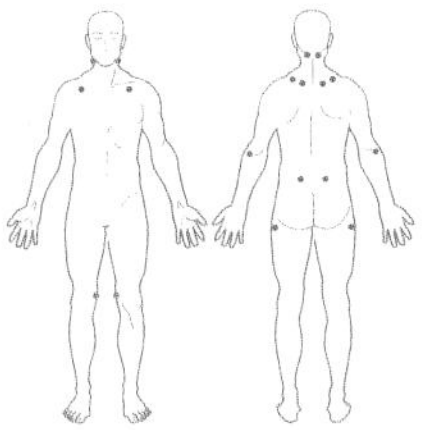

2

급성통증과 만성통증

통증의 종류는 매우 많아 현재 통일된 분류는 없다. 다만 기본적인 유형으로 급성통증과 만성통증 두 종류를 벗어나지 않는다. 먼저 급성통증은 자통刺痛이나 일차적인 통증이라고 부른다. 이는 척수신경섬유의 빠른 전도로 상해성 자극이 가장 먼저 발생하는 통증에 대한 감각이다. 피부에 침을 놓을 때 발생하는 자통도 여기에 해당한다. 급성통증의 특징은 감각이 분명하고 위치가 명확하며, 금방 생겼다가 금방 사라지며, 확연하게 정신적인 영향을 수반하지 않는다는 점이다. 다음으로 만성통증은 둔통鈍痛(혹은 작열통灼熱痛) 또는 이차적인 통증이라고 부른다. 만성통증의 발생은 비교적 느린 편이며, 그 특징은 감각이 모호하고 위치가 명확하지 않으며, 전달이 비교적 느리고 오래간다는 점이다. 자극이 제거된 후에도 이러한 종류의 통증은 여전히 일정 시간 동안 지속되고, 통증 감각을 비교적 참기가 어렵다. 아울러 비교적 뚜렷한 심혈관계 및 호흡에서의 반응이나 정서적인 변화까지 수반되는 경우가 많다.

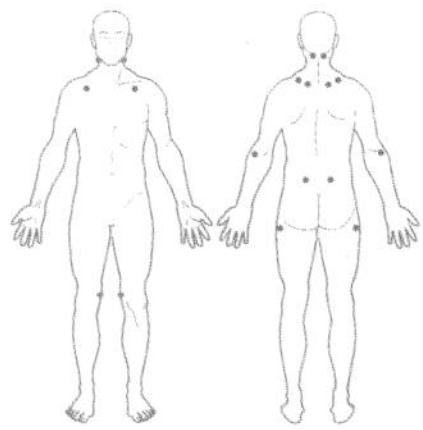

3

통증의 기제

통증의 기제機制와 관련된 연구는 여전히 완전하지 못하지만, 일부 통증에 대한 본질적인 사항에서는 과거보다 진일보한 부분이 있다. 일반적으로 새로운 학설의 시작과 발전은 통상적으로 과거 기존의 학설에 대한 정확한 이론적인 바탕에서 이루어지는데, 이러한 사항은 통증의 기제에서도 마찬가지이다. 통증은 감각기관과 통증유발물질로 설명할 수 있으며, 관문조절설Gate Control Theory이 이를 보조해준다.

가장 표층인 피부에는 많은 감각기관과 말초신경이 분포되어 있다. 이 말초신경은 일정한 자극을 받으면 바로 강력한 화학물질을 방출하는데, 이러한 화학물질은 주로 프로스타글란딘으로, 만일 이 물질을 말초신경의 위에 접촉시키면 즉시 통증을 유발시킬 수 있다. 이러한 물질은 평상시에는 체내에 소량 존재하는데, 그중 어떤 것은 신경과 신경 사이를 전도하는 기능을 수행한다. 이러한 화학물질을 통증유발물질이라고 부르며, 말초신경 안이나 혹은 그 부근에 존재한다. 수시로 '명령을 기다렸다가 배출'되는데, 일단 염증이 생기거나 조직이 파괴되었을 때 세포가 용해되어 통증을 일으키는 물질이 대량으로 생겨나고 통증이 발생하게 된다.

통증은 다른 감각신호와 마찬가지로 일정한 신경경로를 따라 대뇌피질에 전도된다. 그리고 다시 대뇌피질은 통증의 정도와 부위를 분석하고, 아픈 곳을 손으로 안마하거나 문질러 통증을 완화시킬 수 있다.

1965년 런던대학의 메작Mezack과 캐나다 맥길대학의 월Wall은 공동으로 관문조절설을 제시하였다. 그들은 신경계가 어떤 상황에 있든지 일정한 정도의 감각신호만 처리할 수 있다고 생각하였다. 주사를 맞는 경우에도 엉덩이를 먼저 맞으면 조금 덜 아프듯이 아픈 곳을 안마하면 통증이 줄어드는데, 이는 통각과 마찰감이 동시에 척수에 도착하면 관문을 닫아 아픈 자극을 멈추게 하여 통증이 줄어든 것처럼 느끼게 한다는 것이다.

의학의 창시자 고대 그리스의 히포크라테스는 일찍이 "두 종류의 통증이 있을 때, 반드시 그중 더 강한 통증을 느낀다."고 하였다. 요통을 치료하면서 요통은 사라지는 데 반해 다리에 통증腿痛을 호소하는 환자를 종종 보는데 이 역시 관문조절설의 한 예에 해당한다.

통증이 발생하는 경우에 대뇌와 척수는 강력한 통증억제물질(엔도르핀)을 만들어 통증을 소실시키거나 줄일 수 있다. 관문조절설의 주장을 감안하여 종합적으로 이해를 하여도 확실히 가벼운 운동이나 침구치료 후에 엔도르핀의 분비가 증가하게 되는데, 이는 진통작용과 밀접한 관련이 있어 보인다.

침자극에 의한 진통효과는 통증치료에 대한 방면에서 주목할 만하다. 여러 사람들이 장기간 연구를 거듭한 결과, 인체의 한 부위에 자침을 시도하면 신경자극은 말초신경에서 척수, 뇌간과 뇌 전체에 전해지고 아울러 대뇌를 자극하여 세로토닌과 모르핀을 생산하여 통증을 억제하게 된다고 밝혀졌다.

침치료에 의한 진통작용과 약물에 의한 진통작용은 다르다. 약물은 일부 중추신경계에 직접적으로 작용하여 부작용을 일으킬 수도 있다. 반면에 침치료는 말초신경을 자극하여 신경계통에 작용하고 약간의 화학물질을 만들어 통각을 조절하여 진통하게 된다.

한의원에서 침치료를 하면 통증을 가라앉히는 동시에 경락을 조절하여 장부 기능을 회복시킬 수 있는데, 이러한 방식은 통증의 근본 원인을 치료할 수 있다는 점에서 주목해야 한다. 이 때문에 침치료는 매우 가치가 있는 가장 우수한 진통방법으로 볼 수 있다.

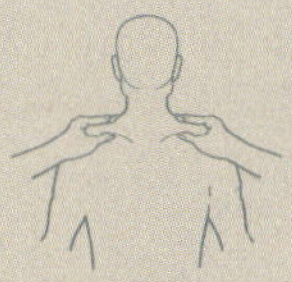

2
장

통증의 유형

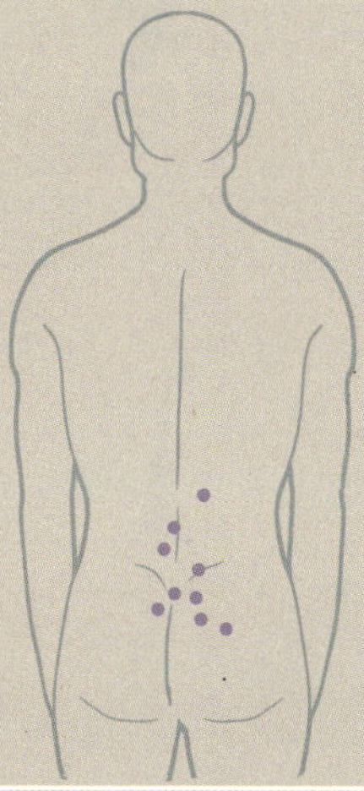

통증의 유형은 매우 복잡하고 다양한데, 자주 보이는 유형으로는 신경통, 풍습증, 관절염 등이 있다.

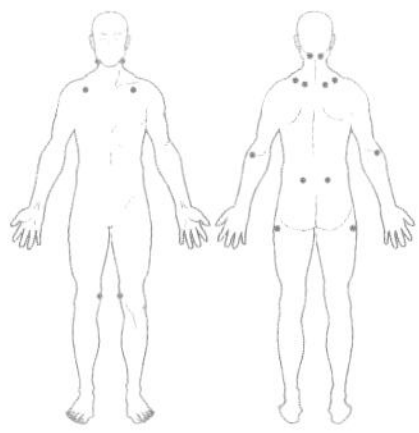

1

신경통

신경통은 사람들에게 흔히 생기는 병증으로 갑자기 발생하는 경우는 적고, 점점 악화되면서 통증이 발생한다. 이러한 병증의 초기증상은 뚜렷하지 않은 경우가 많은데, 병변 부위와 주변 감각이 둔해지며 약간의 마비상태가 된다. 심하게 아프지는 않기에 무의식적으로 소홀히 취급하면서 무시하다가 어느 날 갑자기 심화되어 치료가 쉽지 않은 경우가 많다.

신경통은 거의 전신에서 모두 발생하는데 두면頭面의 삼차신경통, 흉간胸間의 늑간肋間신경통, 허리 이하의 좌골신경통 등이 가장 빈번하고 심한 편이다. 이러한 부위가 좋지 않을 때에는 되도록이면 빨리 진찰을 받는 것이 필요하다.

신경통은 신경 주변의 염증이나 발작적으로 반복되어 나타나는 통증을 총칭한다. 신경통의 통감痛感에는 몇 가지 특징이 있다. ㉠통증이 매우 심하다. ㉡통감이 돌연히 발작하는 경우가 많다. ㉢통증에는 일정한 범위가 있는데 신경이 지배하는 영역과 관계가 있다. ㉣통증이 발생할 때 신경에 가까운 표피를 누르면 심하게 아픈 것을 느낄 수 있다.

신경통의 원인은 매우 많은데, 퇴행성과 과로가 주요 원인이다. 자주 관찰되는 신경통은 다음과 같다.

두면頭面에 생기는 신경통

삼차三叉신경통

일반적으로 얼굴의 반쪽에 심한 통증이 갑자기 생긴다. 안면이나 구강피부에서 발생하는데, 말을 할 때나 밥을 먹을 때 모두 심한 통증이 발생한다.

후두後頭신경통

후두부에서 발생하여 뒷목을 포함하여 간혹 아래턱까지 이어져 동시에 통증을 느낄 수도 있다.

설인舌咽신경통

통증의 범위는 설근舌根, 후롱喉嚨, 연후개軟喉蓋, 편도선 등을 포괄하는데, 발작하면 귀 앞, 눈까지 이어져 통감이 나타난다.

경견頸肩 부위에 생기는 신경통

경부頸部신경통

주로 통증 범위는 경측頸側으로 신경총의 분포와 관련하여 견부肩部와 후두부에서도 통증이 생길 수 있다.

견비부肩臂部신경통

오십견과 유사하지만 같지는 않다. 견통肩痛 외에 팔 부위에 뻣뻣한 마비감과 통증이 수반될 수 있다.

흉부胸部에 생기는 신경통

늑간肋間신경통

통증이 나타날 때 흉부胸部에 답답한 느낌이 있다. 통증은 양측에서 중앙으로 전해지는데 흉부 좌측에서 발생하는 통증의 경우가 우측에 비해 많다.

횡격막橫隔膜신경통

횡격막은 흉강胸腔과 복강腹腔이 서로 이어지는 곳에 있는데, 발병했을 때 흉부 아래쪽에 통감이 있고 옆으로 뻗어간다. 중압감이 있고, 통증은 다시 견肩, 비臂, 경頸 등으로 전달될 수 있다.

요퇴腰腿에 생기는 신경통

요부腰部신경통

요부신경腰部神經의 구성은 매우 복잡하다. 요추 사이에서 가지를 치고 나와서 요부腰部의 근육에 분포하고 각부脚部의 표층으로 확산된다. 이 때문에 요부와 연접한 근육, 인대 등은 모두 각종 통감을 유발시킬 수 있다. 때로는 음부와 미골에도 통증이 생길 수 있다.

좌골坐骨신경통

요추 말단에서 좌우로 나가는 좌골신경이 유발하는 통증이다. 통증은 요부腰部에서 생기는데 대퇴大腿내측, 소퇴小腿까지 미치고 발까지 이어져 함께 아플 수 있다. 간혹 음부와 항문에도 통증이 발생할 수 있다.

대퇴大腿신경통

대퇴내측의 피부신경에 신경염이 있으면 통증이 생길 수 있으나 심하지는 않다. 보통 마비감이나 벌레 기어가는 느낌이 동반된다.

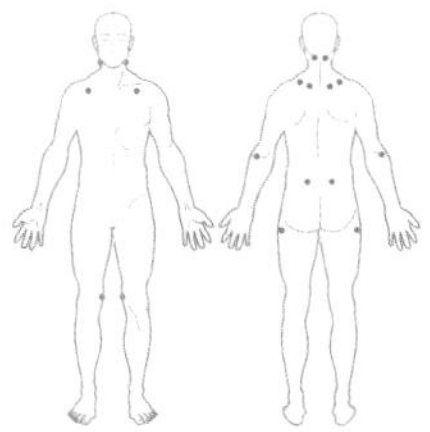

2

풍습병

풍습병風濕病과 신경통은 상당한 차이가 있다. 신경통은 신경 부위를 따라 생긴 염증으로 비교적 심한 통증이고, 풍습병은 관절과 근육으로 한정되어 있다. 보통 통칭되는 풍습병(풍風 · 한寒 · 습사濕邪를 감수하여 신통身痛, 신중身重, 관절동통關節疼痛, 굴신불리屈伸不利 등의 주증이 나타나는 질병)은 범위가 매우 넓어 정의가 모호하다. 사실 풍습병의 범위는 관절염과 연부조직풍습증軟部組織風濕症(이하 풍습증으로 약칭함)으로 이 두 가지를 포괄한다.

풍습증風濕症은 관절염과 비교하여 쉽게 치료할 수 있는 것이 많고 치료효과도 좋다. 관절염과 풍습증은 모두 통증, 마목감, 행동의 불편함을 유발하는데, 관절염의 병변 부위는 관절과 연골이고, 연부조직의 병변 부위는 근육과 인대다.

풍습성 질병을 해결하려면 먼저 관절을 해부학적으로 이해할 필요가 있다. 관절은 부동관절不動關節과 능동관절能動關節로 분류할 수 있는데, 부동관절은 두개골顱骨, 천추薦椎, 미추尾椎를 포함한다. 활동할 필요가 없기 때문에 움직이지 않는 관절을 이루고 있다. 능동관절은 활액관절滑液關節이라고도 하는데 인체에서 가장 많은 관절이다. 예를 들어 견肩, 주肘, 완腕, 수지手指, 고股, 슬膝, 과踝, 각지脚趾 등이 모두 가동관절可動關節에 속한다. 가동관절은 관절면關節面과 관절낭關節囊, 관절강關節腔으로 나눌 수 있다.

가동관절

관절면

관절마다 최소한 두 개의 골면骨面을 가지고 있다. 그중 하나는 '凸' 형으로 관절두關節頭라고 부르며, 다른 한 면은 '凹' 형으로 관절와關節窩라고 부른다. 이런 골면에는 모두 한 층의 매끈매끈하고 탄성이 있는 연골이 있는데, 이것을 관절연골이라고 부른다.

관절낭

관절골두關節骨頭 주위에는 한 층의 섬유주머니가 싸여 있는데 관절낭關節囊이라고 부른다. 내층은 매우 얇고 혈관이 풍부하며 활막층滑膜層이라고 부르고, 외층은 두껍고 질겨 섬유층纖維層이라고 부른다. 낭囊의 두 끝은 상대되는 두 개의 근골두筋骨頭 위에 이어져 있다. 별도로 인대, 건, 근육은 관절을 지지해준다.

관절강

관절면 사이에 위치한다. 관절낭이 감싸고 있어 형성된 밀폐 강극으로 안에는 활막이 분비하는 소량의 활액이 있다. 관절이 활동할 때 부드럽게 해주는 기능이 있는데, 이것이 동시에 관절에 공급되고 특히 연골에 영양분을 공급한다.

만약 연골이 손상되거나 염증이 생기면, 퇴행성관절염과 외상성관절염과 같은 관절염이 유발된다. 풍습증은 홍반성낭창과 유사하여 활막滑膜에 염증이 발생한다. 활막액滑膜液에 염증이 생기면 통풍성관절염이 유발된다. 이 외에도 감염 때문에 관절염이 될 수 있다.

기타

연부조직은 인대韌帶, 건腱, 근막筋膜, 활액낭滑液囊, 근육筋肉과 관절의 기타 연골을 포함한다. 인대는 관절의 골질骨質 가장자리에 있는 일종의 단단하고 질긴 섬유조직으로 관절을 보호하는 기능이 있다.

건腱은 근육과 골骨 사이의 연결조직이다. 한쪽은 근육과 이어지고 다른 한쪽은 골과 연결되어 있다. 건腱의 외측에는 통상 건초鞬鞘가 있어 보호하는데, 건초는 윤활작용이 있어 관절이 활동할 때 건의 움직임을 좋게 한다. 건과 근육에 염증이 생기면 통증을 유발한다. 건에 염증이 생기면 근막염筋膜炎이라고 통칭하고, 대개 힘을 과하게 사용한 결과이다. 근육에 염증이 생기면 근염筋炎이라고 통칭하고, 뚜렷한 염증의 소견이 없는데 통증이 있으며 '근통筋痛'이라고 한다.

근막筋膜도 건腱의 조직을 구성하는데, 수장手掌과 각장脚掌 사이에는 근막이 있어 근육을 지지하고 보호한다. 이 근막에 염증이 생기면 손 근막의 경우 약손가락과 새끼손가락을 굽혔다 펴기가 어려워질 수 있으며, 발 근막의 경우 발꿈치에 심한 통증이 발생할 수 있다.

활액낭滑液囊은 액체가 채워져 있는 폐쇄된 주머니로 움직이는 조직 사이의 마찰을 줄이는 역할을 한다. 주요 활액낭은 견관절, 주관절, 무릎, 고관절 같은 큰 관절 근처의 인대 주위에 있으며, 견관절, 고관절, 슬관절에서 상대적으로 자주 활액낭염滑液囊炎이 나타나는 편이다.

관절을 제외하고 인체의 다른 부위에도 연골이 있는데, 만약 염증이 생기면 '연골염'이라고 통칭한다. 예를 들어 흉골胸骨과 갈비뼈를 연결하는 연골에 염증이 생기면 '늑연골염肋軟骨炎'이라고 통칭한다.

자주 나타나는 관절염

활막염滑膜炎과 관계가 있는 관절염

본래 매우 얇은 활막이었는데 염증으로 인해서 두꺼워지고 대량의 염증세포가 침윤浸潤하면 염증은 매우 느린 속도로 관절에 침식하며, 결국 나중에는 관절을 파괴하여 기형에 이르게 한다. 자주 보이는 풍습관절염에는 전신홍반루푸스SLE와 건선관절염PSA 등이 있다.

부착성附著性관절염

건腱, 인대韌帶가 골骨과 연결되는 부위에 생기는 염증으로 기본적인 관절병이 된다. 부착성관절염이라고 통칭하는데, 여기에는 강직성척추염이 포함되고, 라이터증후군Reiter's syndrome, 건선관절염, 장병성腸病性관절염Enteropathic Arthritis 등이 여기에 해당한다.

퇴행성退行性관절염

개인마다 일정한 나이가 되면 거의 모두 발생하는 것으로 특히 노화로 유발된다. 이러한 관절염에는 골관절염, 골다공증, 신경관절병이 있다.

결정성結晶性관절염

이것은 관절액 중 화학성 미결정微結晶이 야기한 염증성炎症性관절염으로 통풍痛風과 가성통풍假性痛風 등이 있다.

감염성感染性 관절염

세균이 관절강關節腔에 침입하면 감염성관절염이 유발되는데, 가장 흔한 경우는 포도상구균과 임균淋菌, 결핵간균桿菌의 감염이다. 만일 이러한 관절염을 제때 치료하지 않으면 감염인자가 신체의 기타 부위에 퍼지거나 관절을 심하게 손상시킨다.

국소성 연부조직 풍습병

건염

과도한 운동이나 스트레스로 인하여 이미 염증이 있는 건腱은 통증이 악화될 수 있다. 자주 발병하는 관절은 견肩, 주肘, 완腕, 지指와 둔臀, 슬膝, 과踝, 각장脚掌이다.

인대염

슬과膝踝인대염과 각과脚踝인대염이 자주 보인다.

근막염

골격骨骼이 이어지는 곳에 비교적 쉽게 염증이 생긴다. 경頸, 배背, 대퇴大腿, 수手, 족足은 모두 근막염筋膜炎에 걸릴 수 있다. 각장脚掌, 즉 족저근막염이 가장 흔하다.

활액낭염

인접한 곳의 근막염을 따라 자주 발병하는데, 주로 발병하는 부위는 견肩, 둔臀, 슬膝이 있다.

관절낭염

가장 흔한 경우는 견관절낭염肩關節囊炎으로 견관절의 활동에 심각한 영향을 준다.

늑연골염

연부조직 풍습증 중에서 가장 흔한 연골염으로 흉골胸骨과 늑골肋骨 사이에 위치하기 때문에 심통心痛으로 착각하는 경우가 많으므로 주의가 필요하다.

신경압박증후군

몇몇 인대가 붓거나 염증이 생기면 인근 신경에 압력을 주어 통감痛感과 마목감麻木感이 발생할 수 있다. 수완手腕과 수장手掌, 수지手指 및 대퇴상반부大腿上半部와 외측에 가장 자주 보인다.

범발성 연부조직 풍습병

정신성 풍습병

심리적인 요인으로 인해 본래 약했던 부위에 통증이 발생하거나 악화될 수 있다. 진성眞性 풍습증과는 다른 경우이다.

섬유조직염

전신의 여러 곳에서 통증이 나타나는 것이 특징이다. 야간에 수면불량으로 피로가 심하고, 정신적인 초조감 등이 수반된다. 대개 진단방사선과에서 검진으로 병인을 찾지 못하며, 심리적인 요인과 관련이 있다.

다발성근염

근육염증은 근섬유가 파괴되면서 통증과 근육무력이 발생한다. 근육이 손상되는 과정 중에 대부분의 환자들에게는 반진이나 피부혈관의 손상이 동반된다.

풍습성다근통

풍습성다근통風濕性多筋痛은 50세 이상의 노인에게 주로 보이는데, 어깨나 목, 허리나 고관절 주변의 큰 근육에 영향을 끼친다. 발병은 대개 완만하게 진행되는 경우가 많지만, 간혹 며칠 만에 발병할 수도 있다. 증상이 심화되면 지속적으로 기력이 없고 미열에 체중까지 줄어들 수 있다. 어떤 경우에는 근육 외에 관절에서도 통증을 느낄 수 있다.

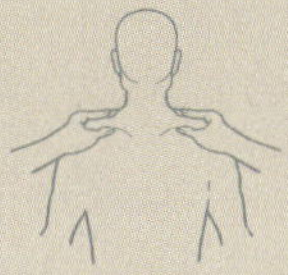

3
장

자주 보이는
각종 통증

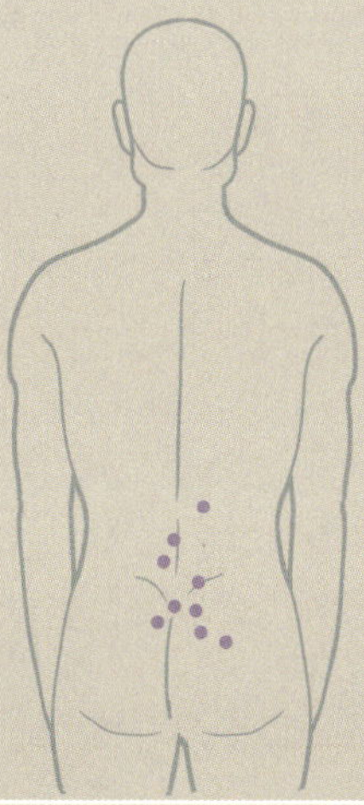

통증의 유형은 매우 많다. 여기에서는 평소 비교적 자주 보이는 통증을 주로 언급하겠다. 두통, 삼차신경통, 견주염肩周炎, 주통肘痛, 수완통手腕痛, 경추병頸椎病, 배통背痛, 요통腰痛, 요각통腰脚痛, 슬관절통膝關節痛, 족근통足跟痛, 심교통心絞痛, 위완통胃脘痛, 흉통胸痛, 복통腹痛, 월경통月經痛, 통풍痛風, 류머티즘관절염, 정신성 통증, 암성癌性 통증, 골다공증 등 20여 종이다. 부분마다 해당 통증의 증상과 병인病因, 병기病機를 대략 서술하면서 아울러 치료 및 간병과 관련된 사항도 간단히 소개하여, 독자가 각 증상에 따라 자가 치료를 하는 데 도움이 되도록 서술할 예정이다. 통증의 내용과 범위는 매우 광범위하므로 이번 장의 설명 중에는 자세한 사항이 조금 부족할 수도 있다. 제11장 '상견통증의 조리와 금기'에 보충하였으니, 독자들은 참고하기 바란다.

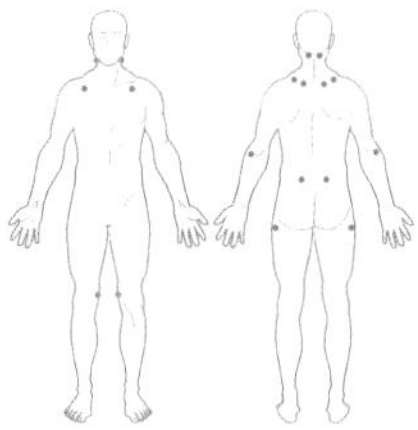

1

두통

두통은 자주 나타나는 병증으로, 사람이라면 거의 누구나 두통으로 고생한 경험이 있을 것이다. 두통을 유발시킬 수 있는 요인은 대개 다음과 같다.

- 큰 혈관벽이 자극을 받는 경우, 예를 들어 혈관의 파열이나 출혈, 혈관염, 고혈압 등은 모두 혈관벽을 자극하여 두통이 발생할 수 있다. 편두통도 여기에 포함된다.
- 뇌막腦膜이 자극을 받는 경우, 예를 들어 뇌막염은 뇌막을 자극하고 심한 두통과 경항강직頸項強直을 유발시킬 수 있다. 뇌혈관이 파열되고 혈액이 뇌막 사이(지주막하강蛛網膜下腔)로 점점 유입되는 경우에도 같은 증상이 있다. 뇌에 비교적 큰 종양이 있어 압력이 증가하는 경우에도 뇌막을 압박하여 두통이 유발될 수 있다.
- 안眼, 이耳, 비鼻, 치아에서의 병변으로도 다른 양상의 두통이 동반될 수 있다.
- 정서적인 긴장과 같은 정신 및 정서적인 요인으로도 두통이 유발될 수

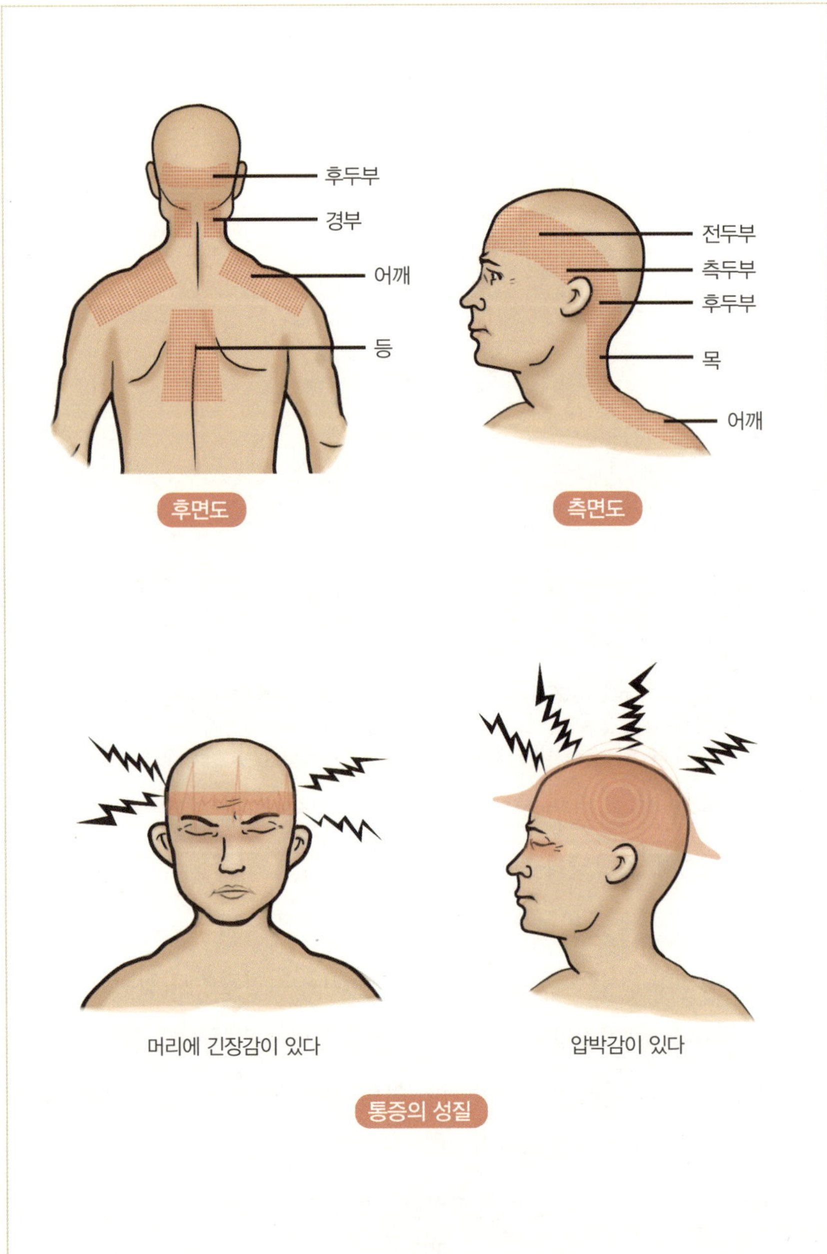

그림1 두통의 성질과 압통점壓通點

있다(그림1).

오관병五官病은 두통을 빈번하게 야기할 수 있다. 예를 들어 녹내장, 중이염, 부비동염副鼻洞炎, 비인암鼻咽癌 등과 구강의 질병으로 인한 치통과 삼차신경통 등을 수반하여 두통이 자주 발생할 수 있다.

또한 신경증인 환자는 대부분 두통을 호소한다. 환자들은 발병 전에 초조, 긴장, 피로 등의 정신적인 소인이 있다. 이러한 경우의 두통은 대부분 창통脹痛, 둔통鈍痛, 자통刺痛으로 나타나지만 극심한 양상이 아닌 경우가 많다. 두통은 머리의 여러 부위에서 생길 수 있는데 고정되어 있지는 않다. 생각을 많이 할 때, 책을 볼 때, 피로할 때, 사람이 많은 곳에 있어서 어지러울 때, 정서가 불안정할 때 가중된다.

남녀 모두 두통이 있을 수 있지만, 여성의 심한 두통은 남성과 비교하면 조금 더 많은 것으로 보인다. 여성의 두통은 월경주기와 밀접한 관계가 있다. 대부분 주기적으로 발생하는데, 월경 전에 두통이 시작되는 경우가 많다. 편두통이거나 전두통全頭痛의 양상을 보이며, 주로 생리 동안 지속되다가 생리가 끝나면 두통이 사라진다. 갱년기 여성들도 두통이 있는데, 대개 정서불안, 심계항진이나 불면, 안면홍조, 발열감 등이 동반된다. 이러한 경우에 두통이 발생하는 주요 원인으로는 여성호르몬 수치의 감소가 있고, 환경과 성격 등의 요인들도 관련이 있다.

어린아이도 두통이 있다. 감기, 학습량 과다와 피로를 비롯하여 근시, 원시, 비염, 중이염과 같은 오관병五官病 등으로 두통이 발생할 수 있다. 특히 심각한 경우는 주로 뇌막염과 뇌종양이다(종양을 앓는 성인들도 적지 않다). 뇌막염으로 보이는 두통의 특징은 다음과 같다. 두통과 동시에 발열증상이 뚜렷하며 두통의 출현이 비교적 빠르다. 두통이 대부분 전두부全頭部에 나타나는데, 대개 지속적이면서 오심과 구토를 수반하는 때도 많다. 심해지면 추축抽

搐, 탄탄癱瘓, 혼미 등이 나타난다.

뇌종양으로 인한 두통의 특징은 다음과 같다.

- 종양발생 초기의 두통은 간헐적인 통증양상이지만, 종양에 따라 악화되고 점점 지속되면서 극심한 통증이 끊이지 않고 가중된다.
- 두통이 대부분 밤이나 새벽에 발생하고 구토를 동반한다.
- 해수咳嗽나 재채기, 대변보면서 힘을 쓰는 경우에 모두 두통을 가중시킬 수 있다. 유아기의 뇌종양은 숫구멍이 아직 이어지지 않았기 때문에 두개 내압이 증가하면 숫구멍이 찢어질 수 있는데, 머리가 커지는 것만 보이고 두통은 발견할 수 없는 예도 있다.

가장 경계해야 하는 두통은 갑작스럽고 극심한 두통인데, 이것은 대개 위험한 신호이다. 이러한 상황은 고혈압이나 뇌동맥경화, 동맥류, 혈관기형성파열血管畸型性破裂이 유발하는 '지주막하강출혈蛛網膜下腔出血'에서 자주 보인다. 이런 지주막하강출혈로 인한 두통에는 몇 가지 특징이 있다.

- 두통이 갑작스럽고 극렬하며 아울러 구토, 번조불안煩燥不安이 동반된다.
- 두통과 함께 목이 경직되는데 이것은 뇌막이 자극을 받았다는 외부증상이다.
- 두통은 전두부全頭部에 나타나지만, 후두부와 경항부에서의 통증이 가장 많이 보인다. 이런 증상은 젊은 사람이 노인보다 더 많이 관찰된다.

편두통

가장 흔한 두통은 편두통이다. 이것은 머리의 혈관수축 이상으로 발생하는 두통으로 비교적 젊은 여성들에게 많이 보인다. 월경주기와 일정한 관계가 있다. 일반 여성들 중에도 편두통을 앓는 경우가 매우 많은데, 그 병인은 비교적 복잡하다. 전형적인 편두통은 발작하기 전에 전조증상이 있다. 두통이 발작하기 전에 안화眼花, 섬광閃光, 물체변형物體變形 등과 같은 시각적인 이상이 나타난다. 어떤 사람들은 지체마비무력肢體麻痺無力, 현훈眩暈 등이 동반되고, 그 후에 박동성 두통이나 자통刺痛이 나타난다. 대부분 관자놀이(태양혈太陽穴), 미릉골眉棱骨 부위에 나타나는데, 어떤 경우에는 좌우가 교차하며 두통이 생기거나 전두통全頭痛이 발생한다. 오심·구토를 수반할 수 있는데, 2~3시간 지속되다가 천천히 감소하면서 사라진다.

한의학에서 편두통을 치료하는 방법은 매우 많으며 침구치료는 통증을 바로 멈추게 하는 효과가 있다. 고서에 이르기를 "瀉絡遠鍼, 頭有病而脚上鍼."이라고 하였다. 취혈은 경락순행經絡循行에 근거하여 주로 하지下肢의 혈위를 선택한다. 미릉두통眉棱頭痛은 양명두통陽明頭痛이라고 부르는데, 공손公孫이나 음릉천혈陰陵泉穴을 취한다. 태양혈두통太陽穴頭痛도 양명경陽明經의 유주선상流走線上이므로 함곡혈陷谷穴을 취한다. 이후두통耳後頭痛은 소양두통少陽頭痛이라고 칭하는데, 임읍혈臨泣穴을 취한다. 후뇌두통後腦頭痛은 태양경두통太陽經頭痛이라고 부르는데, 속골혈束骨穴을 취한다. 모두 바로 통증을 멈추게 하는 효과가 있다. 오랫동안 낫지 않는 두통은 태양혈太陽穴과 귀 뒤 정맥耳背靜脈에 삼릉침三稜鍼으로 가볍게 자락刺絡을 시행하여 약간의 사혈을 시도하면, 더욱 뚜렷한 효과를 보이는데, 상당한 시간 동안 치료효과를 보이고, 거의 혹은 완전히 치료되는 예도 있다.

저자가 임상에서 다른 의가들의 치료사례를 참고한 경험에 의하면, 편두통을 '산편탕散偏湯'으로 치료하는 경우가 많았고 효과가 있었다. 이 약제의 일반적인 용량은 다음과 같다. 천궁川芎 5전錢, 백작약白芍藥·욱리인郁李仁·백개자白芥子·향부자香附子 각 3전錢, 시호柴胡·백지白芷 각 2전錢, 감초甘草 1전錢이다. 이마 부위 두통인 액광통額眶痛을 치료할 때는 '선기탕選奇湯'을 응용하는 경우가 비교적 많았는데, 그 용량은 다음과 같다. 강활羌活 3전錢, 방풍防風 3전錢, 감초甘草 1전錢, 천궁川芎 3전錢, 황금黃芩 3전錢, 백지白芷 3전錢이다.

긴장성 두통

긴장성緊張性두통의 경우에는 이마, 관자놀이, 후두부에 나타나는 지속적이고 머리띠를 두른 것 같은 양상의 두통으로 정신적인 긴장과 관계가 있다. 본병은 몇 년이 지나도 잘 낫지 않는 편이다. 발작할 때는 근육에 압통이 있는데, 매번 항상 누르거나 두드리면서 안마를 해줘야 다소 편안해지고, 목욕할 때 목덜미나 후두부를 중심으로 온찜질하는 것이 좋다. 또한 정신을 이완시켜 수면을 잘 이루면 바로 수월해지는데, 한의학에서는 본병이 풍사風邪가 궐음厥陰, 소양少陽, 양명陽明의 경락에 잠복하여 기혈이 막혀 통하지 않으니 우선 풍사風邪를 제거하여 경락을 통하게 해야 한다고 인식하였다. 월국환越鞠丸을 가감하여 치료할 수 있다.

조성 두통

시끄러운 소리에 민감한 조성噪聲두통이 있는데, 이는 번로煩勞두통이라고 부르며, 과로로 인하여 양陽이 허하여 상승上升하지 못한 결과라고 생각해서 보중익기탕補中益氣湯에 만형자蔓荊子를 가하면 치료효과가 매우 좋다.

대부분은 두통이 발생하여도 아주 심각한 경우는 드물다. 그러나 다음과 같은 두통은 심각한 질병의 조기 신호이므로 주의해야 한다.

- 두통이 급작스럽게 생기거나 극렬해서 참기 힘들다.
- 두통의 진행이 악화일로이면서 구토나 추축抽搐이 수반된다.
- 두통, 구토로 사물이 어둡고 흐릿하게 보인다.

- 두통과 함께 정신혼몽精神昏蒙을 수반한다.
- 외상 후에 극렬한 두통이 발생한다.
- 기침이나 재채기, 허리를 굽히거나 힘을 쓸 때 혹은 새벽에 두통이 가중된다.
- 두통이 극렬하고 극심한 열을 수반한다.
- 노인이 돌연 두통이 있고 두훈頭暈, 구토를 수반한다.
- 어린아이가 두통이 반복되고 점점 심해진다. 이러한 두통이 나타났을 때는 특별히 경계해야 한다. 즉시 병원에 가서 검사를 받고 보다 세밀한 진단을 선행하고 치료를 시도해야 한다.

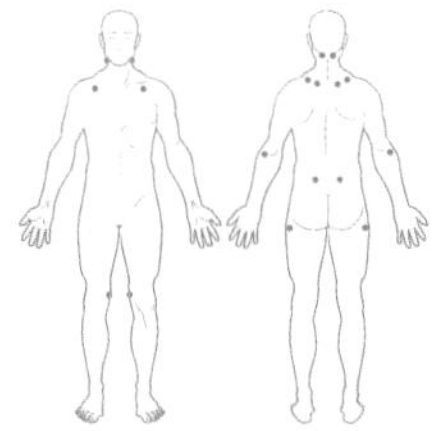

2

삼차신경통

(안면통증)

삼차신경통三叉神經痛은 임상에서 자주 나타나는 병으로 신경통에서 가장 대표적인 것 중 하나다. 늑간신경통, 좌골신경통과 더불어 3대 신경통이라고 할 정도이다. 이렇게 삼차신경통으로 고통을 받는 사람들이 의외로 상당히 많다(발병률은 대략 신경계 통증의 12.7%를 차지한다).

삼차신경통은 뺨 가장자리의 통증을 수반하며(그림2) 안면신경통이라고 부른다. 이는 삼차신경분포구分布區(그림3)에 발작성發作性의 극렬한 통증이 발생하는 것을 의미한다. 경련성의 극심한 통증은 참기 어려울 정도이므로 일단 발작하면 환자가 두려워하고 매우 불안해한다. 어떤 사람은 삼차신경통을 '살인성 통증'이라고 부를 정도다.

삼차신경의 분포와 통증구역은 다음과 같다.

- 눈신경은 눈자위 안쪽眶內, 전액前額, 상안검上瞼 등의 부위에 분포되어 있다.
- 위턱신경은 상령上領의 치아, 치은牙齦, 비鼻, 하검下瞼, 윗입술 뺨上脣頰部과

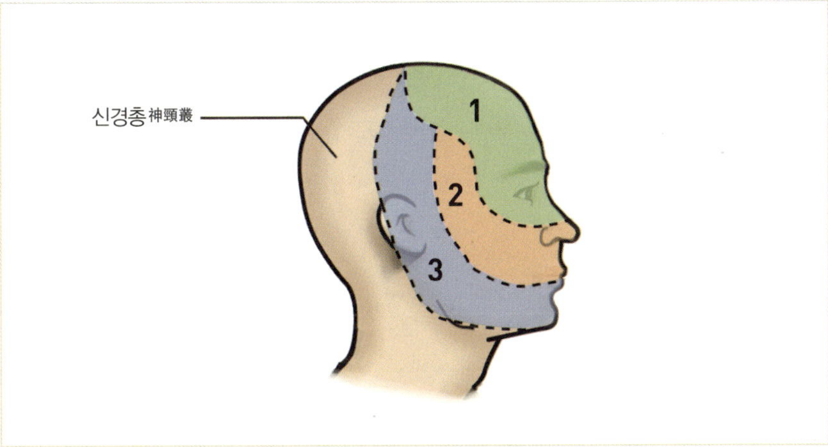

그림2 삼차신경 주위의 분포

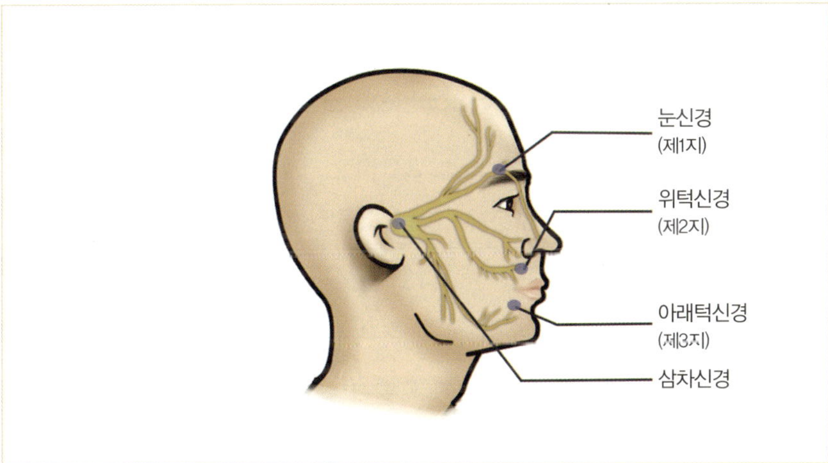

그림3 삼차신경 분포의 구역도

일부 이마額나 관자놀이 등의 피부. 상악上顎, 비강鼻腔, 접형동蝶形洞 등의 점막이다.

• 아래턱신경은 아래쪽 치아, 치은牙齦, 아랫입술 빰下唇頰部, 구저口底, 설점막舌粘膜이다.

본병은 대부분 중년 이후에 발생하고, 청소년에게는 드물게 보이며 여성이 남성보다 많이 이환된다. 통증은 대부분 낮에 발생하고 밤에는 비교적 적게 발생한다(그러나 극소수의 사람은 통증으로 밤새 잠들지 못하거나 잠이 들어도 통증 때문에 깨는 경우가 있다).

삼차신경통의 발병과 증상

발병

병이 갑자기 생기는데, '구口-이耳-비鼻-광眶' 부위에 칼에 베이는 것과 같은 극렬한 통증이 있거나, 전기가 통하면서 마치 찌르거나 찢어지는 것 같은 통증이 주요 증상이다. 발작하는 경우에 환자들은 손바닥이나 수건으로 누르거나 힘을 주어 아픈 곳을 압박하거나 당기려는 동작을 취할 정도로 고통스러워한다. 혹은 계속해서 얼굴을 움직이면서 마치 뭔가를 씹는 동작을 취해서 고통을 줄인다. 어떤 환자들은 발작했을 때 눈물이나 콧물이 나고, 면부面部근육에 분명한 경련, 추동抽動 등의 고통스러운 표정이 드러난다. 어떤 사람은 심지어 머리를 감싸고 쭈그리고 앉아서 일어서기가 힘들 정도라고 호소한다. 보통 이러한 통증은 수 초간 혹은 1~2분 지속되다가 갑자기 멈춰버린다. 어떤 사람은 통증이 수 분간 혹은 10~20분 지속된다. 발작 후에는 다시 괜찮아지다가 어느 정도 시간이 지나면 다시 돌발적으로 발작을 시작한다. 병정病程에 따라 발작하는 횟수가 갈수록 잦아지고 지속시간도 길어지며, 통증이 멈추는 시간은 점차 짧아지면서 통증의 정도는 더욱 심해진다.

촉발점과 유발인자

삼차신경통 환자는 보통 안면 부위에 닿을 때 통증이 있는데, 이를 촉발점이라고 부른다. 촉발점은 위아래 입술, 비익鼻翼, 구각口角, 치아, 치은齒齦,

협頰, 설舌 등에 가장 잘 나타난다. 뭔가 접촉되거나 하품 혹은 이야기하거나 씹을 때 심지어 머리를 가볍게 흔드는 동작에도 모두 통증을 일으키는 유발 인자가 될 수 있다. 이러하기에 환자들은 말도 잘하지 못하고 세수를 하거나 이를 닦는 것, 수염을 깎고 하품을 할 때 손으로 입을 가리는 동작도 무서워한다.

단측성單側性 **· 국한성**局限性 **통증**

삼차신경은 안면顏面 양측에 대칭으로 분포한다. 그러나 통증은 보통 단측성으로 주로 입술, 코, 치은이나 안광眼眶 주위에서 발생한다. 각각의 통증이 서로 확산되지만, 대부분 대측통對側痛은 나타나지 않고 경부頸部와 후부喉部 등으로 확산되지 않는다.

삼차신경통은 오른쪽 통증이 유독 많은데, 그중 위턱신경에 가장 자주 발생한다. 치아통증과 관련되기 때문에 사람들은 종종 단순한 치통이라고 생각한다. 그러나 치아를 발치한 후에도 통증이 그대로 지속되는데, 나중에서야 삼차신경통이라고 진단받는다. 눈신경통도 비교적 자주 나타난다.

한의학에서 삼차신경통은 삼양경맥三陽經脈이 사기邪氣를 받은 것이라고 생각한다. 즉 풍한風寒과 습열濕熱의 사기邪氣로 유발되는데, 특히 풍사風邪를 주主로 여긴다. 또는 정신적인 요인으로 간기울결肝氣鬱結로 화화化火하거나 기혈어체氣血瘀滯로 경락이 조체阻滯하여 발생한다. 또는 간한肝寒, 위열胃熱, 음허양항陰虛陽亢, 허화상염虛火上炎 등도 본 병증을 일으킬 수 있다. 그중 외감풍한外感風寒, 간담풍화肝膽風火, 양명조열陽明燥熱로 많이 나타난다.

서양의학에서는 약물과 주사를 주로 사용하는데 잠시 통증을 멈추게 하는 효과가 있다. 수술로 삼차신경을 절단하여 영구히 통증을 멈추게 할 수 있지만, 얼굴 감각을 전부 잃을 수 있고 후유증도 있으므로 필요한 경우가 아니면 신중히 접근해야 한다.

삼차신경통에 침구치료는 비교적 좋은 효과를 얻을 수 있다. 진통하는 효과가 분명하여 병정이 짧은 경우는 신속하게 치유되고, 오래된 병은 어느 정도의 치료기간이 소요된다. 취혈은 일반적으로 수족양명경혈手足陽明經穴과 족소양경혈足少陽經穴을 위주로 선택한다. 동씨기혈董氏奇穴의 측삼리側三里 · 측하삼리側下三里의 치료효과가 비교적 좋다. 이배점耳背點에 사혈하면 치료효과가 더욱 좋으며, 면부혈위面部穴位에 침자鍼刺하면 통증을 유발할 수 있으므로 안면 부위에 침을 놓을 때는 주의해야 한다.

어떤 기록에서는 천궁川芎 7전錢, 형개荊芥, 방풍防風, 천마天麻, 전갈全蠍, 필발蓽撥 각 3전錢, 오공蜈蚣 2조條, 세신細辛 1전錢을 기본으로 하며, 만일 한증寒證에는 부자附子, 열증熱證에는 석고石膏 · 황금黃芩, 변비에는 대황大黃, 어혈에는 적작약赤芍藥, 음허陰虛에는 생지황生地黃 · 지모知母를 가한다. 수전水煎하여 매일 한 첩씩 복용하면 치료율이 94.5%를 보인다고 보고된 바 있다.

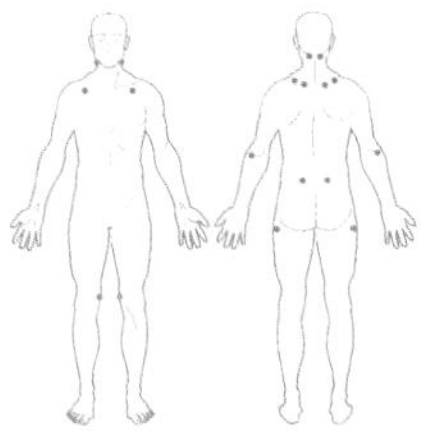

3

안통

안정眼睛(눈동자)의 통증을 유발하는 질병은 매우 많은데, 여기에서는 맥립종麥粒腫, 홍안紅眼(급성 카타르성 결막염), 결막結膜 및 각막角膜의 이물상異物傷 등으로 유발되는 안정통眼睛痛을 주로 서술하겠다. 안정통증의 성질, 증상, 발병범위와 수반되는 주요 증상을 감별하고 진단하면 즉시 효과적으로 치료를 진행하여 고통을 줄이고 병정病程을 단축하고 시력을 보호할 수 있다.

맥립종

맥립종麥粒腫은 속칭 다래끼라고 한다. 이것은 눈꺼풀 분비샘에 포도상구균이 감염된 후에 발생하는 급성화농성염증急性化膿性炎症이다.

맥립종은 내외 두 종류로 나뉜다. 염증이 첩모낭睫毛囊의 피지선皮脂腺에서 발생한 경우를 외맥립종外麥粒腫이라고 한다. 일반적인 피부의 절종癤腫과 비슷하고 국부에 홍종紅腫과 촉통觸痛이 있으며 며칠 후에는 막종膜腫이 부드럽게 변하면서 농점膿點이 나타난다. 찢어서 농액膿液을 배출하면 증상이 사라진다. 마이봄샘meibomian gland에 있는 경우를 내맥립종內麥粒腫이라고 한다. 염증이 검판내瞼板內에 있고 통증이 극렬하다. 검결막면瞼結膜面에 홍색이나 자홍색이 나타나며 중앙은 황백색을 띤다. 농양이 있는 결막 표면이 파열되면서 농액膿液이 배출되면 증상이 사라진다.

한의학에서는 검포瞼胞는 비위脾胃가 주主한다고 본다. 그러므로 본병의 발생은 비위脾胃의 기능실조機能失調와 관계가 있다. 비기脾氣가 허약한 사람이 만약 풍열사기風熱邪氣를 받고 검포瞼胞에 침습하면 맥립종이 즉시 반복해서 발작하고 오랫동안 치료해도 낫지 않는다. 만약 식욕저하와 변당便溏 등 비허脾虛 증상이 있으면 안정眼睛에 적합한 한약을 활용하는 것에 추가하여 삼령백출산參苓白朮散 등을 선별하여 비허脾虛를 치료하는 것이 필요하다.

경험방으로는 소풍청열消風淸熱을 위주로 은교산가감銀翹散加減을 주로 활용한다. 금은화金銀花, 연교連翹, 우방자牛蒡子, 두시豆豉 각 3전錢, 담죽엽淡竹葉, 감초甘草, 형개荊芥, 박하薄荷 각 2전錢을 수전水煎해서 복용한다. 또는 청열소독淸熱消毒을 목적으로 황금黃芩, 복령茯苓, 대청엽大靑葉, 금은화金銀花, 연교連翹 각 3전錢, 길경桔梗, 백지白芷, 조각자皂角刺 각 2전錢, 감초甘草 1전錢을 수전水煎해서 복용한다.

이첨혈위耳尖穴位에 방혈放血하여 본병을 치료하면 효과가 매우 신속한 편이다. 눈병이 발생한 측의 이첨혈위耳尖穴位나 이곽최고점耳廓最高點을 알코올로 소독한 후에 시술자의 왼손 엄지와 검지로 이첨피부耳尖皮膚를 꽉 잡고 오른손으로 침(삼릉침三稜鍼이나 란셋)을 잡고 속자速刺한다. 혹은 이첨耳尖 부근의 혈관을 속자速刺하여 피를 몇 방울 내는 방식으로 사혈을 하면 효과가 좋다.

외치外治 방면으로는 다음의 방법을 활용할 수 있다.

- 열부법熱敷法은 뜨거운 수건을 깔고 한 번에 5~10분 동안 하루에 3~4차례 한다.

- 훈세법薰洗法은 포공영薄公英, 국화菊花를 각각 1냥씩 물에 끓여 그 증기를 이용해서 눈에 훈증하는데, 물의 온도가 적당해지기를 기다렸다가 다시 눈을 씻는다.

간병 방면으로는 평소 안부眼部를 청결하게 유지해야 하며 더러운 손이나 깨끗하지 못한 물건으로 눈을 비벼서는 안 된다. 음식은 담백한 것이 적당하며, 지나치게 맵거나 지방이 많고, 단 음식을 금기한다. 늘 신진대사가 원활하도록 유지해야 한다.

홍안(급성 카타르성 결막염)

홍안紅眼은 속칭 화안火眼이다. 양방에서는 급성 카타르성 결막염(세균성)이라고 한다. 특징은 병정이 급성이면서 두 눈에 모두 발병하며, 심각한 결막충혈結膜充血과 많은 점액성粘液性의 분비물이 생긴다. 두 눈이 간지럽고 동시에 작열감灼熱感과 이물감이 있으며, 야간에 분비물이 안검眼瞼과 첩모睫毛에 접착하여 아침에 기상하면 눈을 뜰 수 없다. 한의학에서 이러한 병증은 풍열외사風熱外邪가 침습한 것으로 천행시사天行時邪(유행성 감염)가 눈을 침범한 결과라고 생각한다. 이렇게 본 병증은 세균이나 병독의 감염으로 유발되는데, 전염성이 강하여 군대, 학교, 유치원, 공장 등 많은 사람들이 모이는 곳에서 쉽게 유행한다.

홍안紅眼이 유행하는 기간에는 감염에 대하여 특별한 주의가 필요하다. 다른 사람이 사용한 손수건, 수건, 그릇을 사용하지 않고, 더러운 손으로 눈을 비비지 않으며 가능한 한 수영장, 공중목욕탕 등과 같은 공공장소를 피한다.

만약 홍안紅眼에 감염되면 즉시 치료해야 한다. 환자는 온찜질을 시도하는 것을 금하며, 또한 거즈를 덮어서 밀봉해도 안 된다. 오염된 손수건과 수건을 철저하게 소독하여 분비물의 오염이 확산되거나 교차 감염되는 것을 방지해야 한다.

경험방으로는 구풍산열驅風散熱을 위하여 대황大黃, 연교連翹, 적작약赤芍藥, 당귀當歸, 우방자牛蒡子, 치자梔子 각 3전錢, 강활羌活, 방풍防風, 천궁川芎, 박하薄荷 각 2전錢, 감초甘草 1전錢을 수전水煎하여 복용한다. 혹은 목단피牧丹皮, 적작약赤芍藥, 생지황生地黃, 황백黃柏, 치자梔子, 황금黃芩, 당귀當歸 각 3전錢, 황련黃連, 목통木通, 감초甘草 각 1전錢을 수전水煎하여 복용한다.

침구鍼灸는 위에서 언급한 이배耳背나 이첨耳尖에 삼릉침三稜鍼으로 점자點刺하여 사혈하면 특별한 효과를 보인다. 방법은 앞부분의 맥립종과 같다. 외치법外治法으로 자화지정紫花地丁, 포공영蒲公英, 국화菊花 각 1냥兩을 수전煎水하여 눈을 씻는데, 하루에 2~3차례 한다.

결막염

급성결막염急性結膜炎은 속칭 화안火眼, 홍안紅眼이라고 한다. 안결막眼結膜이 분명하게 충혈되고 외광畏光(눈부심)하며 분비물이 증가하는 3대 증상이 특징이다. 발병은 갑작스럽고 두 눈에 동시에 발병하거나 선후로 발병한다. 이것은 병균과 바이러스의 감염 때문이다. 잠복기는 보통 1~2일이고, 3~4일이 되면 증상이 최고조에 이르며 그 후에는 병이 점점 가벼워져 일주일이나 10일이 되면 병이 낫는다. 병이 발생했을 때 눈에는 분명한 결막충혈結膜充血과 대량의 점액성 분비물이 나타나고 두 눈이 간지러우며 아울러 작열감과 이물감이 있다. 밤사이 점액질이 눈과 첩모睫毛에 붙어 아침에 일어날 때 눈을 뜰 수 없다. 전염성이 매우 강하며 군대, 학교, 공장 등 단체로 사람이 모여 있는 장소에서 쉽게 유행한다. 특히 여름에 기온이 높이 올라서 병균이 창궐하면 쉽게 유행한다.

급성결막염은 한의학에서 풍열외사風熱外邪가 침범하여 천행시사天行時邪나

폐위적열肺胃積熱로 인해 내외가 합사合邪하여 눈을 공격하여 발병하는 것으로 보고 있다.

본병을 치료하는 데 침구치료가 가장 특효가 있다. 삼릉침으로 이배耳背나 이첨점耳尖點에 몇 방울의 피를 방혈하면 하루나 이틀 내에 홍안紅眼이 낫는다. 내복약內服藥으로 청열해독 위주일 경우에는 은교산銀翹散을 가감한다. 금은화金銀花, 연교連翹, 적작약赤芍藥, 상엽桑葉, 우방자牛蒡子, 치자梔子 각 3전錢, 강활羌活, 방풍防風, 천궁川芎, 박하薄荷 각 2전錢, 감초甘草 1전錢을 수전水煎하여 복용한다. 이 외에 목단피牧丹皮, 적작약赤芍藥, 생지황生地黃, 국화, 황백黃柏, 치자梔子, 황금黃芩, 담죽엽淡竹葉 각 3전錢, 황련黃連, 목통木通, 감초甘草 각 1전錢을 수전水煎하여 복용하는 예도 있다.

외치법外治法으로는 포공영蒲公英, 국화菊花, 담죽엽淡竹葉 각 1냥兩을 수전水煎하여 훈세薰洗한다. 혹은 선발제鮮荸薺 껍질을 벗겨 찧은 후에 즙을 내서 눈에 점안하는데, 매번 세 방울씩 매일 3~4차례 하고 약 3~4일간 시행한다.

본병은 발병이 급하고 전염성이 강하다. 유행하는 시기에는 특별한 주의가 필요한데 다른 사람이 사용한 손수건, 수건, 그릇, 베개를 사용하지 않고, 손으로 눈을 비비지 않으며 가능한 한 공공장소에 가지 않는다. 만약 홍안紅眼에 감염되면 적극적으로 치료해야 한다. 증상이 사라진 후에도 한동안 치료를 추가로 시행하여 재발을 막는다. 치료기간에는 담백한 음식을 주로 섭취하고 신선한 채소를 많이 먹으며 아울러 안정眼睛이 충분히 휴식을 취해야 일찍 낫는다.

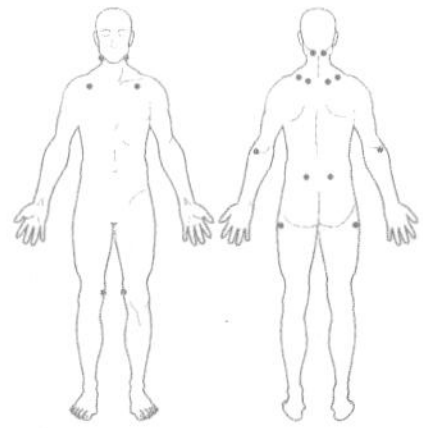

4

이통

이통耳痛을 유발하는 질병은 매우 많다. 외상外傷, 외이도염外耳道炎, 외이도절外耳道癤, 급성중이염, 중이암 등이다. 여기에서 주로 서술할 것은 외이도염과 급성중이염이 야기하는 이통耳痛이다. 귀에서의 외상外傷은 이곽외상耳廓外傷, 이곽연골막염耳廓軟骨膜炎, 고막외상鼓膜外傷이 주로 발생한다. 중년 이상에서 이통이 나타나고 귀 안에 부패한 붉은색의 분비물이 흐르며 입을 벌리는 데 한계가 있으면, 중이암中耳癌의 가능성이 있으니 즉시 병원에 가서 조기 진단을 받고 상응하는 치료를 시행해야 한다.

외이도절과 외이도염

국한성 외이도염外耳道炎은 외이도절外耳道癤이라고 부른다. 외이도의 모낭이나 피지선에 국소적으로 농膿이 생기면서 감염된 것으로 극렬한 이통耳痛이 나타난다. 입을 벌리거나 저작咀嚼에도 영향을 끼친다. 하품을 할 때 통증이 가중되고 청력과 수면에도 영향을 끼친다. 검사를 하면 이도연골耳道軟骨 안에 단발單發이거나 다발多發의 소절小癤이 있는 것을 발견할 수 있다. 초기에는 피부에 국소성 홍종紅腫이 나타나고 점점 소구小丘를 이루어 융기하며 촉통觸痛이 분명해지고 절종癤腫이 성숙해진 후에 스스로 터지는데, 터진 후에 농혈膿血이 나올 수도 있다.

외이도염(즉 미만성瀰漫性외이도염)은 외이도에서의 피부와 피하조직의 염증으로 외이도 국부의 미만성홍종瀰漫性紅腫, 궤양潰瘍, 삼출농액滲出膿液을 특징으로 한다. 급성이면서 가벼운 경우에는 외이도에 미미한 충혈, 종창腫脹하게 되며 표면에서는 진득한 분비물이나 부스러기가 있다. 급성이면서 심하면, 외이도의 전체가 헐어서 곪게 되고 분비물은 장액농성漿液膿性을 나타내며 귀 주변에 수종水腫이 발생하고, 림프절이 붓는다. 만성인 경우에는 귀와 외이도의 피부가 두꺼워지고 외이도 깊은 곳에는 탈설脫屑과 악취가 나는 분비물이 있다.

외이도통外耳道痛과 외이도염外耳道炎을 예방하는 방법은 귀의 위생에 신경을 써야 한다. 과격하게 귀를 파는 습관을 금하고, 평소 수영을 하는 경우에는 더러운 물이 귀에 들어가는 것을 방지해야 한다. 이미 병을 앓고 있는 환자는 외이도를 청결하게 보호해야 한다. 만약 통종痛腫이 이미 터졌다면 늘 농액膿液을 깨끗하게 제거하고 잠잘 때는 병든 귀를 아래쪽으로 향하게 하여 농액膿液의 배출을 원활하게 해주는 것이 좋다. 그러나 아픈 귀가 국소적인 압력을 받으면 통증이 가중되어 그렇게 할 수 없는 예도 있다.

본병을 치료할 때에는 귀에 침자鍼刺하여 방혈放血하는 것이 좋은데, 이배耳背 및 이수耳垂를 동시에 점자點刺 사혈하고 매번 1~2cc를 매일 한 차례씩 시술한다.

한의학에서는 외이도염外耳道炎과 외이도통外耳道痛은 열독熱毒으로 발생한다고 인식하여 소풍청열疏風淸熱, 해독소종解毒消腫, 사화리온瀉火利溫하며 아래의 경험방經驗方을 사용하여 치료한다.

- 오미소독음五味消毒飮: 금은화金銀花 6전錢, 국화, 포공영蒲公英, 자화지정紫花地丁 각 5전錢, 천규天葵 5전錢, 시호柴胡 3전錢, 박하薄荷 2전錢을 수전水煎하여 복용한다.
- 용담사간탕가감龍膽瀉肝湯加減: 용담초龍膽草, 황금黃芩, 산치자山梔子, 지모知母, 황백黃柏, 택사澤瀉, 차전자車前子 각 3전錢, 시호柴胡 2전錢, 감초甘草 1전錢을 수전水煎하여 복용한다.

급성중이염

급성중이염急性中耳炎은 중이中耳에서 발생하는 급성염증으로 화농化膿과 비화농非化膿으로 분류하며, 만일 급성기에 치료하지 않거나 적절한 치료를 받지 않으면 쉽게 만성으로 바뀐다.

급성·화농성 중이염

급성·화농성化膿性 중이염을 일으키는 병균은 용혈성연쇄상구균溶血性連鎖狀球菌, 포도상구균, 폐렴쌍구균이 많이 보이고 고실점막鼓室粘膜, 골막骨膜, 심지어 골조직骨組織까지 병변을 유발할 수 있다. 본 병증이 가벼운 경우에는 단순히 고실점막鼓室粘膜이 붉게 붓고 충혈을 보이지만, 심해지면 염증성 분비물과 농액膿液이 점점 많아져서 고막 외철外凸이 압박을 받다가 결국 구멍이 나기도 한다. 급성화농성중이염의 국부증상은 이통耳痛으로 청력장애와 이명, 이농耳膿이 있다. 이통耳痛의 양상은 귀의 심부深部에서 부풀어 오르는 것 같은 창통脹痛 양상이나 혈관의 맥박과 상응하는 도통跳痛(맥박통)을 보이며, 인부咽部, 치아나 관자놀이로 방산放散된다. 귀에서 농膿이 흐른 후에는 통증이 사라진다. 이명은 대부분 저음이 울리면서 소리가 난다. 청력장애는 농액膿液이 많아지고 고막이 아직 찢어지기 전에 분명해지는데, 고막에 구멍이 난 후에는 청력이 오히려 개선된다. 이농耳膿은 고막에 구멍이 난 후에 나타나는데, 처음에는 혈농성血膿性이다가 후에 점농성粘濃性이나 단순 농성膿性으로 바뀐다. 본병은 초기에 발열, 두통, 식욕부진 등의 전신증상이 있고 외이도에 농이 흐른 후에는 대부분 증상이 빠르게 사라진다.

급성·비화농성 중이염

급성·비화농성非化膿性 중이염은 비鼻와 인부咽部 점막粘膜이나 림프조직에서 발병하는 급성염증으로 인고관咽鼓管(유스타키오관)에 영향을 끼친다. 비염鼻炎, 편도체염編桃體炎, 비인부종물鼻咽部腫物, 기압의 급격한 변화 등은 모두 본병을 유발할 수 있다. 본 병증에 이환된 환자들은 귀 안의 심부深部가 침으로 찌르는 것처럼 아프고, 귀가 자주 막히는 느낌이 있다고 한다. 어떤 환자들은 미열, 피로감, 식욕부진 등의 전신증상이 나타난다. 아래의 한약을 사용할 수 있다.

- 용담사간탕가감龍膽瀉肝湯加減: 용담초龍膽草, 황금黃芩, 산치자山梔子, 시호柴胡, 당귀當歸, 생지황生地黃, 택사澤瀉, 차전자車前子 각 3전錢, 목통木通, 창이蒼耳, 신이辛夷 각 2전錢, 감초甘草 1전錢을 수전水煎하여 복용한다.
- 지백지황탕가감知栢地黃湯加減: 지모知母, 황백黃柏, 당귀當歸, 적작약赤芍藥, 숙지황熟地黃, 현삼玄參, 택사澤瀉, 천화분天花粉, 한련초旱蓮草 각 3전錢, 감초甘草 1전錢을 수전水煎하여 복용한다.

본병은 침구鍼炙를 사용할 수 있다. 이문耳門, 예풍翳風, 합곡合谷 등의 혈에 각 5~10분간 유침하고 삼음교三陰交에서 사혈하면 더욱 좋다. 또한 따뜻한 수건으로 환부에 덮기를 하루에 수차례 한다. 환자는 자기의 집게손가락으로 외이도구外耳道口를 어루만지면서 눌러주고 풀어주는 고막안마를 한다. 하루에 수차례 한다. 천공기穿孔期에는 잠시 중지한다.

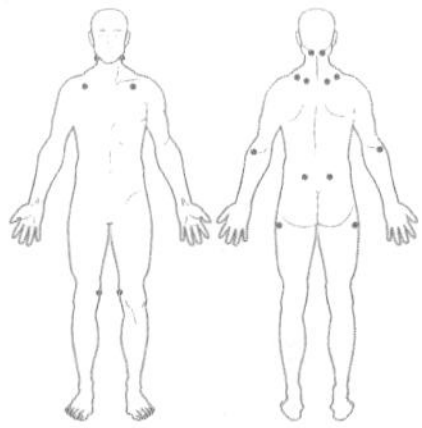

5

비통

비통鼻痛을 일으키는 질병은 매우 많은데, 여기에서는 비절鼻癤, 급성부비동염急性副鼻洞炎을 서술하겠다. 비골골절鼻骨骨折, 비강이물鼻腔異物, 비외상鼻外傷, 비강종양鼻腔腫瘍으로 발생하는 통증은 즉시 신속하게 양방병원에 가서 치료를 받아야 한다.

비절

비절鼻癤은 비전정鼻前庭, 비첨부鼻尖部나 비익부鼻翼部의 모낭毛囊, 피지선皮脂腺이나 한선汗腺의 급성화농성염증急性化膿性炎症이다. 비절은 대부분 한쪽 비강鼻腔에 발병하고 코를 파거나 코털을 뽑았을 때 등의 비전정피부鼻前庭皮膚가 손상되어 세균이 침습하여 발생한다. 만성비전정발염慢性鼻前庭發炎은 계속해서 이러한 병증이 반복되는 것이고, 특히 당뇨병 환자는 비절鼻癤이 쉽게 반복해서 발병하여 시간이 지나도 잘 낫지 않는다.

비절鼻癤은 초기에 비전정鼻前庭 부위의 발창發脹, 작열감灼熱感, 통증, 홍종紅

腫, 촉통觸痛이 나타나고, 심하면 발열, 두통 등의 증상이 나타난다. 비강鼻腔을 검사해보면 한쪽 비전정내鼻前庭內에 구상丘狀으로 솟아 있고 주위가 응축하여 딱딱해지고 발홍發紅하며 홍종紅腫의 중심에는 코털이 있다. 만약 농액膿液이 형성되었다면 홍종紅腫 위에는 황색의 점이 나타난다. 비절은 일반적으로 일주일 내에 스스로 터져 농膿이 흐르면서 낫는다. 발병하면 입술이나 턱 아래의 림프절이 붓고 압통을 수반한다. 한쪽 비강내鼻腔內에 국한되었을 때 만약 손으로 내리누르거나 적절히 처리하지 않으면 세균성 뇌수막염, 해면두정맥동염海綿竇靜脈炎과 같은 심한 합병증이 생기고 심지어 생명까지 위급하게 된다.

본병은 아래의 경험방을 사용하여 치료할 수 있다.

- 오미소독음五味消毒飮: 금은화金銀花, 야국화野菊花, 포공영蒲公英, 자화지정紫花地丁, 연교連翹, 천규天葵 각 5전錢, 형개荊芥, 우방자牛蒡子 각 3전錢, 박하薄荷 2전錢을 수전水煎하여 복용한다.
- 열독중熱毒重은 황련해독탕黃連解毒湯을 사용할 수 있다. 황련黃連 2전錢, 황금黃芩, 황백黃柏, 적작약赤芍藥, 목단피牧丹皮, 포공영蒲公英, 생지황生地黃, 현삼玄參, 산치자山梔子 각 3전錢을 수전水煎하여 복용한다. 침구鍼灸는 합곡合谷, 곡지혈曲池에 침자鍼刺하여 10분을 유침留鍼한다. 혹은 삼릉침三稜鍼으로 소상혈少商穴에 점자 사혈한다. 아울러 하루에 수차례 따뜻한 수건으로 코 부위를 덮어준다.

본병을 예방하려면 코를 후비거나 코털을 뽑는 나쁜 습관을 경계해야 하고, 코의 청결을 늘 유지해야 한다. 손으로 절종癤腫을 내리누르지 말고 병을 유발하는 매운 음식, 비린 음식 등을 피하고 담백한 음식을 먹는다. 대변이 원활하도록 유의한다.

급성비염

급성비염急性鼻炎은 대부분 한쪽 비두鼻竇에서 발생한다. 두통, 국소적인 통증, 비강분비물의 증가가 주요 증상이다. 병이 있는 한쪽 비강鼻腔은 비색鼻塞을 가지고 있고, 대량의 점액농성粘液膿性 분비물이 비강에 쌓여 쉽게 코를 풀 수 없으며 후각이 감퇴하는 등의 증상이 나타난다. 동시에 곤권困倦, 식욕부진, 파랭怕冷, 발열發熱, 인후통증咽喉疼痛, 해수咳嗽 등의 전신증상이 있다.

비두鼻竇에서의 자연스러운 통풍과 콧물배출을 막는 원인은 모두 비염鼻炎을 유발할 수 있다. 예를 들어 비강종물鼻腔腫物, 중비갑비대中鼻甲肥大, 비중격만곡鼻中隔彎曲, 비강이물鼻腔異物, 편도체염扁桃體炎, 치아화농성질병牙齒化膿性疾病이다. 과민성 체질인 사람에게는 쉽게 만성비염慢性鼻炎이 형성된다. 폐렴쌍구균은 급성 세균성 비염의 주원인이다.

본병을 한의학에서는 비연鼻淵이라고 부른다. 신이산辛夷散을 가감하여 치료한다.

- 신이辛夷, 백지白芷, 승마升麻, 고본藁本, 방풍防風, 천궁川穹 각 3전錢, 세신細辛, 목통木通, 감초甘草 각 1전錢을 수전水煎하여 복용한다.
- 또는 다음의 방법으로 치료한다. 석고石膏 8전錢, 지모知母, 황금黃芩, 금은화金銀花, 우슬牛膝, 천궁川芎, 적작약赤芍藥, 목단피牧丹皮, 백지白芷 각 3전錢, 감초甘草 1전錢. 침구치료로는 합곡合谷, 영향迎香, 태양太陽, 곡지曲池, 족삼리足三里를 취하여 20분간 유침한다. 따뜻한 수건으로 통증 부위를 덮거나 다음의 한약으로 약포藥布를 환부에 바른다. 창이蒼耳, 백지白芷, 황백黃柏, 황금黃芩, 대황大黃, 방풍防風 각 3전錢을 끓인 후에 즙을 내어 거즈에 약물을 묻혀 환부에 붙인다.

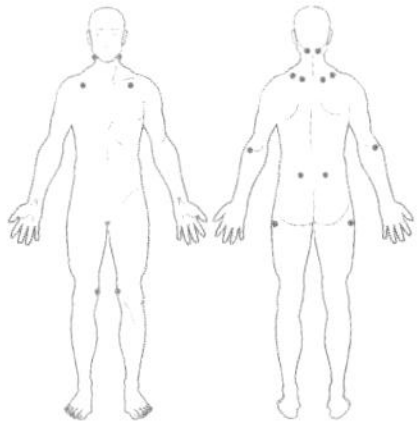

❻

치통

치통齒痛은 치아조직과 치아 주변조직에서 발생하는 병변이 유발시키는 통증을 가리킨다. 충치, 치주염, 치은염 등은 모두 치통을 유발시킬 수 있다. 치통을 일으키는 원인은 다양하고 치통증상 또한 다양하다.

충치

충치의 발병은 매우 흔한 편인데, 특히 아동이나 청년들에게 많이 나타난다. 충치는 세균이 이에서 번식하여 남은 음식물이 발효되어 산을 만들고 치아조직을 상하게 하는 질병이다. 충치에 감염되어 치수牙髓에 미치면 곧 치수염牙髓炎이 발생한다. 치수牙髓가 감염된 후에 치아근첨牙齒根尖 주위조직에 미치면 치은염齒齦炎이 발생한다. 충치는 어금니의 교합면咬合面에서 잘 발생하는데 치아경조직牙齒硬組織에 색채, 형태, 질의 변화가 발생하고 심할 때는 구멍이 생기기 시작한다. 이러한 구멍 내에서의 세균감염은 치아에 심한 통증을 불러온다. 통증은 대부분 자발성自發性, 진발성陣發性의 심한 통증인데, 통증은 야간에 자주 발생하고 악화된다. 뜨겁거나 차가운 것, 시거나 단 음식물이 유입되면 통증이 더욱 심해질 수 있다. 심한 경우에는 참기 힘들 정도로 아픈데, 통증이 매우 심하여 눈물이 날 정도라면 치은齒齦이 붉게 붓고 아프며, 구취가 동반되고 설태는 황니黃膩하다. 이어서 감염이 치근첨주염牙根尖周炎, 치수염牙髓炎으로 진행되면 치통이 더욱 심해진다. 단 음식을 적게 먹고 구강의 위생에 주의하며, 식사 후에는 양치질을 하고 아침과 저녁에 이를 닦는 습관을 기르면 충치를 예방할 수 있다.

본병은 이하의 경험방을 사용하여 치료할 수 있다.

- **청위탕가감**清胃湯加減: 석고石膏 1냥兩, 생지황生地黃 1전錢, 목단피牧丹皮, 황금黃芩, 백지白芷, 적작약赤芍藥 각 3전錢, 승마升麻 2전錢을 수전水煎하여 복용한다.
- **옥녀전가감**玉女煎加減: 석고石膏, 생지황生地黃, 현삼玄參 각 5전錢, 황금黃芩, 황련黃連, 승마升麻 각 3전錢을 수전水煎하여 복용한다.

침구치료는 합곡혈合谷穴과 내정혈內庭穴에 침자鍼刺한다. 외치外治는 세신細辛 1전錢을 사용하고, 석고石膏 1냥兩을 끓여 입에 머금어 헹구면 진통효과가 매우 좋다.

치주염, 치은염

치주염, 치은염은 치아 주위조직에서 발생하는 병변이다. 병인은 주로 균반菌斑으로 인한 치석과 관련이 있다. 한의학에서는 본병이 신허위열腎虛胃熱에 해당한다고 인식한다.

치은염의 주요 증상으로는 치은이 붓고 아프며 피가 나고 심홍색深紅色이나 암홍색暗紅色을 보인다. 그리고 치아의 경부頸部에 치석과 함께 구취를 수반한다.

치주염은 대부분 치은염에서 발전하는데, 임상에서는 치은염 증상 외에도 가볍게는 치아 주변에서 농액膿液이 나오는 것을 볼 수 있고, 치아가 흔들린다. 치주염 환자는 심한 경우에 여러 개의 치아 주변에 농종膿腫이 나타나고 또한 체온상승 등의 전신증상까지 나타날 수도 있다.

치주염, 치은염을 치료하려면 우선 국소적인 자극 원인을 제거해야 한다. 예를 들어 치아를 꽉 깨무는 습관을 조정하고 불량한 덧니를 제거해야 한다. 만약 아래에 기술한 한방치료가 효과가 없다면, 즉시 치과의사를 만나 진료를 받아야 한다.

본병의 한의학치료는 다음과 같다.

- **치통탕**: 석고石膏 6전錢(먼저 끓인다), 생지황生地黃, 연교連翹 각 5전錢, 황련黃連, 승마升麻, 당귀當歸 각 2전錢, 선학초仙鶴草, 선모근鮮茅根 각 10전錢을 수전水煎하여 복용한다.
- **치통해독방**: 담죽엽淡竹葉, 황금黃芩, 황백黃柏, 흑산치黑山梔 각 3전錢, 생지황生地黃 5전錢, 감초甘草 2전錢을 수전水煎하여 복용한다.
- **아간출혈방**牙齦出血方: 생지황生地黃, 연교連翹 각 5전錢, 선모근鮮茅根, 선로근鮮蘆根, 선하엽鮮荷葉 각 10전錢을 수전水煎하여 복용한다.

침구치료는 합곡혈合谷穴과 내정혈內庭穴을 취하고, 상치통은 족삼리足三里에, 하치통은 이간혈二間穴을 배용한다.

외치법으로는 다음 방법을 사용한다.

- **아감산**牙疳散: 녹반綠礬, 오배자五倍子, 인중백人中白을 같은 분량으로 볶아서 빙편氷片 소량과 함께 양치 후에 약간을 취한 후 스프레이로 환부에 뿌린다. 매일 5~7차례 한다.
- **사황산**瀉黃散: 곽향藿香, 흑산치黑山梔 각 5전錢, 석고石膏 6전錢, 방풍防風 3전錢, 감초甘草 2전錢으로 만든다. 수전水煎 후 매일 5~10차례 양치한다.

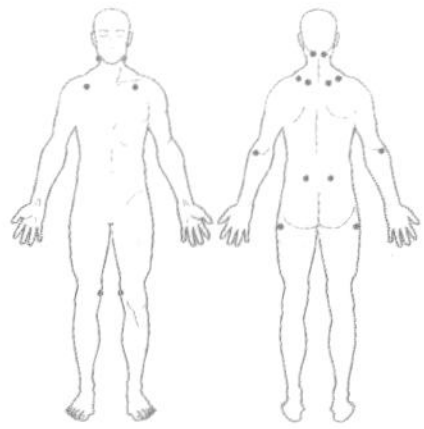

7

인후통

인후통咽喉痛이 발생하는 질병은 매우 많은데, 그중 급성인후염急性咽喉炎, 만성인염慢性咽炎, 급성편도선염急性扁桃腺炎, 만성편도선염慢性扁桃腺炎, 인후농종咽喉膿腫 등이 있다. 여기에서는 급성인후염急性咽喉炎과 급성편도선염急性扁桃腺炎에 대한 것을 서술하겠다.

급성인후염

이것은 인후 부위의 점막에 생기는 급성염증으로 봄, 가을, 겨울에 잘 발생한다. 상한傷寒, 피로, 흡연과 음주과도 등이 요인이 되어 신체 저항력이 떨어지고 바이러스나 세균이 유행할 때 감염되어 발병한다. 유아에게 본병은 마진麻疹, 성홍열猩紅熱, 백일해百日咳 등 전염병의 선구증상先驅症狀이거나 합병증이 될 수 있다. 성인에게 본병은 급성비염急性鼻炎, 급성편도선염急性扁桃腺炎 등과 동시에 출현하는 경우가 많다.

급성인후염急性咽喉炎은 초기에 급성으로 인부咽部에 건조작열乾燥灼熱감을 일으키고 계속해서 통증이 나타나는데, 음식이나 침을 삼킬 때 가중된다. 통증은 자주 귀로 확산된다. 심한 경우에는 삼킬 때 통증과 함께 목이 쉬게 되고, 인후부에서 이물감과 지속적인 기침이 나타난다. 그리고 발열, 두통, 피로 등의 전신 증상이 동반된다. 해당 부위를 검안해보면 점막충혈을 볼 수 있고, 분비물이 있으며 림프절의 종대와 함께 압통이 나타난다.

급성인후염을 치료할 때는 휴식을 취하면서 목소리를 내지 않도록 해야 하고, 물을 많이 마셔야 한다. 어린아이가 급성인후염인데 호흡곤란이 나타나면 바로 의사를 찾아야 한다. 특히 야간에 병이 갑자기 심해지거나 후경련喉痙攣이 출현하는 것을 방지해야 한다.

경험방으로 다음의 방법을 사용한다.

- **청열해독탕**清熱解毒湯: 금은화金銀花, 연교連翹, 대청엽大青葉, 포공영蒲公英, 토우슬근土牛膝根 각 5전錢을 수전水煎하여 복용한다.
- **인통탕**咽痛湯: 박하薄荷, 길경桔梗, 우방자牛蒡子, 황금黃芩, 청과青果, 감람橄欖 각 3전錢, 금은화金銀花, 연교連翹 각 5전錢, 선퇴蟬退, 옥호접玉蝴蝶, 감초甘草 각 2전錢.

침구치료는 합곡혈合谷穴에 침자하여 강하게 자극을 주고 10분간 유침留鍼하다 소상혈少商穴에 점자點刺한다. 삼릉침三稜鍼을 놓은 후에 사혈을 시행한다.

외치外治 방면으로는 수구법漱口法(입안을 헹구는 것)으로 복방붕사함수제複方硼砂含漱劑(Compound Borax Solution, 붕사가글링액), 박하은화함수제薄荷銀花含漱劑(박하금은화가글링액), 5%의 소금물 중에서 하나를 선택하여 양치를 시킨다.

취약吹藥(분무약)으로는 수붕산水硼散, 청대산青黛散, 석류산錫類散 중의 하나를 선택한다. 매번 적은 분량을 사용하며, 취후吹喉(목 안에 분무하는 것)는 하루 3~4회 시행한다.

급성편도선염

한의학에서는 '유아乳蛾'라고 부르고 대부분 봄과 여름에 발생하며, 소아나 청소년들에게 자주 나타난다.

급성편도선염은 병균에 의해 생기는데 용혈성연구균溶血性鏈球菌이 가장 흔한 편이고, 포도상구균, 폐렴쌍구균과 바이러스 중에는 인플루엔자 바이러스도 병을 일으킬 수 있다. 병을 일으키는 균은 건강한 사람의 구강이나 편도선 내에 기생하다가 면역력이 강할 때는 안정된 상태에 있다가 감기에 걸리거나 과로에 시달리거나 술과 담배가 과하거나 정신적인 충격을 받아 면역력이 저하된 경우에 병균이 대량으로 생산되고 편도선 조직에 침습하여 발병한다.

본병은 인통咽痛이 주된 증상이다. 음식물을 삼키거나 기침할 때 가중되고, 어떤 경우에는 삼키는 것이 아예 불가능할 정도이고, 염증이 귀로 확산되며, 일상적인 언어활동에 장애가 생길 정도로 심해지는 예도 있다. 유아는 자주 울며 불안해하고, 침이나 음식을 삼킬 때 통증 때문에 먹지를 못한다. 본병은 급성적인 오한과 함께 고열이 39℃ 이상까지 오른다. 두통, 권태, 식욕부진, 전신산통全身酸痛이 나타난다. 어린아이들은 혼수昏睡, 구토, 설사, 경궐驚厥 등 신경 및 소화 계통의 증상이 나타나는 경우도 있다. 환자는 얼굴에 조홍潮紅이 나타나고 구취와 함께 설태후舌苔厚를 관찰할 수 있다. 인부咽部를 검안해 보면 점막의 충혈, 편도선 홍종紅腫이 보이고 심한 경우에는 크고 작은 원형의 농종膿腫이 산재되어 있고 양쪽의 하악 부위 림프에 종통腫痛이 있다.

경험방은 다음의 방법을 사용한다.

- **아풍탕蛾風湯**: 금은화金銀花, 연교連翹, 대청엽大青葉, 포공영蒲公英, 토우슬근土牛膝根 각 5전錢, 감초甘草, 길경桔梗 각 1전錢반을 수전水煎하여 복용한다.
- **자음청열탕滋陰清熱湯**: 현삼玄參, 맥문동麥門冬, 생지황生地黃, 연교連翹, 황금黃芩

각 5전錢을 수전水煎하여 복용한다.

- 청종리인탕淸腫利咽湯: 금은화金銀花, 판람근板藍根, 석고石膏 각 7전錢, 마황麻黃, 감초甘草, 길경桔梗 각 1전錢, 행인杏仁, 황금黃芩, 지모知母, 패모貝母 각 3전錢을 수전水煎하여 복용한다.

침구치료는 합곡合谷, 협거頰車, 내정內庭, 소상少商(방혈放血) 등의 혈에 침자鍼刺한다.

취약吹藥으로는 빙붕산冰硼散, 석류산錫類散, 자혈산紫血散 중 하나를 골라 매번 소량을 목 안에 뿌리며 편도체 표면에 도포한다. 하루에 세 차례 한다.

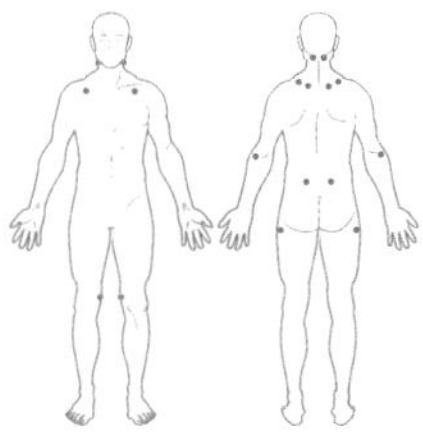

8

견주염
(오십견)

견관절주위염肩關節周圍炎을 약칭하여 견주염肩周炎이라고 한다. 또는 오십견五十肩(본병은 50세 전후의 중년층에 발병률이 비교적 높다), 동결견凍結肩, 견응肩凝(이 병은 견관절이 뻣뻣해져서 활동하는 데 제한이 생겨 마치 동결된 것과 같기 때문임), 누견풍漏肩風(사람이 누웠을 때 어깨를 밖으로 드러내어 풍風을 받아 한습寒濕이 침입하여 견통肩痛이 생기는 것에서 착안된 명칭) 등의 별칭이 있다. 한의학에서는 견비肩痺라고도 부르는데, 아주 흔한 통증성 병증이다.

견주염肩周炎의 병인

지금까지 정론은 없으나 병명에 근거하여 그 발병원인을 개괄해보면 아래의 몇 가지를 벗어나지 않는다.

- 연령: 몸이 쇠약해져 조직이 쉽게 손상되고 특히 활동을 좋아하지 않는 사람은 쉽게 견관절肩關節의 골질이 느슨해지며, 어깨 주변의 혈액순환이 좋지 않아 어깨 주위의 연부조직에서 통증과 기능 활동에 장애를 유

발시킨다.

- 과로에 의한 손상: 견관절肩關節은 인체 중 운동범위가 가장 광범위한 관절이다. 그러나 안정성은 오히려 고관절과 슬관절膝關節만 못하다. 다른 관절에 비하여 어깨는 활동 범위가 넓어서 어깨의 근육, 인대가 자주 땅기고, 과로에 의해서 쉽게 손상되며, 충혈성수종充血性水腫, 삼출滲出, 증후增厚 등의 염증이 자주 발생한다. 만약 즉시 치료하지 못하면, 관절낭關節囊 부위가 뻣뻣해지고 심하면 석회화되어 견부활동肩部活動에 악영향을 미친다(그림4).

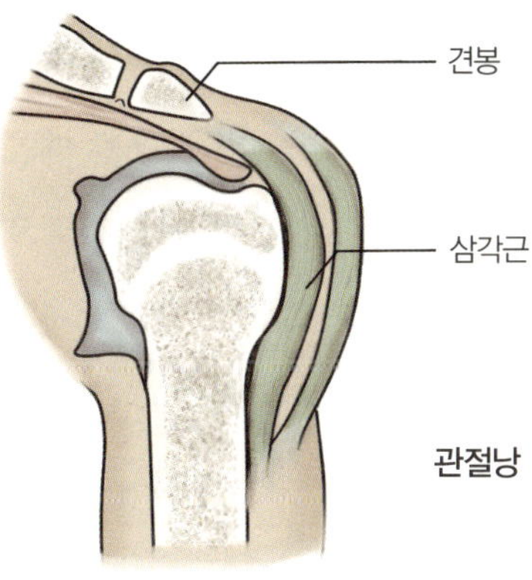

그림4 **견관절**肩關節

- 외상: 견관절肩關節에는 해부 및 생리상에서의 약점이 있다. 이 때문에 일상 활동에서 견관절肩關節은 매우 쉽게 유扭, 좌挫, 절折, 탈脫 등의 외상을 입는다. 외상은 견관절 주위조직에 어느 정도의 손상을 유발할 수 있는데, 만일 즉시 치료하지 않거나 적절한 치료를 받지 못하면 창흔創痕·점연粘連을 형성한다. 결국 이후에 견주염肩周炎의 잠재적인 원인을 제공

한다.

- 풍한습: 일상생활과 밀접한 관계가 있다. 예를 들어 어깨를 드러내고 자면서 풍風을 받거나 습한 곳에서 자는 경우이다. 혹은 우습雨濕에 젖거나, 날씨가 추워졌는데 옷이나 이불을 덮지 않은 경우, 또는 무더위에 선풍기나 에어컨 등 냉방기를 과하게 사용하거나 냉기에 노출되는 것에 주의를 기울이지 않은 경우, 고열의 환경에서 갑자기 저온의 환경에 노출되는 경우 등 기체機體가 갑자기 바뀌면 기혈氣血의 순환에 방해를 받고 경락이 통하지 못하여 견관절 주위에서의 통증과 기능장애를 야기한다.

본병은 처음에는 어깨에 산통酸痛을 느낀다. 증상이 가볍다가 심해지는 것이 반복되다가 날씨가 좋지 못하거나 피곤할 때는 즉시 심해지고, 이후에는 점차 지속성통증持續性疼痛으로 발전한다. 국소적으로 냉기를 싫어하며 밤에 통증이 심해지고 심지어 자고 있는 중간에도 통증 때문에 잠을 깨게 된다. 이후 통증은 경부頸部와 상지上肢로 확산되고, 기능장애도 날이 갈수록 심해진다. 조기에는 통증 때문에 감히 움직이지 못하고 나중에는 견관절점연肩關節粘連 때문에 움직일 수 없게 된다. 견관절의 활동이 불량해져서 머리를 빗거나 옷을 입는 것과 같은 일상 활동도 모두 어려워진다.

본병의 한의학치료에는 안마, 침구鍼灸, 외부外敷, 한약내복韓藥內服 등 다양한 방법이 있는데 각자 나름의 특성이 있다. 침구치료는 조구條口에서 승산承山을 투자하는 방법이 대표적이고, 동씨기혈의 신관腎關을 위주로 취혈하여 자침하는 것이 효과가 매우 좋다. 한약韓藥은 각 지역의 수천 건의 사례와 저자의 임상을 통계해 보면 견비탕가감蠲痺湯加減의 응용이 가장 많고 치료효과가 있다. 그 조성은 다음과 같다. 강활羌活 3전錢, 방풍防風 3전錢, 황기黃芪 3

전錢, 당귀當歸 3전錢, 백작약白芍藥 3전錢, 강황薑黃 3전錢, 감초甘草 1전錢, 갈근葛根 4전錢. 일반적으로 본병의 환자에게 확실한 효과를 볼 수 있는데, 만일 이러한 방면에 정통한 한의사를 찾아가서 침을 맞으면 치료효과가 더욱 좋다.

단련방법

본병은 비록 기세가 사납지만, 대부분의 환자는 치료를 받은 후에 많이 회복되고, 일부 환자는 스스로도 낫는다. 본병을 치료하면서 아울러 관절의 기능을 단련해야 쉽게 극복할 수 있고 견관절이 움직이지 않아서 유착되는 것을 방지해야 한다. 자주 응용하는 단련방법에는 아래의 몇 가지가 있다.

- 파장운동: 벽을 마주 보고 아픈 쪽 손가락을 벽을 따라 천천히 올리다가 손가락이 최고점에 닿으면 아픈 곳의 손을 내려놓는다. 몇 차례 반복한다.
- 회전운동: 견부肩部를 축으로 하여 원을 그리는 운동을 한다(그림5).
- 후탱하준後撐下蹲: 환자는 책상에 기대어(혹은 의자 등받이) 두 손으로 뒤에 있는 책상을 받치면(혹은 의자 등받이) 몸이 자연스럽게 내려가는데 최대한 시도하여 더 내려갈 수 없는 정도에서 멈춘다. 반복하여 여러 차례 한다.

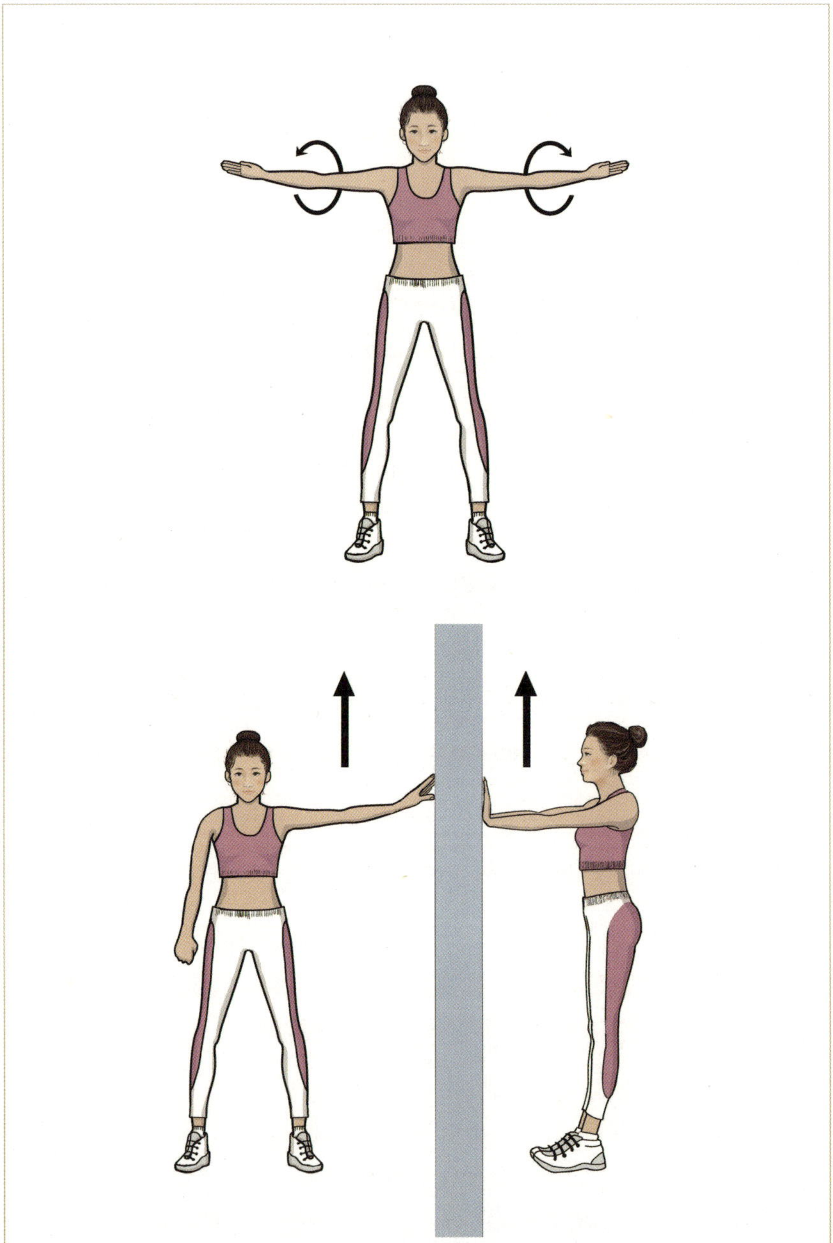

그림5 어깨관절 회전운동(위), 파장운동(아래)

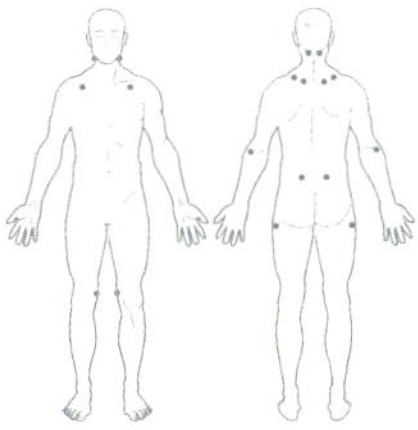

9

주통

주관절肘關節과 그 주위에 연부조직軟部組織에서의 질병은 모두 주통肘痛을 유발할 수 있다. 여기에서는 관절염 이외에 비교적 자주 보이는 주부요측통증肘部橈側疼痛(속칭 테니스엘보)을 언급하겠다. 이것은 굉골외상과염肱骨外上髁炎이다(그림6). 한의학에서는 주비肘痹라고 한다. 이 병증은 테니스 운동자에게만 보이는 것이 아니라 수공업자, 요리사, 가사 노동자에게도 자주 발생한다. 이 외에도 배구, 탁구를 자주 하거나 손과 팔을 자주 사용하는(전선, 옷, 수건 등을 꼬거나 비트는 동작) 경우, 또는 손목을 반복하여 펴고 굽히는 동작을 자주 취하면 모두 쉽게 주비肘痹가 유발될 수 있다. 요식업과 방직업에 종사하는 사람에게 본병은 흔하게 볼 수

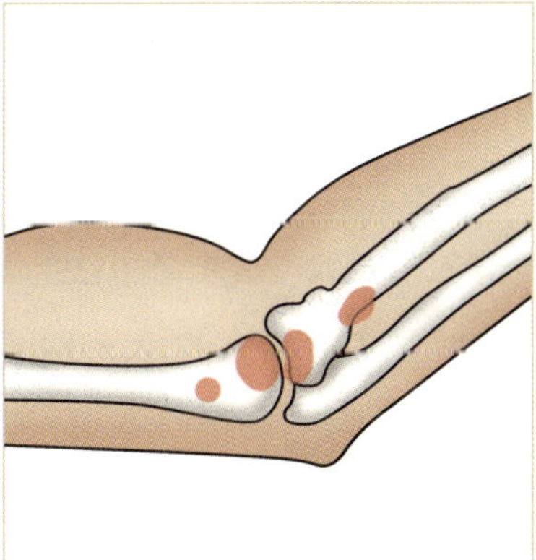

그림6 주관절외상과염의 압통부위

있는 병증 중 하나다.

본병은 자주 힘껏 앞 팔을 돌리고 손목관절을 반복해서 굴신하여 요측완신근건撓側腕伸筋腱에 여러 차례 손상이 누적되어 근섬유가 손상되어 변하거나 찢어져 골막 하 충혈을 일으키고, 굉골외상과肱骨外上髁에 만성무균성염증慢性無菌性炎症이 형성되어 발생한다. 병증은 대개 완만하게 진행되고 병정도 장기화되는 특징이 있다. 임상에서는 굉골외상과구肱骨外上髁區에 만성적이면서 완고한 통증이 있고 전비요측통前臂撓側痛과 관련되며 아픈 손에 힘을 줄 수 없다. 팔꿈치를 수직으로 지탱하거나 수평으로 지탱했을 때, 혹은 앞 팔을 선전旋前하는 동작에 힘이 들어갈 때 통증이 더욱 분명해진다. 다시 말하면 주먹을 쥐거나 무거운 물건을 집을 때, 혹은 물건을 비틀 때 특별히 통증이 심해지고 여기에 손목과 손등까지 확산된 탓에 많은 환자들이 야간에 통증이 심해져 결국 수면에까지 영향을 끼친다.

주비肘痹는 한의학에서 '상근傷筋', '근비筋痹' 범위에 속한다. 고대에 '비痹'라고 부르는 것은 국소적인 경락근맥에 혈행血行이 순조롭지 못하고 막혀서 통하지 않기에 통증을 조성한다고 보았다. 치료에 있어 한약韓藥, 침구鍼灸, 추나推拿, 안마按摩 혹은 수술을 막론하고 모두 근막의 점연粘連을 풀어주는 것에 집중하여 진통을 하는 것에 목적이 있다.

본병의 치료방면으로 필자의 경험에 의하면 침구鍼灸가 가장 효과가 좋다. 만약 추나推拿, 처방處方, 외부外敷와 배합하면, 치료효과가 더욱 좋고 신속하게 치료될 수 있다. 침자鍼刺는 가능한 한 아시혈보다는 반대쪽의 대응점이나 먼 곳에서 소통을 시켜주는 원위취혈에 의한 침법이 가장 좋다.

필요한 경우에는 정혈井穴이나 배부수혈背部腧穴에 점자點刺사혈을 시도하여 활혈소어活血消瘀하면 더 빨리 나을 수 있다. 한약으로는 견비탕蠲痺湯을 비교적 자주 사용하는데, 그 조성은 다음과 같다. 강활羌活, 방풍防風, 황기黃芪,

당귀當歸, 백작약白芍藥, 강황薑黃, 자감초炙甘草 등. 추나수법推拿手法으로는 유차법揉搓法과 함께 팔꿈치를 요전搖轉, 발나撥拿한다. 또한 애융艾絨으로 만든 애주艾柱로 뜸을 뜬다. 매번 5~6번 뜸을 뜨고 모두 격강구隔薑灸를 사용하며, 보통 팔꿈치에서의 통점이 구점灸點이다.

한약韓藥을 환부에 바르면 치료효과가 더욱 좋은데 가장 간단한 방법은 다음과 같다. 운남백약고雲南白藥膏 2푼分을 취하고 소량의 바셀린(혹은 봉밀蜂蜜)을 더하여 호상糊狀으로 만들어 환부에 바르고, 재차 테이프로 고정한다. 보통 2~3일마다 바꿔주는데, 대부분 3~5차례 약을 바꿔주면 증상이 현저하게 개선되거나 사라진다.

본병에 자주 이환되는 환자는 직업과 같이 평소의 활동과 관련이 있으므로 치료과정 중에 환자는 고정된 활동자세를 교정해야 하고, 정상범위 내에서 기능과 활동을 강화하며, 근막유착을 방지해야 통증을 없앨 수 있고 낫는데 도움이 된다.

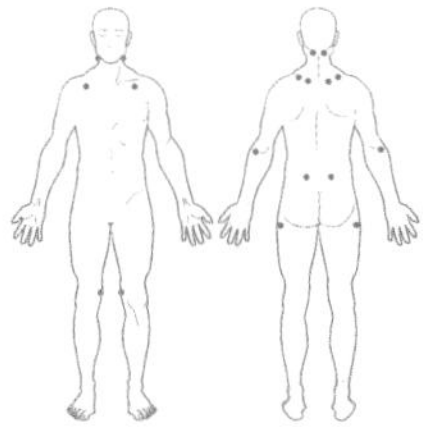

10

수완통手腕痛

수완통手腕痛은 손가락·손목 통증으로 임상에서 자주 보이는데, 근육질환과 건초질환이 특히 많이 보인다. 여기에서는 가장 흔한 요골경돌부 협착성 건초염DeQuervain Syndrome(손목건초염), 수지굴근건초염手指屈筋腱鞘炎과 완관종합증腕管綜合症, 건초낭종腱鞘囊腫을 중심으로 설명하겠다(그림7).

요골경돌부 협착성검초염

요골경돌부橈骨莖突部 협착성건초염狹窄性腱鞘炎은 수공업자나 가정주부, 또는 글씨를 쓸 때 손에 힘을 주는 작가나 기자에게도 많이 보인다(따라서 어떤 사람은 작가수作家手라고 부른다). 이는 무장전근拇長展筋, 무단신근拇短伸筋의 모든 건초가 요골하단撓骨下端에 있어 손상성염증損傷性炎症을 야기하거나 건초가 비후하게 되어 발생하는 결과이다.

주요 증상은 완관절요측통증腕關節橈側疼痛과 압통양상이며, 무지운동拇指運動이 무력해져 무거운 것을 들 수 없고 물을 따르는 간단한 동작도 어렵다. 통

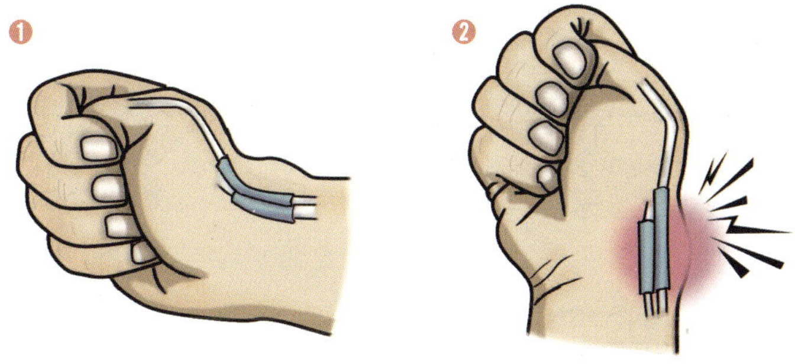

❶ 요골경돌부 협착성건초염(손목건초염, DeQuervain Syndrome)
❷ 손목건초염의 굴신검사법(Finkelstein 검사법)

그림7

증은 앞 팔前臂 쪽으로 확산되는데, 주먹을 쥐어 엄지를 장심掌心으로 굽히면 (그림과 같이) 환부인 요골경돌부撓骨莖突部에 심한 통증이 생기고(이 검사법을 Finkelstein test라고 부른다) 심하면 요골경돌부橈骨莖突部에 종창腫脹이 발생할 수 있다.

이 병증의 치료방법으로는 추나推拿, 침구鍼灸, 외부外敷 등이 있다. 침구치료가 가장 특효가 있다. 취혈은 오호일혈五虎一穴을 위주로 한다. 외부外敷는 치자梔子, 유향乳香, 몰약沒藥을 각각 갈아 가루로 만들어 식초와 섞어 호상糊狀으로 만들어 환부에 바른다. 그런 후에 붕대로 고정하여 매일 약을 한 차례씩 바꿔준다. 치료기간에는 엄지와 완관절腕關節의 활동을 줄여야 하는데, 예를 들어 뜨개질하거나 무거운 아이를 안고 있는 동작, 글 쓰는 일 등은 줄이고 아울러 차가운 자극을 피해야 한다.

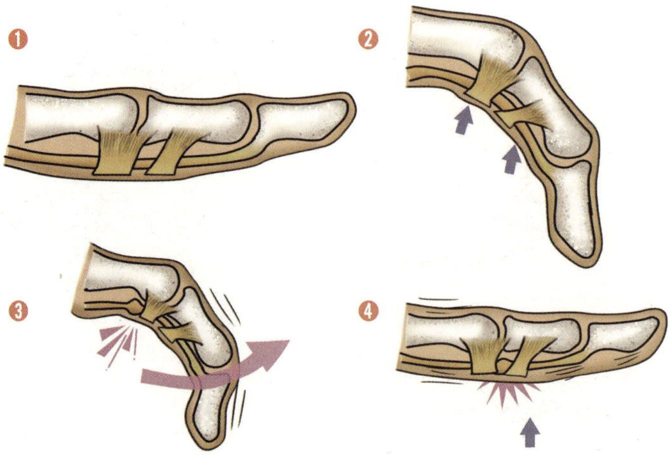

1 정상근건과 건초
2 발병 후 건초가 붓고 근건에도 종대腫大가 나타남
3 손가락 굽힐 때 결절이 두꺼워져서 건이 마찰을 받으며 탄향彈響 발생
4 손가락을 굽히거나 펼 때에도 똑같이 탄향이 발생함

그림8 **탄발지 발생 원리**

수지굴근건초염

수지굴근건초염手指屈筋腱鞘炎은 '탄발지'라고도 부른다. 무지장근건초염拇指長筋腱鞘炎과 2~5지굴지근건초염指屈指筋腱鞘炎을 포괄한다. 증상은 장지관절처掌指關節處의 통증과 비슷한데, 손가락을 굽히거나 펼 때 통증을 참기 힘들어 반굴곡 상태에서 머문다. 펴거나 굽힐 수 없기 때문에 억지로 움직여야 비로소 굴신屈伸할 수 있는데 이때에 반기도동감扳機跳動感이 나타날 수 있으며 탄향彈響이 있으므로 '탄발지'라고 부른다(그림8).

본병은 대부분 만성피로의 결과로 손가락의 굴근건초屈筋腱鞘가 마손磨損, 충혈充血, 수종水腫되고 증생增生되어 건초腱鞘가 좁아지며, 근건을 압박하고 눌러서 생긴다(국소적으로 쌀알 크기의 경결이 촉진된다). 근결筋結이라고도 부른다. 큰 근결筋結이 좁은 건초를 통과하려면 통증이 유발되고, 수지굴신手指屈伸은 제한을 받게 된다. 이때에 외력으로 아픈 손가락의 굴신을 하는 폭을 늘리면, 근육이 좁은 건초를 통과하게 되어 극렬한 통증이 생기고 아울러 탄향彈響이 나온다.

본병 치료에는 침구鍼灸가 비교적 좋은데 오호일혈五虎一穴을 위주로 한다. 한약으로 훈세薰洗하면 치료효과가 더욱 좋다. 훈세에 활용하는 약재는 당귀미當歸尾, 천초川椒, 투골초透骨草, 신근초伸筋草, 속단續斷, 해동피海桐皮 각 3~4 전錢을 고르게 섞어 전자煎煮한 후에 손을 약액藥液에 넣어(수온은 참을 수 있는 정도가 적당함) 굴신활동을 반복한다(이 처방을 내복內服하는 것은 절대 금기다).

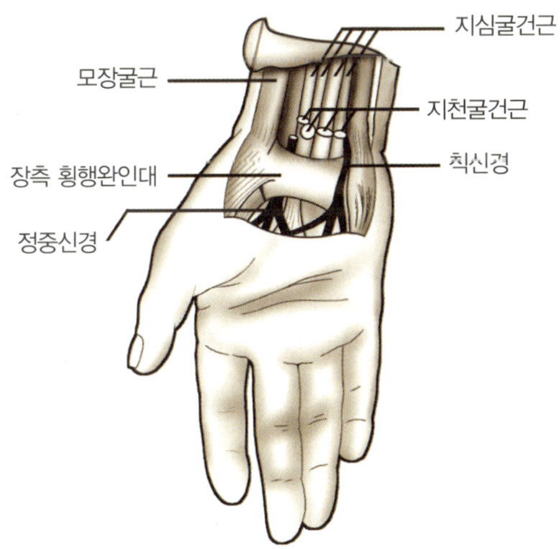

그림9 수근관 해부도

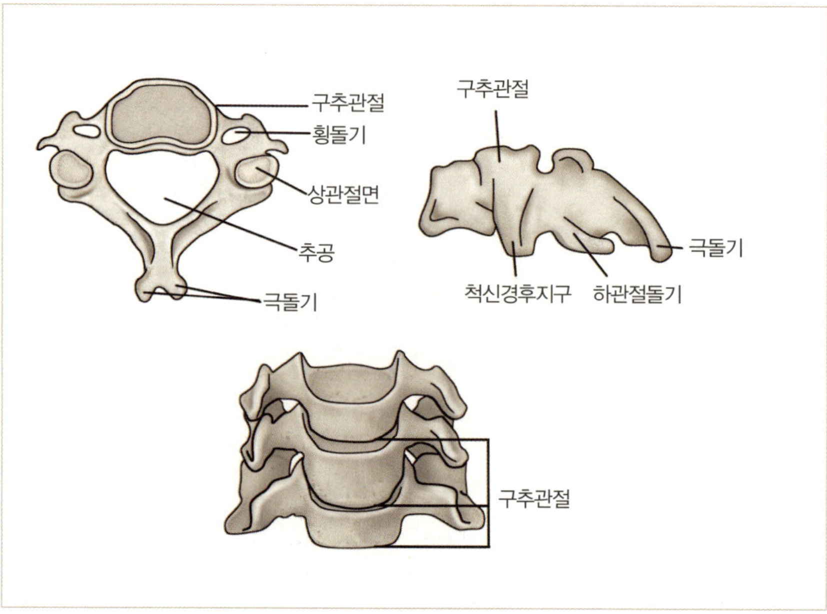

그림10 **경추 해부도**

완관종합증

완관종합증腕管綜合症(수근관증후군)은 굴지근건屈指筋腱의 염증, 종창腫脹, 증후增厚로 완관내腕管內의 정중신경을 압박한 결과이다(그림9). 목공, 유칠공油漆工, 요리사, 가정주부 등 수공업자들에게 많이 보인다. 일부 임신부에게도 수근관증후군이 발생할 수 있으나 아이를 낳은 후 대부분 치료하지 않아도 스스로 낫게 된다. 30~60세의 여성은 그 발병률이 남성의 5배이다. 당뇨병, 갑상선기능저하, 비만, 풍습병風濕病 환자는 이 병에 걸릴 가능성이 더 크다.

본병의 주요현상은 아픈 손의 활동이 둔해지고 엄지, 검지, 중지 세 손가락과 약지의 절반에 둔한 감각(그림10), 침자감鍼刺感, 마목감麻木感, 통증, 야간통증夜間痛症이 심하여 잠에서 깨게 되는데, 조금 활동을 하면 다소 감소한다. 만성기에는 손바닥 어제魚際가 위축되면서 근력이 감퇴하며, 엄지, 검지, 중지,

약지의 요측橈側 절반의 감각이 소실된다.

본병의 치료는 침구鍼灸를 중심으로 훈세법薰洗法을 같이 시행하는 것이 좋다. 침구치료로 양계陽溪, 내·외관內外關이나 오호혈五虎穴을 위주로 한다. 훈세방薰洗方은 진교秦艽, 방풍防風, 상지桑枝, 적작약赤芍藥, 투골초透骨草를 각 3~4전錢 사용하여 물로 끓이고 온수로 훈세薰洗한다. 매일 두 차례 한다.

건초낭종

건초낭종腱鞘囊腫은 관절이나 건초 내의 낭囊에서 생기는 종물腫物로 자주 국소성으로 발생한다. 부녀자와 힘을 많이 쓰는 청장년들에게 자주 보인다. 완배부腕背部에서 잘 발생하는데, 때로는 발등이나 오금에서 관찰될 수도 있다. 아픈 부위가 융기하여 절반이 구형 모양인데 초기에는 비교적 연하여 촉진할 수 있으며, 때로는 저절로 사라지기도 한다. 반복하여 발생하거나 장기간 자극이 되면 낭囊은 딱딱해지고 닿으면 마치 뼈가 솟은 것 같다. 아픈 곳에는 강렬한 통증이 있을 수 있고 때때로 지체肢體가 무력해진다.

본 병증이 가벼운 경우에는 손가락으로 힘을 주어 누르면 사라지기도 한다. 병증이 오래된 경우에는 침구치료가 가장 효과가 좋은데 침은 낭종囊腫 내부에 자입刺入해야 하고 침을 뺀 후에는 다시 그 부위를 눌러서 농혈膿血을 짜내면 치료효과가 더욱 좋다. 몇 차례 하면 농종囊腫은 사라진다. 한약을 내복할 경우에는 활혈화어제活血化瘀劑도 제법 효과가 있다. 외부外敷는 망초芒硝 6푼分, 대산大蒜 4푼分(찧는다)의 비율로 사용하고 바셀린을 밑에 바르고 환부에 도포하여 포로 감싼다. 만약 바른 후에 피부에 작열감이 있으면 5시간마다 약을 바꾸어준다.

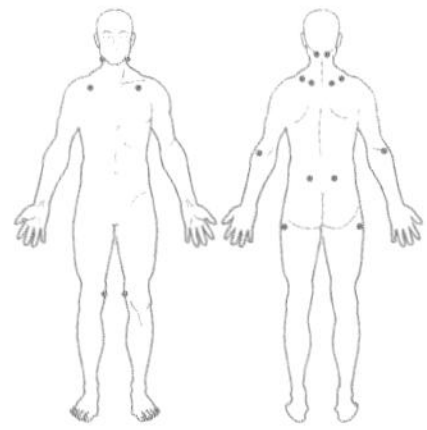

11

경추병

주로 40세 전후의 사람들에게 때때로 경부강경頸部僵硬, 견비통증肩臂疼痛과 함께 손의 저림이나 두훈頭暈 등을 느껴 활동에 영향을 받게 되면 병원에 가서 검사를 받으면 비로소 경추병頸椎病이라는 것을 알 수 있다. 무엇을 경추병頸椎病이라고 하는가?

경추병은 자주 보이는 병으로 경추종합증이라고도 불린다. 경항부頸項部는 항상 활발하게 움직이기 때문에 쉽게 피곤해지거나 손상된다(그림11). 경추골질증생頸椎骨質增生을 포함하여 경추의 정상적인 곡선을 변화시키는 압박이나 경추 부위의 신경근, 척수, 동맥, 교감신경을 자극하여 발생하는 종합증상이다(그림11, 12). 증상이 가벼운 경우에는 경견비통頸肩臂痛과 수지마목手指麻木에 국한되지만, 심한 경우에는 전신통이 발생하는 경우도 있다. 더욱 심한 경우에 간혹 대소변실금과 탄탄癱瘓이 있다. 그러나 대부분의 경추병은 견비통, 마목, 두훈감 정도를 자주 호소하게 된다.

경추병의 발병률은 비교적 높은 편이다. 특히 장시간 책상에 앉아 있는 회

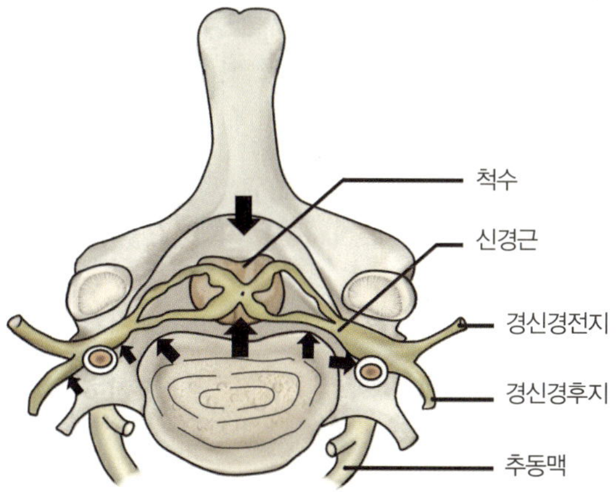

검은색 화살표는 추간판탈출을 가리킨다. 골증식증이나 황색인대의 비후는 척수, 신경근, 경신경전 · 후지頸神輕前·後支, 추동맥을 압박할 수 있다.

그림11 경추병

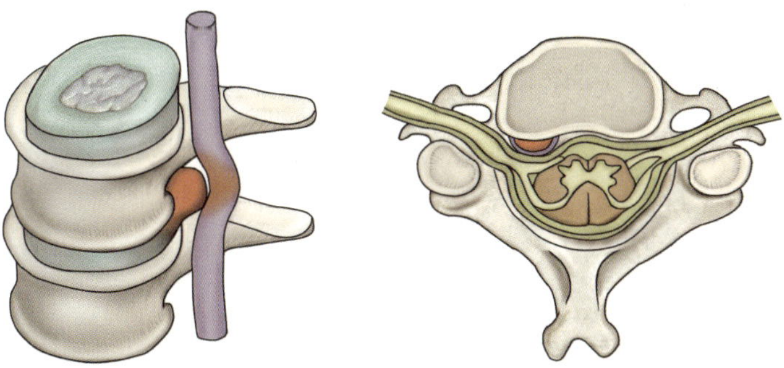

그림12 섬유가 파열되어 수핵이 돌출됨을 보여준 모식도

사원, 공무원, 수험생들에게 발병률이 매우 높다. 대체로 30세 이후에 더욱 이러한 증상이 나타난다. 대부분 퇴행성 질환인데, 추간판椎間盤을 조성하는 연골판軟骨板이 골화骨化되고 증생한다. 활막관절滑膜關節도 틈 사이가 작아지는 것 때문에 마모되고 증생된다. 동시에 추간판椎間盤 때문에 추공상하경椎孔上下徑이 작게 변한다. 이런 증생은 모두 신경, 혈관을 압박하고 각종 증상이 나타나게 한다.

외인外因인 각종 급, 만성적인 외상성 손상도 추간판, 인대, 후관절낭後關節囊 등에 상해를 가져올 수 있으며, 경추頸椎의 지속적인 하강으로 신경, 혈관에 압박을 가하는 증상을 초래할 수 있다.

외상과 피로가 경추의 퇴행을 유발시키는 원인이지만, 경추의 퇴행이 진행되는 동안에는 특별한 징후가 없다. 대개 증상이 뚜렷하게 나타나는 것은 대부분 풍한과 신체휴허身體虧虛 등이 요인이 된다. 본병은 대부분 중년 이후에 자주 발병하는데, 한의학에서는 이 시기의 환자들은 거의 간신肝腎의 기능 쇠퇴와 관련이 깊다고 생각한다. 경추 끝부분이 자상刺狀을 이루고 뼈가 단단하지 않으면 특히 신허腎虛와 관련이 있다. 인대, 관절낭 등이 느슨해지고 근육이 강하지 못한 것은 간허와 관계가 있다. 한의학에서는 또한 어혈도 본병의 원인 중 하나라고 인식한다. 외상이나 과로는 추체椎體가 조직 사이를 따라서 출혈하여 어혈을 형성하게 하는데, 오래되면 개화鈣化(석회화), 골화骨化가 진행될 수 있다.

경추병의 종류

경추병은 일반적으로 신경근형神經根型, 척수형脊髓型, 추동맥형椎動脈型, 교감신경형交感神經型으로 분류한다.

- 신경근형: 가장 자주 나타나는 유형이며, 경추병의 약 60%를 차지한다.

두頭, 경頸, 견肩, 비臂와 손가락의 저림 등이 주요 증상이나 마목감은 대부분 수지手指와 전비前臂에 집중된다. 환자는 경부頸部가 단단해져 활동에 제한을 받는다.

- 척수형: 상대적으로 심한 유형에 해당하며, 상지나 하지에 마목麻木이 나타나고 무력해진다. 심한 경우에는 간혹 경련성痙攣性 탄탄癱瘓이 나타난다. 실제로 활동이 매우 불편하고 보행이 비정상적으로 보일 정도로 걷는 것이 편하지 못하며, 심지어 호흡곤란현상이 나타나기도 한다.
- 추동맥형: 이 유형도 비교적 자주 보이는데, 경추병의 약 15~20%를 차지한다. 자주 보이는 증상으로는 현훈, 졸도, 경추통증과 시력장애 등이 있다. 그중 현훈이 가장 많이 동반된다. 뒤를 향해 바라보거나 갑자기 머리를 돌렸을 때, 돌연 현훈이 발생하거나 가중된다. 졸도는 본병의 특별한 경우이다. 목을 돌렸을 때 갑자기 사지가 저리고 무력해져 넘어지기도 하는데, 의식은 분명하여 대부분 스스로 일어날 수 있다. 또한 어떤 사람은 눈에 섬광閃光, 암점暗點, 시력감퇴視力減退, 복시復視, 심지어 실명과 같은 시각과 연관된 증상을 수반한다.
- 교감신경형: 교감신경이 흥분되는 함께 증상興奮症狀으로 두침통頭枕痛, 두혼침頭昏沈, 심황心慌, 흉민胸悶, 혈압상승과 함께 몸은 차가워지는데 손발은 뜨거워지는 등의 증상이 나타난다. 역으로 교감신경이 억제되는 증상抑制症狀으로 두훈안삽頭暈眼澀, 안창眼脹, 눈물의 분비, 안검하수, 이명, 혈압저하 등이 있다. 본병의 치료에 대해서 한의학에서는 대부분 종합요법을 시행한다. 침구鍼灸, 한약韓藥, 외부外敷, 추나推拿 등을 포괄한다. 한의학요법의 기제機制는 국소조직의 혈액순환血液循環과 신경의 영양상태營養狀態를 개선하여 염증의 소퇴消退를 촉진하고, 연부조직의 기능과 활동을 회복하며 추체椎體의 안정성을 회복시키고, 신경근神經根과 척수脊

髓의 자극과 압박을 줄이면서 제거하는 방면에 집중한다. 한약요법으로는 다양한 병증을 변별하거나 체질변증에 따라서 한약을 사용해야 한다. 간단한 경험방으로는 갈근葛根, 백작白芍, 목과木瓜, 감초甘草, 위령선威靈仙으로 조성된 백작목과탕白芍木瓜湯이 가장 상용된다. 침구鍼灸치료로 수족태양경락手足太陽經絡과 임독맥任督脈의 혈위를 위주로 한다. 인중人中, 후계後溪, 속골束骨, 부류復溜 등의 경혈을 상용하는데, 매주 위중委中에 한 차례씩 사혈하면 치료효과가 더욱 좋다. 한약으로 외세外洗법을 시도하는 경우에는 갈근葛根 2냥兩, 단삼丹參, 위령선威靈仙, 형개荊芥, 방풍防風, 상지桑枝, 계지桂枝, 오가피五加皮, 당귀當歸 각 1냥兩을 끓인 후에 수건으로 약수藥水를 묻혀 경견부頸肩部에 바르면 치료효과가 매우 좋다. 이 외에도 경추병 환자는 천궁川芎 2냥兩, 백지白芷 5전錢을 갈아 가루로 만든 후 얇은 포로 작은 약봉지를 만들어 잠들기 전에 머리 아래쪽에 두면 증상을 완화시키고 통증을 줄일 수도 있다.

경추병의 예방

어떻게 본병을 예방하는가?

좋은 생활습관

- 일을 할 때 고개를 숙이는 고정된 자세는 피하고 업무 중 체조를 자주 시도해서 피로한 근육을 풀어준다.
- 학생과 사무직 근로자들은 탁자가 지나치게 낮고 의자가 지나치게 높은 것은 좋지 못하다. 1시간에 한 번은 머리와 목을 움직여주어야 한다.
- 지나치게 부드러운 침상에서 수면을 취하면 척추가 크게 변형되고 두경부頭頸部의 피로가 중첩될 수 있으므로 이것을 금해야 한다.

- 베개는 딱딱한 정도가 중등도의 경도硬度로 잠을 잘 때 압축된 높이가 10~15cm가 적당하다. 또한 낙침落枕을 예방해야 하는데, 낙침이 반복되면 결국 경추병을 유발할 수 있다.

예방법

두경부외상頭頸部外傷과 낙침落枕을 방지하고, 일단 낙침落枕이 유발되었거나 부상을 입었다면, 즉시 치료를 받고 아울러 풍한風寒을 피하며 체질을 강화시켜야 한다. 병이 걸렸을 경우에는 어느 정도 지체활동肢體活動을 시도하는 것이 좋지만, 단 과다하게 운동을 시행하지 않는 것이 좋다. 그러지 않으면 오히려 조직손상이 심해지고 기혈氣血이 소모되어 악화될 수 있다.

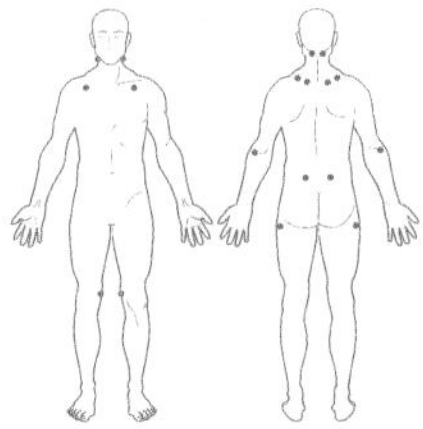

⑫

배통

도시에서 생활하는 사람은 배통背痛(등 부위의 통증)이 많은 편이다. 문명이 발달한 국가일수록 이 병에 걸릴 확률이 높아진다. 배통背痛은 요통과 함께 자주 발생하므로 어떤 사람은 요배통腰背痛이라고 부르기도 한다.

외상外傷, 척추퇴행脊椎退行, 스트레스, 한습寒濕 등은 배통背痛을 일으키는 요인이며, 특히 평소 좋지 않은 자세는 척추 손상을 악화시키고 병이 가중된다.

배통의 발생

배통背痛의 발생은 성별 및 직업과 밀접한 관련이 있다. 외국에서, 특히 일부 부유한 지역에서는 여성이 남성에 비하여 배통背痛에 이환되는 상황이 매우 잦은 편이다. 타이완에서는 남녀 발병률에 큰 차이가 없는데, 이것은 이곳 여성들의 배통背痛이 적은 것이 아니라 남성들의 스트레스가 큰 편이라 발병률이 다른 곳에 비해 높은 결과이다(그림13).

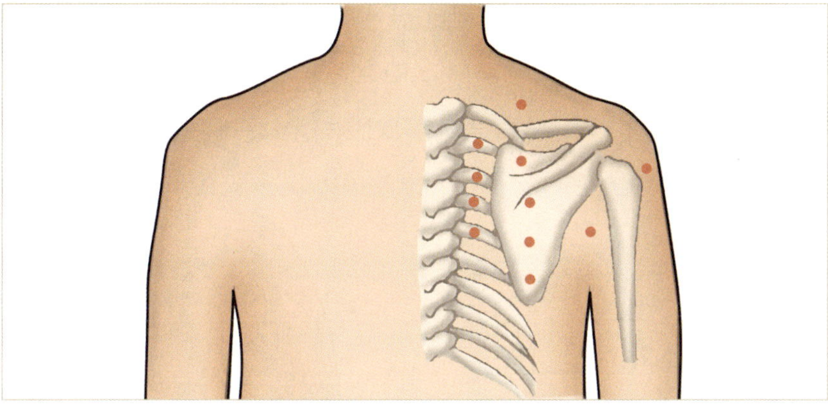

그림13 **견배통**肩背痛**이 자주 보이는 압통 부위**

일반적으로 여성이 비교적 쉽게 배통背痛을 앓는데, 이는 여성의 생리적인 특성과 관계가 있다. 여성의 척추는 태어날 때부터 남성과 비교하여 약간 더 휘어 있으므로 쉽게 통증이 생긴다. 여성의 운동량은 보통 적은 편이며, 등 근육이 남성에 비하여 약한 편이므로 충격을 받으면 쉽게 손상된다. 아이를 낳은 산모들은 골질骨質이 약해지고, 임신 기간에는 척추脊椎가 과하게 휘게 되고, 아이를 낳은 후에는 영양상태가 좋지 않기에 모두 쉽게 요배통이 발생하는 유인이 될 수 있다. 부녀자는 35세 이후에 골질骨質이 비교적 빨리 약해지고 성글게 된다. 특히 갱년기에는 에스트로겐의 부족으로 골질骨質이 빠르게 줄어들어서 더욱 악화되기 쉽다. 이 외에도 가슴이 유난히 큰 여성은 요배통이 생길 확률이 비교적 큰 편이며, 직업여성들은 책상에 앉아서 장시간 근무를 하는 경우가 많은데, 이것들은 모두 부녀자가 쉽게 배통背痛을 유발하는 원인이 된다.

직업도 배통背痛과 일정한 관계가 있다. 매일 책상에 앉아 글을 쓰는 사람은 어깨와 등 근육의 피로가 심한 편이며, 운전기사와 운송업자들도 쉽게 허리와 등 근육이 손상된다.

작업으로 인한 스트레스, 장시간의 심신피로, 긴장, 우려, 혹은 지나친 놀람, 충분하거나 편안하지 못한 수면도 요배산통腰背痠痛을 유발한다.

일상생활의 앉기, 걷기, 서기, 눕기와 물건을 들어 올리는 부정확한 자세는 오랫동안 요배통으로 고생을 할 수 있다. 배통背痛을 앓으면 당연히 적기에 진찰을 받아야 한다.

배통의 해소와 예방

- 적당한 운동: 평상시에 운동을 적절히 하는 사람은 골다공증이 비교적 적게 생긴다. 적당한 운동은 골질밀도를 증가시키고 아울러 근육의 내구력을 증가시킨다. 유산소 운동이나 산책 등은 모두 매우 좋은 운동이다. 뒤로 걸으면서 무릎을 굽히지 않고 두 팔을 펴고 심호흡을 하면 요배통을 예방하고 치료하는 데 매우 유익하다.
- 심신이완: 바쁜 일상에서도 될 수 있으면 작은 시간을 내서라도 취미생활을 하거나 교외로 소풍을 가는 등 심신의 스트레스를 풀면 만성피로를 극복하는 데 도움이 되고 요배통의 발작을 줄일 수 있다.
- 칼슘 보충: 골질骨質이 푸석푸석해지는 주요 원인은 칼슘 부족이다. 칼슘이 포함된 음식을 적절히 섭취해야 한다. 특히 음식에 식초를 더하면 음식물 안의 칼슘이 용해되어 흡수를 돕는다.
- 일광욕: 햇빛 속의 자외선은 비타민D를 활성화시키고 칼슘의 흡수와 활용을 촉진하므로 골격과 체질을 강화시킨다.
- 생활에서 정확한 자세를 유지: 정확한 자세를 주의하고 습관으로 만들면 배통背痛의 발생을 피하거나 줄일 수 있다.
- 서 있을 때는 머리는 들고 턱은 당기며 어깨는 곧게 하고 가슴은 조금 앞쪽으로 기울이고 아랫배는 안으로 당긴다. 이렇게 하면 등 근육이 이

완되고 활력이 생긴다. 서서 일할 때 가장 좋은 것은 종종 다리 한쪽을 올리는 자세를 취하여 등 부위를 곧게 유지하는 것이다.

- 앉아 있을 때는 허리를 곧게 펴고 허리와 엉덩이, 등을 의자에 바싹 붙이고 두 다리는 자연스럽게 아래로 늘어뜨린다. 너무 뒤로 앉거나 높게 앉지 말고 지나치게 부드러운 의자에 앉는 것은 금물이다. 몸을 한쪽으로 기울여 앉거나 허리가 지나치게 굽는 것도 피해야 한다. 장시간 앉아 있을 때는 종종 두 다리를 높게 하는 것이 좋다(그림14-A). 차를 운전할 때에는 발이 액셀이나 브레이크와 너무 멀리 떨어져 있어서는 안 된다. 두 다리가 앞으로 지나치게 펴져서 허리가 굽어서도 안 된다(그림14-B). 장시간 운전 시 중간중간 휴게소에 들러 종종 휴식을 취하며 가볍게 걸어주는 것이 좋은데, 이때에는 뒤로 허리를 펴주는 동작을 해야 한다. 이러한 등과 허리를 보호하는 가벼운 동작들은 꽤 많은 도움이 된다.
- 침대는 너무 부드럽거나 너무 딱딱해서는 안 된다. 침대의 목판木板과 6~7센티미터 두께의 매트리스에 바로 누웠을 때 등이 쉴 수 있도록 해준다(그림14-C). 이렇게 하면 뒤에서의 허리와 앞에서의 복부가 몸을 지지하는 데 있어서 힘이 한쪽으로 치우치는 것을 피할 수 있다. 옆으로 눕는 자세 중에 가장 필요한 것은 살짝 다리를 굽혀서 등이 곧게 펴지게 하는 것이다. 침대를 오르내릴 때는 허리 힘만 써서는 안 되고 당연히 먼저 침대 머리맡에 앉아 눕고, 일어날 때는 먼저 앉고 천천히 몸을 돌리며 다시 두 다리를 동시에 땅에 내려놓는 것이 좋다.
- 무거운 물건을 들 때는 먼저 무릎을 굽히면서 낮추어야 한다(그림14-D). 몸을 굽혀 등과 허리를 굽히는 동작은 절대 금기이며, 특히 무거운 물건을 들어 올릴 때는 물건을 가능한 한 몸에 가깝게 붙인다. 몸을 돌려서 걸음을 옮겨야 하며 허리를 꺾는 자세를 취해서는 안 된다.

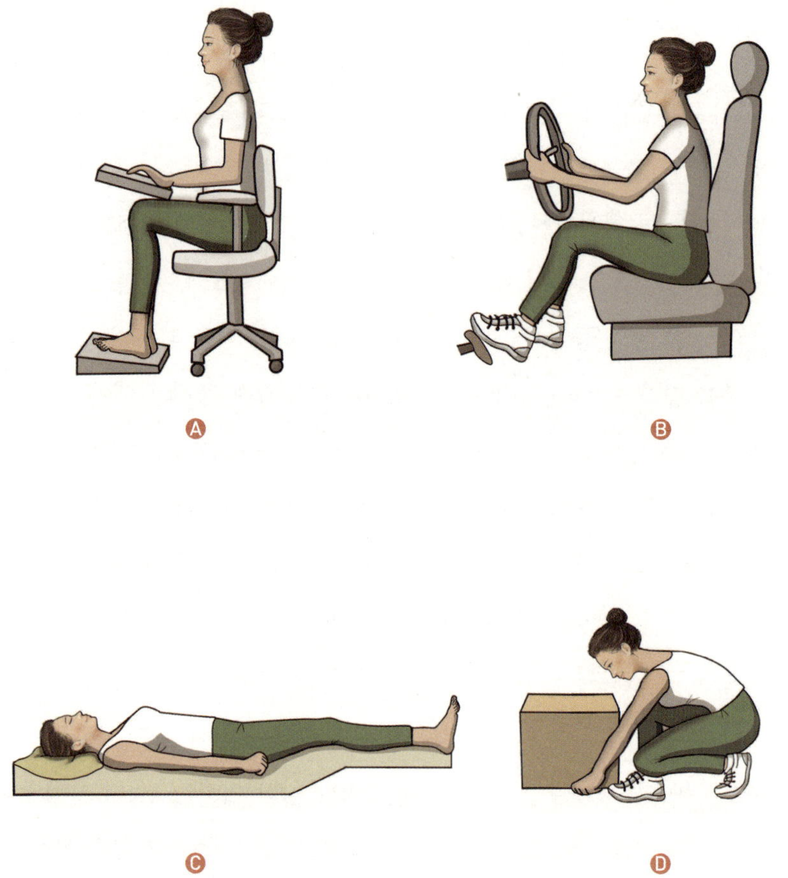

그림14

한의학에서 배통背痛을 치료하는 데 가장 많이 상용하는 것은 통기방풍탕通氣防風湯이다. 조성은 다음과 같다. 강활羌活, 독활獨活, 고본藁本, 방풍防風, 만형자蔓荊子, 천궁川芎 각 3전錢, 감초甘草 1전錢. 다시 기체氣滯, 기허氣虛, 혈허血虛, 혈어血瘀, 풍담風痰 등에 근거하여 가감한다. 침구鍼灸를 통하여 배통背痛을 치료하면 효과가 비교적 좋다. 견배통은 중자혈重子穴을 위주로 취혈하고, 요배통은 후계혈後溪穴을 위주로 취혈하는데, 즉시 통증이 해소될 수 있다.

요배통은 심각한 병은 아니지만, 장기간 낫지 않으면 전신의 건강에 좋지 않은 영향을 미칠 수 있으니 소홀히 여겨서는 안 된다.

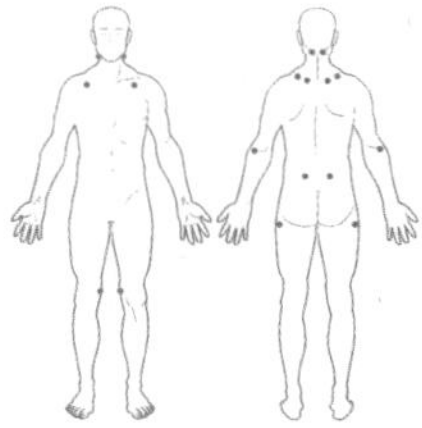

13

요통

요통腰痛은 통증 중에서도 가장 흔하다. 극소수의 사람만이 평생 요통으로 고생하지 않았을 정도다. 일생에 대부분 한두 번쯤은 겪게 되는데, 대, 소, 장, 단의 구분이 있을 뿐이다.

어떤 원인으로 요통이 생기는가? 우선 제일 흔한 것은 급성 염좌인 경우다. 이것은 주로 육체노동자에게 많이 보인다. 무거운 물건을 옮길 때 힘을 적절하게 사용하지 못하였거나 자세가 바르지 못하여 근육 손상이 될 수 있다. 이 외에도 평상시에는 많이 움직이지 않던 사람이 갑자기 무거운 물건을 들거나 옮길 때 근육이 견딜 수 있는 정도를 초과하였을 때도 근육 손상이 야기될 수 있다. 그다음으로 자주 보이는 원인으로는 허리 관절이 미세하게 어긋난 경우 또한 좌섬요통을 유발한다. 그러나 손상을 받은 부위는 근육이 아니라 관절이다.

그들은 대다수가 '우지직' 하는 끊어지는 소리를 듣고, 즉시 허리에 극심한 통증이 생기는데 이러한 경우에는 허리에 힘이 들어가지 않는다고 호소한다. 다음 날에 요통은 더욱 가중되어 일어나지도 못하고 몸을 뒤집기도 곤란하며 해수, 재채기에도 심한 통증이 유발된다. 환자들은 억지로 자세를 잡아가지만 허리는 조금도 움직일 수 없는 경우가 흔하다.

허리의 급성 염좌에 대한 치료방법은 매우 많다. 추나推拿, 안마, 부약敷藥 등이 효과적이지만, 특히 침구鍼灸치료가 강력한 효능이 있다. 인중혈人中穴, 후계혈後溪穴에 침자鍼刺해도 증상을 바로 완화시킬 수 있다. 증상이 심한 경우에는 위중혈委中穴에서 약간의 사혈을 하면 바로 가벼워지고 부드러워진다. 침을 무서워하는 사람은 한약을 활용할 수 있다. 저자의 경험방은 엄청 많지만, 그중에 《의종금감醫宗金鑒》의 통기산通氣散이 가장 특효가 있다. 목향木香, 천산갑穿山甲, 소회향小茴香 각 2전錢, 진피陳皮, 현호색玄胡索 각 3전錢, 백축白丑 1전錢(흑축黑丑도 괜찮다)에 초두충炒杜沖 3전錢을 더하면 더욱 좋다. 대부분 1첩을 복용해도 바로 낫는 경우도 많다. 심한 경우에도 효과적이다. 한약으로 외부韓藥外敷를 하는 것도 효과가 좋은 편인데, 생강生薑 3편片을 깨끗하게 씻어 용기에서 즙을 내고 적당량의 대황분大黃粉을 넣어 고상膏狀을 만들어 통증 부위에 붙인다. 16시간이 지나도 낫지 않으면 재차 붙인다.

이 외에도 목판木板 침대에 누워서 휴식을 취하고 최대한 활동을 줄이면 좀 더 빨리 낫는다. 섬요閃腰를 예방하는 원칙은 무거운 물건을 옮길 때 다리의 힘을 위주로 시도해야지 허리의 힘만 사용하는 것을 절대 금한다. 만약 야간에 잠들지 못하고 새벽에 일어난 후 요통을 느낄 때는 속히 허리를 보호해야 하는데, 예를 들어 안마, 온찜질이나 미리 만들어놓은 고약을 활용하여 섬요閃腰를 방지하는 것이 필요하다.

요근노손

요근노손腰筋勞損(그림15)은 만성 요통을 일으키는 주요 원인이다. 허리 근육이 인체의 가운데에 위치하고, 몸의 후신後伸, 선전旋轉, 측만側彎은 대부분 허리 근육에서 완성되기 때문에 허리 근육의 노손勞損이 일반 근육에 비하여 쉽게 발생한다.

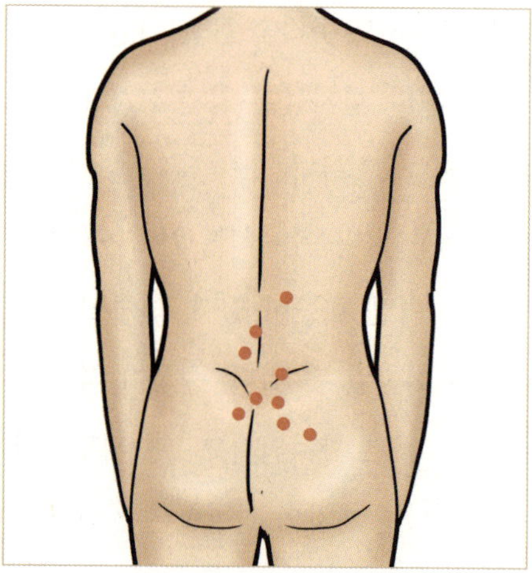

그림15 허리 근육의 손상으로 인한 압통점

허리 근육의 노손腰筋勞損을 일으키는 주요 원인은 몇 가지가 있다.

- 유창상扭創傷: 요뉴상 腰扭傷 등 외부에서 가해지는 강한 부담은 허리의 인대, 근막, 근육을 찢어지게 하고 출혈出血, 점연粘連, 즉 유착성 병변에 이르게 하여 통증이 생긴다.
- 과로의 결과: 허리 근육 일부분만 장기간 과도하게 사용하거나 장시간 좋지 않은 자세(예를 들어 장기간 허리를 굽힌 상태로 작업을 반복하는 것)는 노손勞損을 누적시켜서 결국 요통을 발생시킨다.
- 한습寒濕: 허리가 한랭하고 습한 기운을 받으면 기혈부합 氣血不合이나 어조瘀阻, 근육경련筋肉痙攣이 나타나고 피로물질이 축적되어 요통이 야기된다.

요근노손腰筋勞損이 야기한 요통은 대부분 은통隱痛, 창통脹痛, 산통痠痛이고 어떤 경우에는 침중감沈重感을 수반한다. 통상 한 자세로 오랫동안 유지하기가 어렵다. 오래 서 있거나 앉아 있는 것은 모두 통증을 가중시키고, 허리를 굽히거나 펴는 것도 요통을 유발시키며, 누운 상태에서 몸을 굴리는 것도 통증을 야기하여 수면에 영향을 미친다. 이러한 통증은 반복되는데 휴식을 취하면 통증이 감퇴하지만, 피곤하거나 비가 오거나 한랭한 기운에 노출되면 요통이 재발한다. 병정病程은 종종 수개월에서 수년까지 이어진다.

요근노손腰筋勞損은 한의학의 '신허요통腎虛腰痛'의 범주에 속한다. 초기의 치료에는 활혈산어活血散瘀를 중심으로 소종지통消腫止痛을 주로 시도하고, 만성일 때에는 보신강요補腎強腰, 서근통락舒筋通絡을 주로 시도해야 하며, 중기에는 두 가지를 겸하여 표본을 함께 다스려야 한다. 만성의 경우에는 풍한風寒을 피해야 하고 지나치게 과로하는 것을 금기한다. 저자의 경험으로 칠성요통탕七聖腰痛湯은 만성요통을 치료하는 데 효과가 좋은데 처방은 다음과 같다. 창출蒼朮, 초두충炒杜沖, 방풍防風, 단삼丹參, 초산갑炒山甲, 우슬牛膝, 곡기생桑寄生 각 4전錢, 황주黃酒 2냥兩을 물 600ml에 끓여서 400cc를 취하여 두 차례 나누어 복용한다. 연달아 몇 첩을 복용하면 큰 효과를 볼 수 있다. 침구鍼灸치료에서는 인중人中, 후계後溪, 부류復溜, 위중혈委中穴에 자혈刺血하면 특효를 볼 수 있다. 본병의 통증이 나은 후에는 일정 시간 동안 우귀환右歸丸을 복용하면 효과를 더욱 견고하게 할 수 있으며, 재발을 예방할 수 있다.

치료 시 주의사항

치료를 하면서 두 가지를 주의해야 한다.

- 발병원인을 제거해야 한다. 장시간 허리를 굽혀 일할 경우에는 정해진 시간에 허리를 펴는 시간을 반드시 가져야 하고 충분히 휴식을 취해야 한다. 허리를 돌려서 물건을 집을 때에도 각별히 신경을 써야 한다.
- 평소 요배근腰背筋을 강화시키는 훈련을 해야 하고 내구력을 증가시켜서 손상을 줄여야 한다.
- 이 외에 추간판탈출증도 요통을 일으키는데, 특히 좌골신경통의 주요 원인은 요각통腰脚痛 편에서 자세하게 설명하겠다.

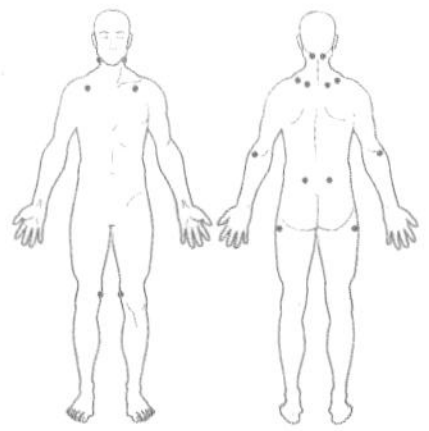

14

요각통

몇몇 질병이 초래하는 증상으로 요통腰痛과 각통脚痛이 있는데, 이 둘을 아울러 요각통腰脚痛이라고 부른다. 발생률은 대략 근골격계 질환 중 30% 정도를 차지한다. 요각통을 일으키는 주요 병인은 세 가지가 있다. 그것은 요추간판탈출腰椎間盤脫出, 요추관협착腰椎管狹窄, 제삼요추횡돌기종합증第三腰椎橫突起綜合症이다(그림16).

제삼요추횡돌기종합증第三腰椎橫突起綜合症의 발병자는 대부분 청장년으로 많은 환자들이 주로 허리의 문제가 많아서 만성노손慢性勞損이나 뉴상扭傷의 과거력이 있다. 제삼요추횡돌기第三腰椎橫突起는 다른 요추횡돌기腰椎橫突起에 비하여 조금 더 길고 허리의 중간에 위치하므로 허리의 많은 근육이 위치한 부위이고 허리 활동의 중심이다. 또한 허리도 인체가 활동할 때 가장 힘을 받는 중점이기 때문에 가장 쉽게 손상을 받는다. 제삼추횡돌기第三椎橫突起에 병변病變이 있을 때는 인근 신경에 자극을 주고 요통을 비롯하여 같은 쪽의 둔부臀部와 대퇴외측大腿外側에 방사통放射痛이 나타나며 일반적으로 통증

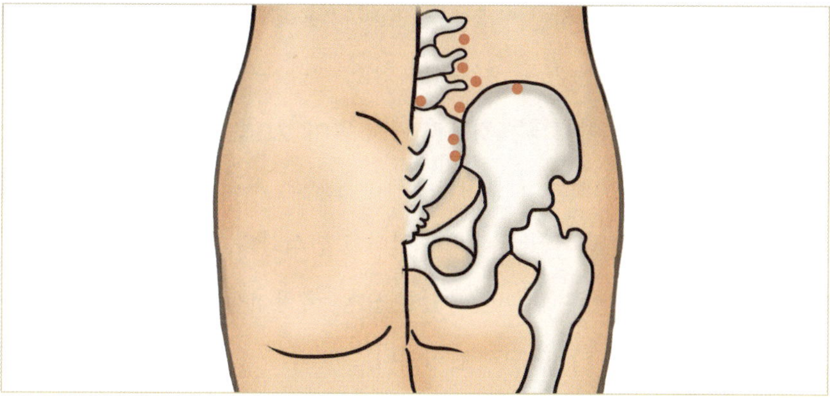

그림16 요각통腰脚痛이 자주 보이는 압통부위

은 슬관절膝關節을 넘어서지 않는다. 허리를 굽혔을 때는 요통이 가중된다.

어떤 사람은 오래 서 있거나 조금 걸었을 때 요통이 유발되고 다리가 붓는다. 그런데 앉거나 웅크리거나, 차를 타면서 허리를 살짝 굽힐 때는 아무 문제가 없고, 자전거를 타도 별로 아프지 않다. 이른바 '자전거를 타면 멀리 갈 수 있는데, 일단 걸으면 백 보도 걷기 어렵다.'라고 호소하는 경우다. 즉 이러한 경우는 '요추관협착증腰椎管狹窄症'일 가능성이 크다.

척추脊椎 안의 추관椎管은 척수脊髓와 마미신경馬尾神經을 비롯하여 비교적 큰 부분의 공극空隙(추간공)이 있다. 평상시 활동할 때에 신경조직이 안에서 상응하는 약간의 변위를 만들 수 있다. 아울러 비정상적이라면 여기에서 심각한 마찰이 생겨날 수 있다. 만약 어떠한 원인으로 요추관腰椎管에 편소현상偏小現象이 나타나면 내부 신경조직의 주위가 활동을 잃게 되고 심지어 활동하지 않아도 눌리게 된다. 특히 사람이 서 있거나 허리를 펼 때 요추관腰椎管의 길이는 허리를 굽혔을 때와 비교하여 2.2mm가 단축된다. 추관용적椎管容積은 더욱 작아지는데 요통, 퇴창腿脹의 증상을 유발시킬 수 있다.

추관협착椎管狹窄을 유발시키는 원인은 매우 많은데, 외상에 의한 영향, 또는 심하게 골격을 훼손시킬 수 있는 풍토병이나 화학약품으로 인한 손상, 예를 들어 불소중독 등은 모두 요추관의 협소狹小를 유발시킬 수 있다. 그중에서 퇴행성 병변으로 야기되는 경우가 가장 많이 보이는데, 이러한 병증은 주로 중년 이후에 많이 보이고 한의학에서는 노년의 체력 소진으로 인한 간신기혈휴허肝腎氣血虧虛 및 어혈과 관계가 있다고 인식한다.

요추간판탈출증腰椎間盤脫出症은 극렬한 요통, 좌골신경통의 특징이 있다. 청장년에게 많이 나타나고 다수가 남성이다.

추간판은 두 추체椎體 사이에 있는데, 하중을 견디고 완충하는 작용이 있다. 섬유환纖維環, 수핵髓核, 연골판軟骨板 세 가지로 구성되어 있다. 20세에서 30세까지 추간판의 섬유환은 퇴행과 탄력의 약화가 나타나는데, 대부분 추간극椎間隙에 변착變窄이 되어 쉽게 추간판탈출椎間盤脫出이 생긴다. 허리는 활동 정도와 부하負荷가 비교적 모두 큰 편이고, 요추간판이 받아낼 수 있는 압력壓力과 그에 따른 마손磨損도 크다. 특히 제4~5요추와 요천관절腰薦關節이 그러하다. 허리에 과격한 선전旋轉이나 심각한 염좌가 발생하면 섬유환이 찢어지게 되고 수핵은 큰 압력으로 인해 바깥쪽으로 돌출된다. 그래서 요각통腰脚痛(좌골신경통)이 생긴다.

요추간판탈출腰椎間盤脫出을 일으키는 원인으로는 염좌로 인한 손상이 대표적이다. 많은 환자들이 평상시에는 요통이 심하지 않아서 정상적으로 일을 수행하다가 어느 날 염좌 이후에 통증이 돌연 악화되면서 아울러 하지방사통下肢放射痛이 나타난다. 이것이 전형적인 요추간판탈출증腰椎間盤脫出症이 출현하는 방식이다. 허리가 장기간 과도하게 노손勞損하고 장기간 한습한 기운을 받는 것도 모두 추간판탈출椎間盤脫出을 일으키는 원인이다(그림17).

좌골신경통은 요추간판탈출의 전형적인 증상으로 항상 요통과 동시에 나타난다. 어떤 경우에는 허리가 손상된 이후에 몇 시간 내지 며칠 동안 나타

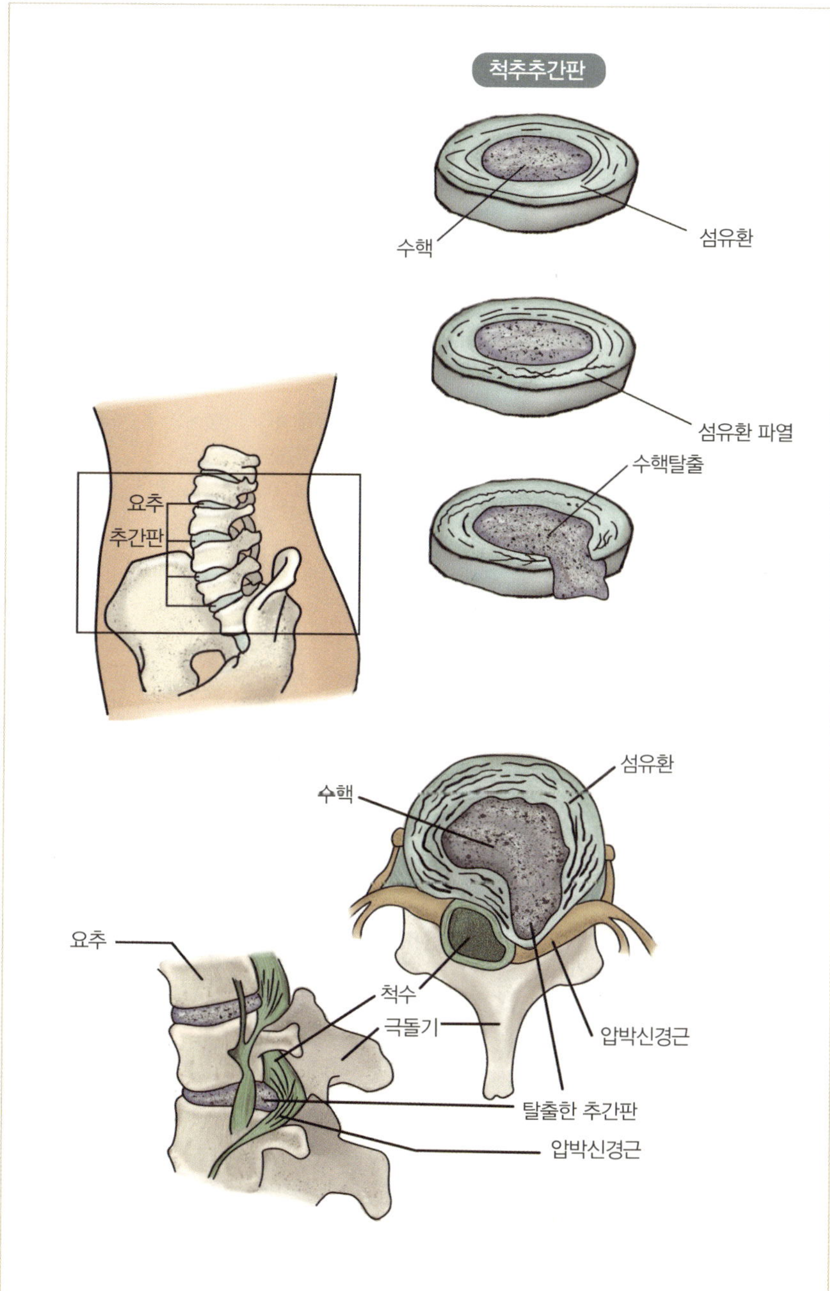

그림17 요추간판탈출증의 원인과 결과

난다. 다수가 한쪽의 다리에 통증을 호소하는데, 허리에서 둔부臀部, 대퇴후측大腿後側과 다리를 굽힐 때 소퇴후외측小腿後外側을 따라 발의 외측까지 통전감이나 마목통이 전달된다. 일어나거나 앉거나 움직이거나 대소변을 볼 때, 기침이나 재채기를 하는 경우에 통증이 가중된다. 통증이 심하기 때문에 환자는 종종 허리가 일정한 자세로 고정되어 쉽게 움직이지 못하게 되는데, 똑바로 누워서 환측 다리患側腰肢를 40~50도만 올렸는데도 즉시 요통이 유발되면서 하지下肢 쪽으로 확산되면 이 증상은 추간판탈출이라고 진단할 수 있는 결정적인 증거이다(그림18).

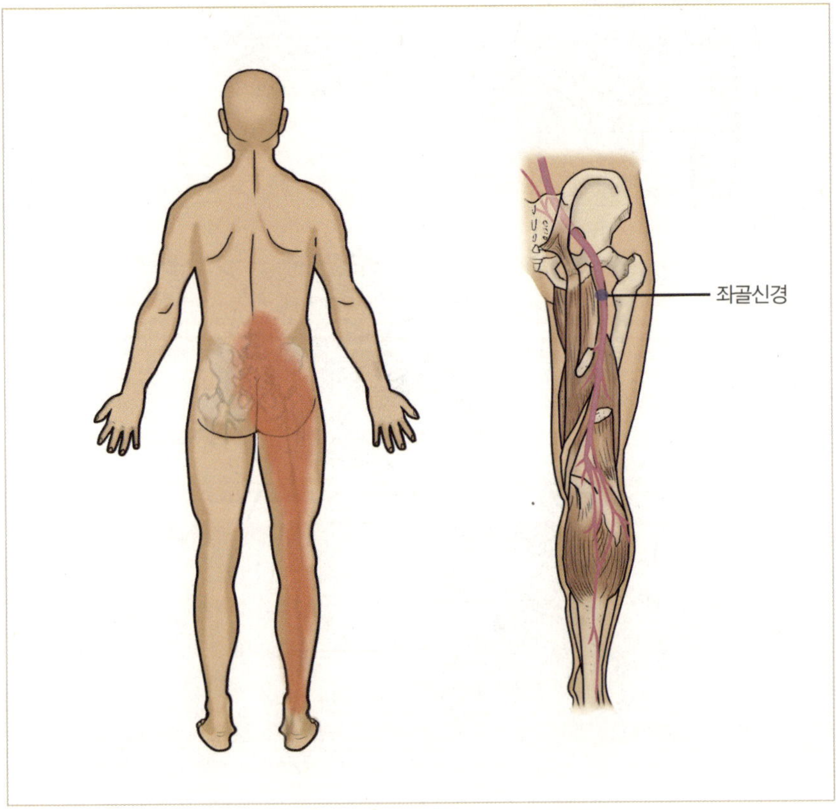

그림18 좌골신경 분포범위(후면) / 좌골신경

한의학에서 요각통의 치료는 대부분 풍습風濕, 신허腎虛, 어체瘀滯, 이 세 가지로 크게 분류한다. 임상통계에 따르면 독활기생탕가감獨活寄生湯加減의 응용이 가장 많았고 본 방법은 거풍제습祛風除濕, 활혈보허活血補虛의 작용이 있어 대부분의 병증에 모두 효과가 있었다. 침구로 본병을 치료하면 바로 통증이 진정되고 증상이 완화되는 효과가 있다. 임상경험으로 동씨기혈董氏奇穴의 영골靈骨, 대백大白이 가장 효과적이며, 각 형태의 요각통에 모두 활용할 수 있다. 이 외에 추나推拿, 외부外敷도 모두 증상을 줄이거나 완화시키는 것에 도움이 된다. 요각통을 치료한 후에 각종 조치를 취하여 재발을 예방해야 하는데 그 방법은 요근노손腰筋勞損과 동일하다.

요각통을 초래하는 병은 매우 많지만 상술한 것들이 비교적 자주 보이는 경우이다. 또한 소수 환자들의 요각통은 결핵, 종양 등으로 인해 발생하는 예도 있는데, 그 병정病情이 더욱 복잡하다. 그러므로 요각통이 발생하였을 때는 즉시 진찰을 받아 병인을 찾고 치료를 하여 조기에 진료해야 한다.

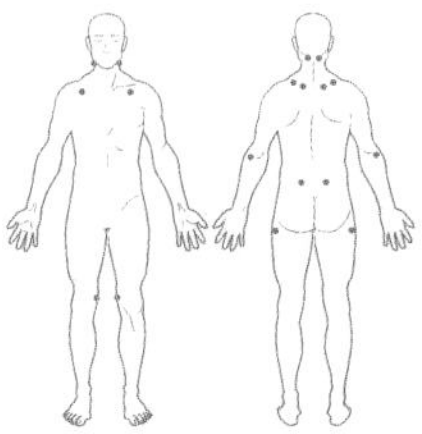

15

슬관절통

슬관절膝關節은 인체에서 활동이 가장 많은 관절 중의 하나이며, 체중에 의한 부하량이 큰 관절이므로 자주 손상되고 통증이 발생할 확률이 높은 편이다.

변형성 슬관절염, 비대성 슬관절염, 퇴행성 관절염 등으로 불리며, 한의학의 비증痺證 범주에 속한다. 원발성은 노인에게 많이 나타나고 속발성은 모든 연령에 나타나는데, 여성이 많다.

본병의 임상적인 특징은 병의 진행이 다소 느리다는 점이다. 때로는 경미한 외상外傷 후에 발생하며, 무거운 하중의 짐을 오래 지거나 오래 서 있을 때도 유발된다. 처음에는 슬관절산통膝關節痠痛이 나타나고 활동이 민첩하지 못하며, 일출 전 기상할 때, 혹은 오래 앉아 있다가 일어날 때에 분명하게 드러난다. 활동을 잠깐 한 후에는 다소 완화되지만, 오히려 활동이 지나치게 많거나 서서 장시간 무언가를 짊어지고 있으면 슬관절의 불편함을 느끼게 된다. 지나치게 오래 걸어 다녀도 심한 통증이 유발된다. 계단을 오르내리기 어렵고 특히 계단을 내려오거나 쪼그려 앉는 동작에 통증이 더욱 분명해진다. 이것은 해당 병증의 가장 큰 특징 중 하나다. 심할 때는 휴식을 취해도 통증을 느끼고 심지어 수면에도 영향을 미친다. 한랭하고 습한 기운도 통증을 악화시킬 수 있다.

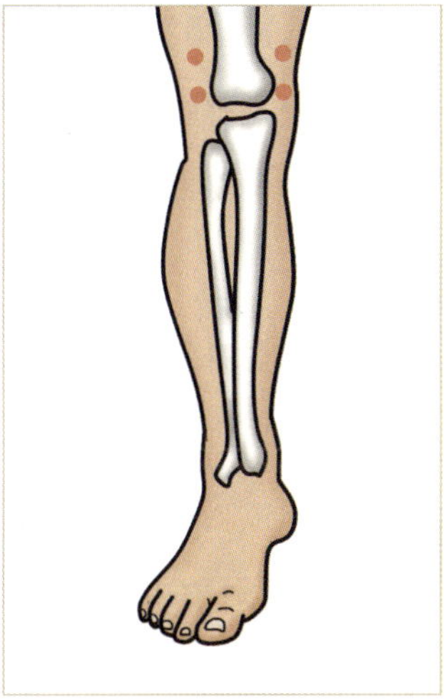

그림19 슬관절통膝關節痛이 자주 보이는 압통부위

대다수의 환자는 슬관절 내에 압통이 있다(그림19). 아울러 통성결절痛性結節이 있고 어디에 닿거나 움직이면 쑤시고 아프다. 슬관절膝關節을 움직일 때 경미한 마찰 소리가 나는 경우도 있다. 여기에서 더 진행되면 관절이 붓게 되고 근육이 위축되는 등 기형양상이 나타나고 관절활동에 제한을 받게 된다. 변형되기 시작하면 비후해질수록 활동이 어려워지고 심지어 절뚝거리게 된다.

그래서 혈액, 단백질, 류머티즘인자, 요산 등의 검사를 시행하면 모두 정상범위에 있는 예도 있지만, X-ray를 찍으면 관절 사이의 변협變狹과 골자형성骨刺形成 등이 분명하게 관찰된다.

한의학에서는 본병을 간신부족肝腎不足이라는 내상內傷과 풍한습사風寒濕邪라는 외감外感과 관련이 있다고 본다. 만성노손慢性勞損은 기혈운행불창氣血運行不暢, 경맥조체불통絡脈阻滯不通을 초래하며 오래 방치하면 간신肝腎이 모두 안 좋아지고 근육과 연골이 위축되며 기능에 장애가 생긴다고 여긴다.

본병을 치료할 때 한의학에서는 한약, 외부外敷, 침구鍼灸치료 등을 종합적으로 활용하면서 치료하는데, 효과가 비교적 좋다. 추나推拿는 증상을 완화하는 데 도움이 된다.

외부약外敷藥으로는 해동피海桐皮, 신근초伸筋草, 투골초透骨草, 우슬牛膝, 방풍防

風, 독활獨活, 애엽艾葉 각 5전錢, 천초川椒, 도인桃仁, 홍화紅花, 당귀當歸, 황백黃柏 각 3전錢을 수전水煎하여 훈세薰洗한다. 매일 두 차례 하고 매번 30~60분 한다. 한약을 복용하는 경우에는 보간신補肝腎을 중심으로 한습寒濕을 없애고 온경통락溫經通絡의 방법을 위주로 시행한다. 침구鍼灸는 연속으로 치료하면 좋고 사혈을 같이 시행하면 효과가 더욱 좋다. 취혈은 동씨기혈董氏奇穴의 삭골혈削骨穴이 가장 특효가 있다.

슬관절의 활동 정도와 부하량은 다른 관절에 비하여 모두 큰 편인데, 치료 후 생활에서의 조양調養도 매우 중요하다. 그렇지 않으면 치유시간이 매우 길어질 수 있다. 살이 찐 사람은 몸무게를 줄이는 것이 본병을 치료하는 좋은 수단이 될 수도 있다. 휴식도 절대적으로 필요한데, 병이 있는 슬관절은 건강한 관절이 부담할 수 있는 압력을 대신 견뎌내고 있는데, 일부 환자들은 일반적인 활동조차 이미 초과량을 넘길 수 있으니 매일 일정 시간 안정을 취하면서 쉬는 것이 도움이 된다. 평소 슬관절을 따뜻하게 하는 것도 매우 중요하다. 낮에는 무릎 보호대를 착용하고 저녁에는 수건 등으로 보호한다. 특히 여름날 운동하여 땀을 흘린 후에 차가운 물로 통처를 씻는 것은 좋지 못하고, 가능한 한 선풍기 바람이나 냉기가 직접 환부에 접촉하는 것도 금해야 한다. 기능적인 단련은 대퇴사두근을 중심으로 강화시키는 것이 필요한데, 특히 대퇴직근과 내측근은 슬관절의 안정에 중요한 작용을 한다. 환자는 집에서 스스로 단련할 수 있다. 누워서 족과부足髁部에 한 개에 1~2kg 하는 모래주머니를 차고 무릎을 펴서 105도로 들어 올린다. 매번 10초간 유지하고 매일 시간을 내어 10~15차례 한다. 반복해서 앉았다 일어섰다 하는 동작은 오히려 병을 악화시킬 수 있다.

슬관절膝關節은 또한 전신 관절 중에서 활막면적滑膜面積이 가장 넓은 관절로 손상성 활막염이 기타 관절보다 많이 보인다. 환자들은 대부분 타박상이나 과도한 활동 등으로 인한 손상 병력이 있다. 장기화되면 관절의 활막이 반복적인 자극을 받게 되고, 염증 반응으로 인하여 점점 두꺼워지고 관절의 점연粘連과 함께 슬관절의 기능장애가 생긴다. 외상 병력이 없는 경우에는 주로 퇴행성병변退行性病變의 결과이다.

본병은 임상에서 슬관절 통증과 종창腫脹으로 표현되는데, 종창이 분명한 경우에는 통증이 더욱 심하고 피곤하면 통증이 가중되고 휴식 후에는 감퇴한다. 국소적으로 압통이 있고 대부분 다양한 정도의 기능장애가 있다. 본병은 급성기에는 국소적으로 안정을 위주로 신경 써야 하므로 좋지 않은 자극을 피해 활막충혈수종滑膜充血水腫을 줄이고 종창腫脹의 진행을 억제해야 한다. 만성기에는 대퇴사두근을 단련시키고 남은 종창의 소퇴消退를 촉진시켜 약화된 근육이 회복될 수 있도록 해야 한다.

본병은 또한 한약의 복용과 외부外敷요법, 침구鍼灸치료를 함께 하면 비교적 좋다. 한약으로는 계작지모탕桂芍知母湯에 의이인薏苡仁을 가한 것이 꽤 효과가 있다. 외부外敷요법으로는 유향乳香, 몰약沒藥, 형개荊芥, 방풍防風, 호초분胡椒粉 각 3전錢을 포대布袋에 넣은 후에 초수醋水로 반쯤 끓인다. 다시 포대를 꺼내 아픈 무릎에 따뜻하게 습포를 해준다. 매일 여러 차례 하고 7~10일이 한 번의 치료과정이 된다.

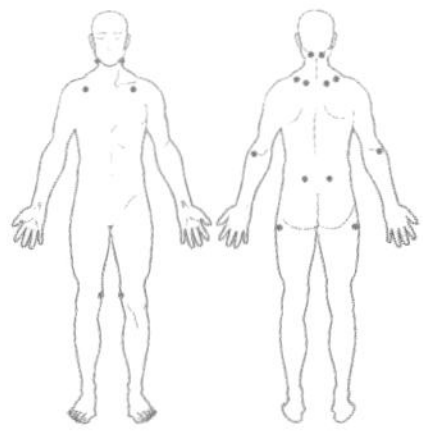

16

족근통

족근통足根痛은 임상에서 자주 보이는 족부足部에서의 통증으로 각각의 연령별로 각각 다른 병인病因이 있다. 중년과 노년에게 자주 발생하는데, 40~60세가 많으며 특히 여성에게 많이 발생한다.

본 병증은 천천히 진행되고 대부분 한쪽에 병이 생기는데, 수개월에서 여러 해의 병력을 갖게 된다. 오래 누워 있거나 오래 앉아 있다가 서는 자세에 갑자기 각근脚根이 지면에 닿았을 때 생기는 통증이다. 붉어지지 않고 붓지 않는데 자통刺痛이 자주 보이나 억지로 참고 걸으면 잠깐 후에 통증이 오히려 줄어든다. 오래 서 있거나 무거운 것을 짊어지고 있으면 더욱 가중되는데 검사해보면 근골척면跟骨跖面의 근골결절根骨結節에 압통이 있다(그림20).

발병원인은 대부분 만성노손慢性勞損이 초래한 뼈와 연부조직의 퇴행성 변화로 인하여 발생한다. 골자骨刺(=골극骨棘)는 본 병증에서 자주 보이는 원인 중 하나이다. 체중이 늘거나 피로가 과도할 때 척건막기점跖腱膜起點은 큰 압력을 받게 되고 국소조직은 변형되며 무균성 염증과 부종을 유발시키는데,

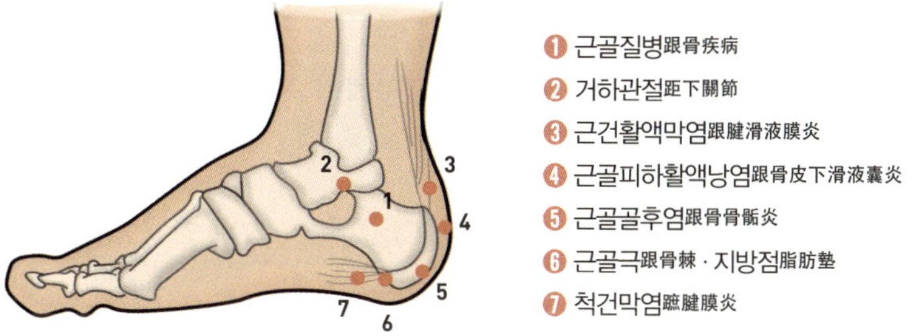

그림20 자주 보이는 족부足部 압통점

장기간 자극을 받으면 근골결절根骨結節에 골자骨刺가 형성된다. 어떤 골자骨刺에는 증상이 없는데 무거운 것을 짊어지고 걸어갈 때 근골결절활낭根骨結節滑囊과 근저부跟底部 섬유지방점纖維脂肪墊은 골자骨刺의 눌림과 자극을 받기 때문에 활액낭염이나 지방층에 점염墊炎이 발생한다. 척건막跖腱膜은 지속되고 땅기는 피로로 무균성 염증을 일으키고 통증이 유발된다.

임상증상이 X선의 검진결과와 반드시 부합하지 않는 예도 있다. 즉 골자骨刺가 확인되는데 증상이 없을 수도 있고, 반대로 증상이 심한데도 골자가 확인되지 않는 예도 있다. 또한 상당히 많은 경우에 치료 후 증상이 소실되었는데, X선을 촬영해보면 골자骨刺가 그대로 남아 있거나 축소되었다고 보기 어려운 경우도 많다. 이렇기에 치료는 만성, 손상성 염증을 해결하는 데 집중해야 하며 골자骨刺의 여부에는 크게 얽매일 필요가 없다.

한의학에서는 본병이 중년이나 노인층에 많이 발생한다고 인식한다. 주원인은 간신휴허肝腎虧虛, 근맥실양筋脈失養, 혈행어체血行瘀滯이며, 혹 한습寒濕의 사기邪氣를 받거나 기혈氣血이 막힌 경우, 외상外傷을 입었을 경우, 피로 등이 본병을 유발한다. 이 외에 신경腎經은 족근足根을 유주하는데, 이것은 연로신

휴年老腎虧와 밀접한 관계가 있다. 이는 퇴행성 골조직 및 연부조직의 병리 이론과도 일치한다.

한의학에서 본병을 치료하는 것은 보신補腎에서 시작하는데, 주로 지황제地黃劑를 위주로 하고 치료효과가 매우 좋다. 침구鍼灸는 신맥申脈이나 대릉혈大陵穴을 취한다. 동씨기혈董氏奇穴의 영골靈骨이나 오호五虎도 좋다. 위중委中에서 사혈하면 빨리 낫는다.

외부外敷 및 외세법外洗法을 통하여 본병을 치료하는 것도 필요하다. 백지白芷, 방풍防風, 적작약赤芍藥, 계혈등雞血藤 각각을 모두 세밀하게 갈아서 식초로 호상糊狀을 만들어 포로 감싸고 별도로 전두磚頭(벽돌) 1개를 구해서 화로에 놓아 살짝 굽고, 약대藥袋를 벽돌에 둔 후에 족근足根으로 약대藥袋를 20분간 밟는다. 매일 1차례 7일을 시행한다.

외세법外洗法으로는 투골초透骨草, 계혈등雞血藤 각 1냥兩, 적작약赤芍藥, 독활獨活 각 5전錢, 유향乳香, 몰약沒藥, 천초오川草烏, 세신細辛 각 3전錢을 사포대紗布袋에 넣어 물에 두고 20분 정도 끓인 후 대야에 붓는다. 먼저 환부를 쏘이고 온도가 내려가면 아픈 발을 대야에 넣어 따뜻하게 씻는다. 아울러 손으로 쉬지 않고 약 20분 정도 주무른다. 매일 두 차례 훈세薰洗한다.

청소년기에 발생하는 족근통은 근골골후염根骨骨骺炎이 주요 원인으로 심한 운동 후에 자주 보이고 근골후연골허혈괴사根骨骺軟骨虛血壞死(발뒤꿈치 성장판의 허혈성 괴사)의 결과이다. 본병의 조기 증상은 분명하지 않은데, 계속 서 있거나 오래 걸을 때 족근足根에 통증이 있고 국부를 자극하면 통증이 심해진다. 일반적으로 붓지 않고 X선상 족근足根부 연부조직의 음영이 더욱 진하게 나타난다. 이러한 통증은 충분히 휴식을 취하고 푹신한 신발을 신는 것을 권장한다. 국부를 열부훈세熱敷薰洗(전술한 방법)하거나 행기활혈行氣活血의 약을 복용하면 대다수가 단기간 내에 완화된다. 이 외에도 골결핵骨結核, 골수염骨髓炎

으로 인한 통증의 경우에는 대부분 종창성腫脹性 통증이 있는데, 여기에 궤양이 동반되어 장기간 잘 아물지 않는 상태에 X-ray상으로 골밀도까지 감소한 경우도 있는데, 대개 이러한 경우는 정독疔毒, 마진麻疹, 폐로肺癆 등이 오랜 시간이 경과하여도 완치되지 않고 잔존하여 악성적인 염증이 되어서 결국 병독이 뼈까지 침습하여 발생하는 것이다. 이 외에도 넘어져서 다치거나 기혈氣血이 뭉쳐서 발생하는 경우도 있다. 적절한 치료에는 활어해독活瘀解毒이 마땅한데 금은화金銀花, 포공영蒲公英, 연교連翹, 현삼玄參, 자화지정紫花地丁, 도인桃仁, 홍화紅花 등을 사용한다.

청장년기에 발생하는 주요 원인은 풍습성風濕性이거나 류머티즘 근골염跟骨炎이다. 대부분 풍한습風寒濕 등 외사外邪에 의한 경우가 많은데, 특히 한습지기寒濕之氣가 뼈에 침습하여 병이 생긴다. 특징은 발병發病이 비교적 빠르다는 것이다. 족근통(대부분 대칭성), 하지침중下肢沈重, 보행곤란步行困難하고 지속적인 종창腫脹이 나타난다. 환자들은 대부분이 피로, 자한, 전신산통全身痠痛 등과 같은 전신증상을 수반한다. 치료는 당연히 거사산한祛邪散寒을 위주로 하고 후에 경락을 소통시키며 사묘산합방기복령四妙散合防己茯苓, 계혈등雞血藤 등으로 치료한다.

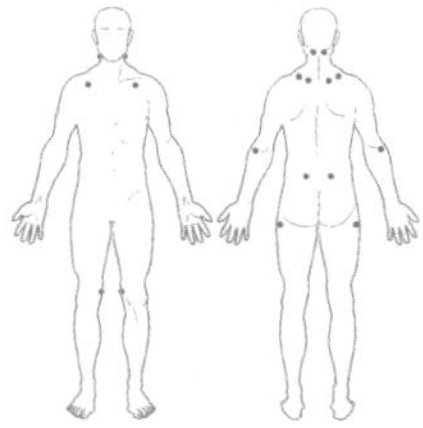

17

심교통

심교통心絞痛은 심근의 급박하고 일시적인 허혈虛血상태로 인한 무산소상태가 야기하는 임상증후로 흉골후胸骨後나 심전구心前區의 진발성, 압박성 통증의 증상을 보인다. 대다수가 관상동맥의 죽상경화 때문에 야기된다. 중년 이상에게 많이 보이는데 고혈압, 고지혈증이나 대동맥 및 뇌동맥의 죽상경화 등의 상당수 병력을 가지고 있는 경우가 많다. 또는 대동맥 판막질환이나 매독성 심장병을 앓는 사람에게도 보인다(그림21).

심교통은 일정한 유인하에 갑자기 발생하는데, 가장 흔한 유인으로는 계단을 오르거나 무거운 것을 들고 걷거나 뛰거나 갑자기 움직이는 경우, 또는 변비로 인하여 무리한 힘을 주면서 배변할 때, 폭음과 폭식, 크게 노하거나 웃는 경우, 또는 갑작스러운 기후 변화, 그리고 발열이나 성생활 등이 있다.

대개 심교통은 일회성인 경우는 없다. 한의학에서는 스스로 증상을 감지하여 심교통인지 아닌지 판단하는데, 저자의 경험으로는 아래 몇 가지 환자의 상태에 따라서 감별할 수 있다.

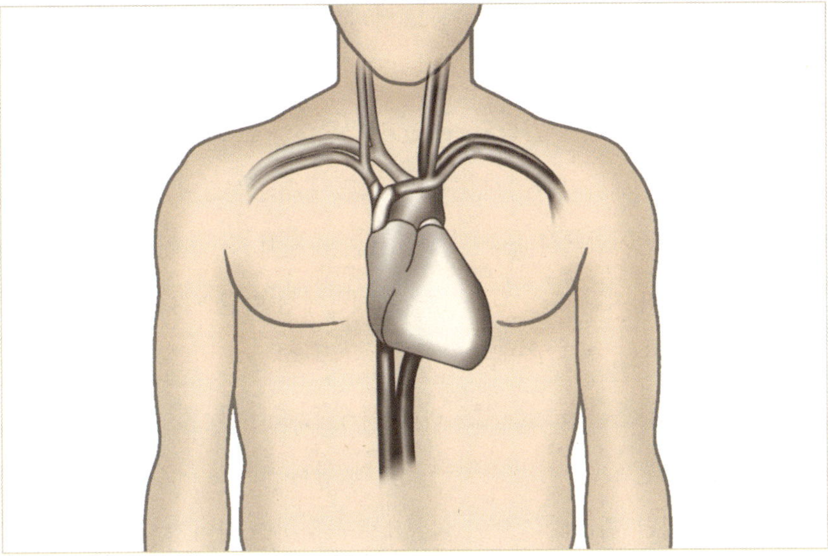

그림21 심장

심교통의 통증 부위는 대부분 전흉前胸의 정중앙이나 편좌偏左로 통증의 범위는 대략 손바닥만 하다. 경부전방頸部前方이나 후두부로 퍼지고 목은 마치 단단하게 누르는 것 같다. 또한 자주 왼쪽 어깨와 등, 왼쪽 팔의 새끼손가락으로 퍼지고 상복부에서는 오심惡心, 구토嘔吐를 수반하며 아래턱 부위에서의 통증과 치통이 동반되기도 한다. 통증은 대부분 심하지 않고 참을 수 있는데, 다만 통증이 발작하면 불안감이 수반되고 흉부胸部는 답답함과 괴로움을 느낀다. 심교통은 처음에는 천천히 진행되는데, 가볍게 시작되다가 점점 심해져 몇 분이 지나면 매우 심해진다. 이런 통증은 어느 정도의 규칙성이 있는데 일반적으로 3~5분간 지속되고, 30분을 넘기지 않고 천천히 완화된다. 만약 과거에 심교통이 단순하게 3~5분을 발작했는데, 이번에는 통증이 30분 이상 지속되면 심근경색을 경계해야 한다. 일반적으로 발작하면 빠르게 니트로글리세린 계열의 약물을 복용하면 30초~3분 내에 즉시 통증이 멈춘다. 게다가 통증이 사라진 후에는 어떠한 후유증도 남기지 않는 것처럼 보인다.

이 외에도 원인 없이 천천히 발생하기도 하는데, 전흉통前胸痛이 그렇다. 한 손가락으로 통증 범위를 가리킬 수 있고 압통점을 느낄 수 있다. 초기에는 극심한 통증을 느끼다가 이후에는 점차 줄면서 통증시간이 매우 짧아져 마치 순간적으로 전기가 심전구心前區에 흐르는 것처럼 자통刺痛이 있다가 즉시 사라진다. 통증의 시간이 긴 경우에는 몇 시간에서 며칠까지 이른다. 니트로글리세린을 먹어도 효과가 없는 경우에 3~5분 이상이 지나야 비로소 통증이 멈춘다. 이것들은 모두 심교통이라고 할 수 있다.

그리고 대부분 심교통이 발작하는 경우에 환자는 누울 수가 없다. 환자의 자세가 눕게 되면, 하지의 혈액이 심장으로 유입하는 양이 늘어나면서 심장 부담이 가중되므로 통증이 심해진다. 이 때문에 심교통 환자는 발작했을 때에 차라리 서거나 앉는 것을 선호하지 눕기를 원하지 않는다.

자료에 따르면 중·노년층 심교통의 발생은 75% 이상이 야간에 발생하는데, 만약 의약품이나 응급처치를 갖추지 못한 경우라면, 한의학의 '자연요법自然療法'을 발휘하면 효과가 있다. 저자는 비행기나 기차에서 여러 차례 응급처치를 시행하였다. 침자鍼刺는 내관혈內關穴(그림22)이 가장 좋다. 만약 침이 없거나 침구鍼灸를 모른다면 두 손으로 환자의 양쪽 내관혈內關穴을 누른다. 만약 곁에서 어떤 사람이 돕는다면 환자 양측의 흉액부근육胸腋部筋肉을 힘껏 잡아끌어提拿 기氣가 잘 통과하도록 하고 혈맥血脈을 고무시키면 심교통이 즉시 안정된다. 또한 발작했을 때에 심구흉벽心區胸壁에 홍화유紅花油를 도포하고 안마를 해주면 풀어진다.

반드시 주의해야 할 것은 첫 번째 발작이 완화된 후 즉시 병원에 가서 진단과 치료를 받아야 한다.

심교통은 대부분 관상동맥질환으로 유발되기 때문에 평소 관상동맥질환

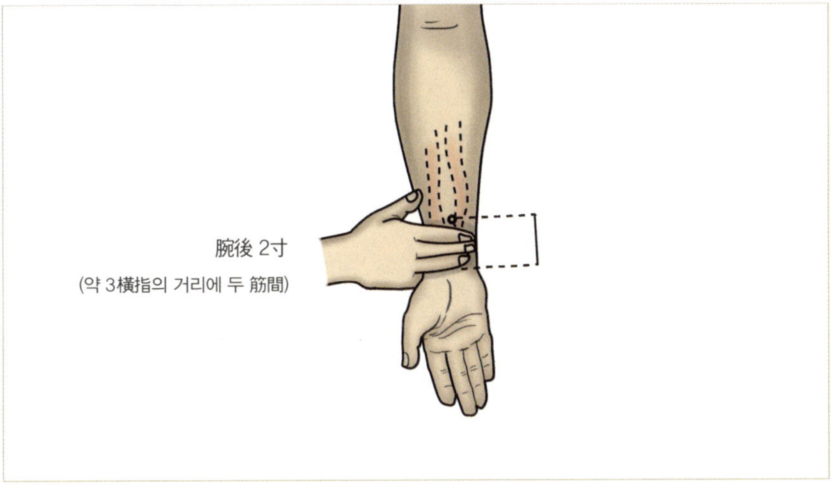

그림22 내관혈

이 있는 사람은 밤사이 돌발적으로 심교통이 생기는 것을 막아야 하는데, 아래 나열한 조치들이 예방에 도움이 된다. 잠들기 전에 끓인 물을 마시면 혈액의 농도를 희석시켜 동맥動脈을 부드럽게 하고 피가 정상적으로 순환하면 심교통을 다소 예방할 수 있다. 잠들기 전에 심구흉벽心區胸壁에 활혈화어活血化瘀할 수 있는 고약을 붙이면 혈류를 잘 통하게 하여 밤사이 관상동맥이나 심근의 허혈로 인한 심교통을 예방할 수 있다.

심교통의 발작을 막기 위해서는 평소에 급격한 정서 변화나 과로를 피해야 하고, 생활 중에 규칙성을 찾아야 한다. 기름진 음식을 적게 먹고 신선한 채소를 많이 먹어야 한다. 아울러 적당한 운동을 해야 한다. 그리고 평소 관상동맥질환에 대한 적극적인 치료는 심교통을 방지하는 가장 중요한 예방법이다.

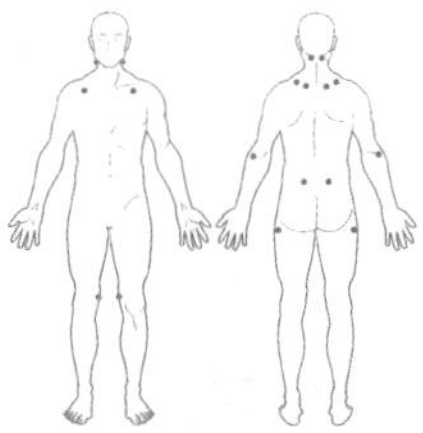

18

위완통

위완통胃院痛(소화성궤양)은 가장 자주 보이는 위완부胃脘部의 통증으로 위궤양과 십이지장궤양을 포함한다. 대략 10%의 사람이 일생 중에 이 병증이 발생한다. 임상분석에 따르면 십이지장궤양이 위궤양에 비해 많다. 남녀의 발병률은 서로 비슷한데, 남성이 조금 많고 십이지장궤양은 남성이 분명하게 여성보다 많다. 소화성궤양은 어느 나이에서도 발생할 수 있는데, 그중에서도 20~50세가 많다.

소화성궤양을 일으키는 원인은 매우 많은데, 현재까지 보편화된 학설은 없다. 비교적 최근의 병인으로 여겨지는 것들은 다음과 같다.

- 음식실조飮食失調: 거칠고 딱딱한 음식, 많이 시거나 매운 음식, 불규칙한 식사습관, 폭음, 폭식 모두가 본병을 유발하고 증상을 가중시킨다.
- 약물의 원인: 어떤 약물은 궤양을 촉진시킬 수 있다. 장기간 많은 아스피린을 복용하면 위궤양이 쉽게 발생할 수 있다고 한다.
- 정신적인 원인: 항상 극심한 긴장상태, 우울, 장기간의 과도한 정신적인

노동은 모두 쉽게 궤양을 유발한다.

- 유전과 체질: 소화성궤양을 가진 환자, 특히 남성은 그의 윗대나 아랫대에 유사한 병력이 있다.
- 환경적인 원인: 계절변화나 날씨가 급작스레 변화한 경우, 모두 병정病情을 가중시키며 한랭한 계절에 특히 궤양이 유발된다.

통증은 소화성궤양에서 가장 자주 보이며 중요한 증상이다. 위궤양으로 인한 통증 부위는 일반적으로 상복부 정중앙이나 편좌측偏左側이고, 십이지장궤양의 통증 부위는 상복편우上腹偏右이다. 소화성궤양의 통증은 대부분 진발성으로 중등도의 둔통鈍痛이 주를 이루며 아주 심하지 않아 참는 경우도 많다. 그러나 심히 괴롭거나 일반적이지 않은 통증이 생기는 등의 다양한 양상의 통증을 보일 수도 있다. 예를 들어 자통刺痛, 작열감, 교통絞痛, 견인통牽引痛 등이며 또한 지속되는 은통隱痛의 양상도 있다.

소화성궤양 통증의 가장 큰 특징은 규율성 통증과 공복 시에 나타나는 기아성 통증이다. 위궤양성 통증은 밥을 먹은 후 1~2시간 뒤에 나타난다. 십이지장궤양은 밥을 먹은 후 2~4시간 뒤에 나타난다. 이런 통증은 모두 밥을 먹은 후 줄어들거나 사라지는데, 어떤 때는 물을 조금만 마셔도 같은 효과가 있다. 이 때문에 어떤 환자들은 떡이나 빵 같은 음식을 가지고 다니면서 통증이 발작했을 때에 조금씩 섭취하는 경우도 있다.

어떤 소화성궤양 통증은 치료하지 않아도 자연히 낫는데, 점차 완화되어 완전히 아프지 않다고 느낀다. 혹은 상복부에 경미한 작열감이나 침중감沈重感을 느낀다. 완해기는 4~5개월이거나 더 길 수 있다. 병정病程과 병정病情의 진전에 따라 통증기가 점차 길어지고, 완해기는 더욱 짧아진다. 그리고 소화성궤양에는 일정한 계절성이 있다. 노인환자들은 날씨가 서늘해지면 특별히 조심해야 하고, 만약 음식을 조심하지 않거나 냉기를 입고 지나치게 피곤하면 발작할 수 있다.

소화성궤양에 만약 통증이 심하고 허탈虛脫감이 있을 때 이것을 빈사성瀕死性극통劇痛이라고 부르는데 대부분 궤양천공潰瘍穿孔의 합병증을 앓고 있는 것이니 신속하게 의사에게 치료를 받아야 한다.

트림과 함께 시큼한 물이 넘어오는 것도 소화성궤양에 자주 보이는 증상으로 달거나 소화가 쉽지 않은 음식을 먹은 후에 시큼한 물이 위胃에서 역류되어 나온다. 이것은 주의해야 하는데, 만약 입에서 썩은 계란 냄새가 나거나 자주 구토가 끊이지 않고 게다가 토한 것 중 며칠 전에 먹은 음식이 보인다면 모두 궤양 부위의 손상으로 유문부에 협착이 있음을 보여주는 것이다.

소화성궤양은 만성질환이기 때문에 쉽게 반복적으로 발작하므로 증상을 없애고 재발을 방지하기 위해서는 의료진과 환자가 서로 협심하여 환자는 예방치료와 섭생방법에 더 많은 관심을 가져야 한다. 아래의 몇 가지는 반드시 주의해야 할 것들이다.

발작기와 완해기 모두 지나치게 슬퍼하거나 화를 내서는 안 되고 마음을 안정시켜야 한다. 일을 할 때는 적당하게 조정하여 가능한 한 연속적이면서 장시간 작업을 해서는 안 되고, 제때 식사를 해야 하는데, 식사하는 시간을 늦춰서는 안 되며 지나치게 굶주리는 것을 금한다. 일을 할 때는 당연히 긴장을 풀고 지나치게 몰입하는 것을 피해야 한다. 육체적인 노동을 지나치게 많이 하거나 오래 집중하는 것도 금한다. 공복에는 가능한 한 노동을 줄이고 노동 후에 즉시 식사를 해서는 안 되며, 또한 식사 후에 바로 일을 하는 것도 금한다. 발작기發作期에 통증이 빈번하면 휴식을 해야 하며 잠시 노동을 멈추어야 한다. 운동은 어느 정도의 긴장 완화와 궤양성 질환의 회복에 도움이 되지만 통증이 빈번하고 출혈이 있는 경우에는 운동을 통한 체력단련을 중지하고 휴식을 취해야 한다.

어떤 약물은 궤양의 발생을 촉진할 수 있고 병정病情을 가중시킨다. 예를 들어 해열진통제나 항류머티즘약물은 궤양성 질환에 절대 이롭지 못하다. 혈압약도 혈압조절에는 도움이 되겠지만, 궤양을 유발시킬 수 있다. 호르몬 계열 약물도 다양한 편이라 각각 다르지만, 복용량이 많고 시간이 길어지면 궤양이 유발될 수 있으며, 아민류 약물도 위장에 일정한 영향을 끼친다. 소화성궤양을 앓고 있는 사람은 다른 병증에 대한 약물을 복용할 때 신중을 기하여 만일의 경우에 대비해야 한다.

식이요법과 관련하여 본병을 치료하는 데 가장 중요한 사항은 바로 영양이 풍부하면서 소화되기 쉬운 것을 주로 섭취하는 것이다. 일상생활 중에서 주의해야 할 몇 가지는 다음과 같다. 지나치게 차거나 뜨거운 음식, 맵거나 자극적인 음식은 피하며, 겨울에는 공복에 과일을 섭취하는 것을 금한다. 지나치게 신 과일을 섭취하거나, 음주를 금기하며, 진한 차를 마시는 것도 좋지 않다. 식사시간과 식사량은 규칙적으로 시행하고, 절대 폭음하거나 폭식해서는 안 된다. 소량으로 여러 번 음식을 먹는 것이 낫고, 평상시에 가볍게 섭취할 수 있는 담백한 음식을 준비하여 매번 적절히 먹으면, 기통飢痛을 막을 수 있으므로 궤양을 낫게 하는 데 도움이 된다. 적게 먹고 남은 음식을 먹지 않으며 딱딱하거나 소화가 쉽지 않은 음식을 섭취하지 않는다.

음식을 조리할 때에는 담백한 것을 위주로 하고 기름에 볶거나 튀긴 음식은 모두 적당하지 않다. 음식을 먹을 때에는 꼭꼭 씹어서 섭취하여 위의 부담을 줄여야 한다.

한의학에서 소화성 궤양을 치료하는 방법은 매우 많은데, 치료효과도 좋다. 병정病情의 반응에 근거하여 기체氣滯, 허한虛寒, 울열鬱熱, 혈허血瘀 등으로 분류한다. 많은 임상적인 통계에 의하면 다수의 환자에게 '황기건중탕黃芪建

中湯'이 효과적이었다. 일반적으로 통용하는 방법으로는 계지桂枝 3전錢, 백작약白芍藥 3전錢, 자감초炙甘草 0.5전錢, 생강生薑 2전錢, 홍조紅棗 4개, 자황기炙黃芪 4전錢이다. 민간에서 가장 많이 사용하는 위산을 제어하는 방법은 오패산烏貝散의 활용이다. 즉 오적골烏賊骨 85%, 절패모浙貝母 15%를 함께 갈아서 매일 세 차례 복용한다. 매번 0.5~1전錢까지 복용하면 치료효과가 매우 좋고, 황기건중탕黃芪建中湯 안에 넣어 함께 탕전하여 복용하여도 치료효과가 좋다.

위통이 발작했을 때에는 위경胃經의 극혈郄穴인 양구梁丘에 침자鍼刺하면 즉시 통증이 멈추고, 손톱으로 세게 압박하면서 오래 눌러도 완화작용이 있다.

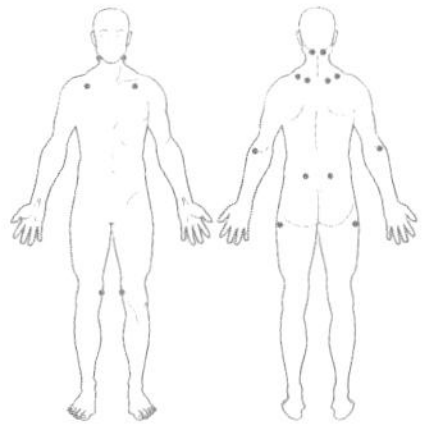

19

흉통

흉통胸痛을 느끼는 사람들은 대개 심장병을 연상하면서 심히 긴장하거나 걱정하는 경우가 많다. 하지만 상당수의 경우에는 이는 불필요한 걱정으로 자신의 증상과 통증 부위를 정확하게 이해하는 것은 병에 대한 정확한 진단과 치료에 도움이 된다.

자주 보이는 흉부 통증에는 아래의 몇 가지가 있다.

임상에서의 증상은 파랭怕冷, 발열, 해수咳嗽와 함께 진한 가래가 나오고, 흉통, 천촉喘促, 백혈구의 증가 등이다. 대엽성大葉性 폐렴은 청·장년기에 많이 보이고, 남자가 여자보다 많은 편이다. 이 외에 세균성細菌性 폐렴은 영유아나 노약자에게 많이 보인다. 본병은 대부분 한온실조寒溫失調, 과로, 풍한風寒이나 풍열風熱을 받아 생긴다.

흉막염胸膜炎

건성乾性 흉막염은 오한, 경미한 발열, 마른기침, 흉통 등이 있다. 삼출성滲出性 흉막염은 중등도 이상의 발열과 흉통, 해수가 있고 삼출액이 과도한 경우에 호흡곤란, 자반이 보인다. X선으로 검사하면 폐하부肺下部에 밀도가 증가한 것을 볼 수 있다. 초음파 검사를 통하여 흉수胸水를 진단하거나 병변의 위치를 찾아내는 데 도움이 된다. 결핵성結核性 흉막염의 가래에서는 결핵간균結核桿菌을 확인할 수 있다. 본병은 과로로 인한 면역력의 저하와 주로 감기로 발생한다. 본병은 당연히 유행성 흉통과 감별된다. 유행성 흉통은 콕사키바이러스 감염으로 발생하며 유행한다. X선 검사로는 대부분 이상현상이 없고, 흉통은 일주일 정도 있다가 저절로 완화된다.

자발성 기흉

돌발적인 흉통을 보이는데, 마치 칼에 찔린 것 같고 바로 호흡이 급해지고 마른기침이 난다. 아픈 쪽은 호흡하는 것에 한계가 있고 진찰해보면 고음鼓音이 있다. X선 투영도의 증가가 특징이다. 남녀 모두에게 발병하는데 중년, 노년에게 많이 보인다. 호리호리한 사람들의 비율이 비교적 높다. 어떤 사람들은 이 병증이 결핵이나 공기오염과 관련이 있다고 생각한다. 치료를 할 때에는 우선 환자가 편안하게 휴식을 취하면서 감염에 주의해야 한다.

급성 심낭염心囊炎

각 연령에 모두 발병한다. 열이 나고 심전구心前區에 창민통증脹悶疼痛, 심계, 해수, 호흡곤란이 특징이다. 심전도, 흉부 X선, 초음파검사는 진단 시 도움이 된다. 염증은 대부분 바이러스로 말미암아 야기되고 본병을 치료하려면 충분한 휴식을 취해야 한다. 아울러 병인病因에 따라 면역력을 증진시켜야 한다. 본병은 완전하게 치유되지 않고, 2~4년 동안 만성·협착성 심낭염으로 발전한다. 증상으로는 피로 이후에 호흡곤란, 심계, 흉통과 함께 흉수와 복수가 차고 경정맥노창頸靜脈怒張 등이 동반된다. 치료는 비교적 어렵다.

심신경기능증心神經機能症

대부분 청장년에게 발생하고 여성이 남성보다 많다. 환자는 자주 심계心悸, 심전구통心前區痛, 기단氣短, 과할 정도로 환기換氣(심호흡하면 편해지고 한숨이 잦음)를 필요로 하고 몸은 항상 피로를 느끼고 노심초사하는 마음과 불면증을 가지고 있는 무기질성無器質性 심장병변에 해당한다.

심교통

중노년에게 많이 발생하고 진발성의 전흉前胸 통증이나 압박감이 특징이다. 주로 흉골후胸骨後에 나타나고 왼쪽 어깨와 왼쪽 위팔 안쪽으로 퍼진다. 과도한 흥분이나 과로, 포식 후에 많이 발생한다. 통증은 수 분간 지속되는데, 휴식을 취하거나 관상동맥 확장제를 복용한 후에 신속하게 사라진다.

심근경색

관상동맥의 급성경색으로 야기된다. 허혈虛血이 오래 지속되고 국소적인 괴사가 발생하면 임상에서는 지속적인 흉골후胸骨後 통증(심교통과 서로 비슷하나 심교통과 비교하여 더 심하고 오래 지속되며 몇 시간에서 심지어 하루 이틀까지 지속됨)이 나타나고, 아울러 안색이 창백해지고 호흡이 가빠지며 땀을 많이 흘리고 심할 때는 혼궐昏厥을 수반한다.

대상포진

대상포진은 늑골肋骨을 따라 나타나는 수포성 염증이다. 이는 수두바이러스의 잠복성감염이 활성화되어 발병하는데, 접촉으로 인하여 전염되는 경우는 매우 적은 편이다. 임상에서는 구진丘疹, 수포대상분포水疱帶狀分布 증상으로 나타난다. 절대 다수가 요늑부腰肋部에 보이고, 그다음으로 면부面部, 흉부胸部에 보이고 환부의 피부가 붉으면서 매우 아프다. 혹 경미하게 열이 나고 피로와 무력감이 동반하며, 식욕부진 등과 같은 전신증상이 있다. 본병은 대부분 중·노년기에게 발생하는데, 체력이 쇠약하거나 과도하게 피곤할 때에 쉽게 발병한다.

이렇게 흉통을 일으키는 질병은 매우 많은데 위에서 상술한 것은 모두 평소에 비교적 잘 나타나는 것으로 아래의 몇 가지 사항을 주의하면 충분히 예방할 수 있다.

우선 과로를 통하여 면역기능을 저하시켜서는 안 된다. 적당한 운동은 혈액순환을 촉진시키고 아울러 비만을 예방할 수 있으며, 특히 심근경색을 예방하는 데 효과가 있다.

음식은 균형을 이루어 지나치게 많은 지방을 섭취해서는 안 되고 염분을 제한하는 것이 심혈관질환을 예방하는 데 중요하다. 음주는 절제해야 하며 흡연은 심폐에 해로움이 매우 크다.

감기는 자주 각종 병변病變을 일으키는데, 특히 심폐질환을 일으키는 경우가 많다. 사실 감기로 유발되는 병증은 적지 않은데, 이렇기 때문에 기온변화의 적응을 주의하여 가능한 한 감기를 철저히 예방해야 심폐질환과 흉통을 예방하는 데 도움이 된다.

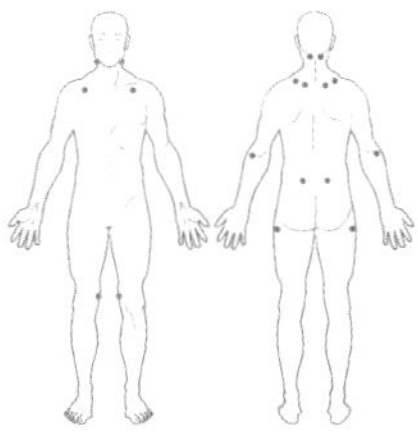

20

복통

복통腹痛은 다양한 질병으로 유발되는 비교적 자주 보이는 증상 중 하나다. 복통은 복부에 있는 장부의 병변뿐만 아니라, 기타 부위의 병변으로도 야기될 수 있다. 심지어 전신성 질병에서도 병정病程 중에 복통이 나타날 수 있다. 관련된 범위가 넓기 때문에 정확하게 복통을 인식하는 것은 간단한 일이 아니다. 돌발적이면서 극심한 복통은 보통 복강 내 심각한 염증이 생겨서 복막이 강렬한 자극으로 유발되므로 일반적으로 '급성 복증腹症'이라고 부른다. 종종 긴급한 외과수술을 받아야 하는데, 적합한 진료를 미루면서 병세를 지체해서는 안 된다.

복통을 유발하는 질병은 매우 많은데, 우선 통증의 부위를 이해하고(그림 23, 24) 그다음으로 통증의 특성을 이해해야 한다. 복통을 일으키는 질병은 대략 다음과 같다.

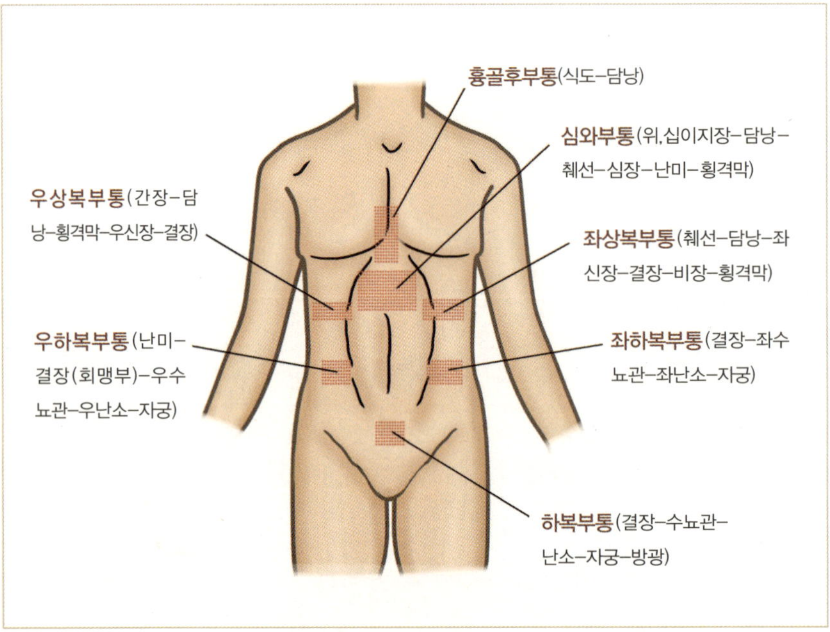

그림23 **복통 부위와 내장의 관계**

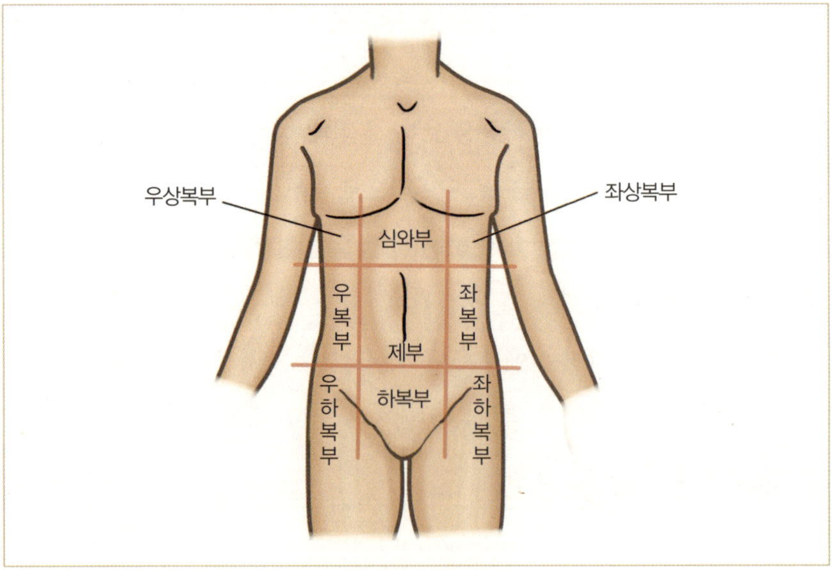

그림24 **복부의 구분**

위와 십이지장궤양

통증은 명치를 위주로 발생하고 일정한 규율성(밥을 먹은 후 일정 시간 내에 발작하고 대부분 공복 시에 통증이 있다), 계절성(특히 겨울에 잘 발생한다)과 간헐성(반복 발작한다)이 있다. 음식과 알칼리성 약물을 복용하면 통증을 줄일 수 있다.

급성 췌장염

상복부가 돌연 아프고 오심惡心을 수반하며, 이후에는 좌복통에서 등 전체와 우복부까지 신체가 꼬이는 것 같은 통증으로 허리를 곧게 펴지 못한다. 통증의 특징은 지속성이 있다. 평소 과도하게 술을 마시거나 기름진 음식을 먹은 후에 가장 쉽게 본병이 유발된다.

만성 췌장염

통증 부위는 대부분 심와부心窩部이고 지속적인 둔통鈍痛 양상을 보인다. 아울러 복창腹脹을 수반하는데, 통증이 등까지 이른다. 허리를 살짝 굽히거나 앞으로 기울여 앉으면 통증이 줄어들고 기름진 음식을 많이 먹으면 통증이 즉시 악화된다.

급성 담낭염

우상복부右上腹部가 아프고(분명한 압통), 오심과 발열이 있고 아울러 우견右肩, 우배부右背部 통증, 복근긴장이 있다. 때로는 전신감염을 수반하고 혹 황달이 있으나 심하지 않다.

담결석

우상복부右上腹部에 진발성 교통絞痛(담낭을 눌러 담즙을 내보낼 때 수축해야 하는데 수축하는 사이에 결석이 담관 입구에서 경련성 수축을 유발하고 돌발성 통증이 조성된다. 통증은 처음에는 심와心窩에 있다가 이어서 우상복부 혹은 오른쪽 견갑부와 목 부위까지 확산된다), 황달, 오한과 발열이 있고, 담관구膽管區에 압통이 있다. 담결석으로 인하여 쉽게 담낭염과 췌장염이 동반된다.

요로결석

신장이나 수뇨관결석輸尿管結石 등 상부 요로결석으로 발생하는 통증은 대부분 등허리에 있는데, 통증은 측복부側腹部, 배부背部를 비롯하여 수뇨관을 따라 아래로 확산되면서 외음부와 대퇴 내측까지 이른다. 그 통증은 일반적으로 진발성 교통絞痛으로 동시에 오심·구토 등의 증상을 수반한다. 만약 결석이 수뇨관 하단부에서 정체되면, 방광에서 자주 소변을 보게 하고, 소변을 본 후에 여전히 통증이 있다. 방광결석의 특징은 배뇨 시에 소변이 갑자기 끊겨 몸을 한번 흔들면 소변이 다시 나오게 된다. 몸을 흔들었을 때 통증이 방광에서 요도구尿道口까지 있는데, 때로는 빈뇨증상과 혈뇨증상이 동반된다.

충수돌기염

초기에는 상복부上腹部와 배꼽 사이의 어딘가에 통증이 있다가 우하복부右下腹部에 국한된다. 동시에 압통, 복벽긴장腹壁緊張과 반도통反跳痛(검진자가 손으로 천천히 복부를 누르다가 갑자기 손을 들면 손을 빼는 순간에 통증이 매우 심한데, 그것을 반도통反跳痛이라고 부름)이 있으며 아울러 발열이 있다(보통 높지 않고 대략 38°C 전후이다). 통증이 심할 때는 오심과 구토가 있을 수 있다.

장폐색

여러 원인으로 인하여 장관의 통로가 막히면 진발성의 극심한 복통이 발생할 수 있다. 아울러 심한 구토, 복창腹脹, 변비, 또는 항문을 통한 가스의 배출이 불가하므로 장명음이 심해지며, 복부에서는 일련의 고포음鼓泡音이 들린다. 통증 부위는 대부분 배꼽 부위가 중심이 된다.

복막염

다양한 원인으로 발생할 수 있는데, 예를 들어 위천공, 담낭천공, 또는 여러 부인과 질환으로 복막염이 발생할 수 있다. 발병이 급하고 복통이 심하다. 항상 발열과 함께 백혈구가 증가한 수치를 보인다. 복부근육이 매우 긴장되어 마치 나무판자처럼 단단하여 조금만 닿아도 매우 아프고 반발통을 수반한다.

부인과 질병

복통을 일으키는 부인과 질병은 매우 많은데, 자주 볼 수 있는 것은 다음과 같다.

- 자궁외임신: 수정란이 자궁내벽에 착상하지 않고, 나팔관 안에 붙어서 성장하면 태아가 2개월 정도 되기 이전에 나팔관이 팽창, 파열하고 출혈은 하복부의 극심한 통증을 유발하고 출혈과다로 인한 쇼크를 일으킬 수 있다.
- 난소낭종염전: 난소 부위에 낭종이 자라면 경우에 따라 체적이 수배 증대하고 비교적 쉽게 염전이 발생하여 극심한 복통이 야기되고 아울러 구토를 수반한다. 낭종의 크기가 큰 경우에 복부를 만져보면 촉진할 수 있는데, 압통이 매우 분명한 편이다.

- 나팔관염: 급성 나팔관염은 양쪽 아랫배에 극심한 통증이 있고 동시에 발열, 오한, 백대하의 분비가 증가하면서 백혈구 수치의 증가가 함께 나타난다. 만성 나팔관염은 아랫배에 은통隱痛이 있고 자주 요배부腰背部에 확산된다. 통증은 월경 전에 심해지고 불임을 야기할 수 있다.

장기생충

각종 기생충(특히 회충)도 복통을 야기할 수 있다. 만약 수가 적으면 증상이 나타나지 않을 수 있지만, 개체수가 많고 도처에 산재한 상태라면 복통을 야기할 수 있다. 통증은 대부분 배꼽 주위에 진발성 통증을 수반하고, 복부는 연하여 압통이 분명하지 않다. 만약 복통이 심하면 다른 합병증이 있다. 회충이 담관膽管을 손상시키면 담도회충증膽道蛔蟲症이라고 부르는데 심한 통증을 유발할 수 있다. 통증 부위는 주로 우상복부右上腹部나 심하心下로 배부背部와 우견갑부로 확산되며, 극심한 오심·구토를 수반하고 심지어는 회충을 토해내는 경우도 있다. 통증이 심하면 혼궐昏厥에까지 이를 수 있다. 회충이 췌장을 뚫으면 췌장염을 야기할 수 있고 복통도 매우 심해진다. 회충이 맹장을 뚫으면 맹장염을 유발할 수 있다. 만약 회충이 서로 얽혀 큰 무리를 이루면 창자가 막혀서 장폐색을 조성할 수 있다. 진발성 복부교통, 복창腹脹, 오심·구토, 변비 증상이 나타나고, 위생적이지 못한 어린아이에게 이 병이 비교적 많다.

외상성 복통

만약 심하게 넘어졌는데 밖으로 창상創傷은 없으나 심한 복통이 있으면 내장파열을 의심할 수 있다. 비장파열脾臟破裂, 신장파열腎臟破裂 등은 내출혈內出血을 일으키는데, 이런 환자는 안색이 창백하고 원기元氣가 허하며 심지어 쇼크가 생길 수 있다.

기타

이 외에도 복부질병이 아닌데, 복통이 있는 경우가 매우 많다. 대엽성大葉性 폐렴, 흉막염, 심근경색 등과 같은 흉부질환도 때로는 복통의 주요 원인일 수 있다. 설사약, 음식의 중독이나 납, 비소와 같은 중금속의 중독 등과 같은 약물과 독소는 모두 복통을 일으킬 수 있다. 이 외에도 요독증尿毒症, 당뇨병, 산중독酸中毒, 자반병, 매독으로 인한 척수감염 모두 복통을 일으킬 수 있고 때로는 척추이상(만곡이나 종양 등)도 복통을 유발한다.

복통 증상은 복잡하다. 그중에서 급성 복통은 의료기관에 신속히 내원하여 진료를 받아야 하고 스스로 처리해서는 안 된다. 명확하게 진단을 내리기 전에 진통제를 복용하여 증상을 일시적으로 완화시키면 정확한 진단에 영향을 주거나 정상적인 치료에 방해가 될 수 있다. 만약 통증을 참기 힘들면, 아래의 몇 가지 침구혈위는 복통에 진통효과와 치료의 작용이 있으니 참고하기를 바란다.

- 지기地機: 췌장염을 치료할 수 있다.
- 양구梁丘: 위경련, 위확장, 궤양을 치료할 수 있다.
- 온류溫溜: 장폐색, 천공을 치료할 수 있다.
- 양노養老: 충수염, 장천공을 치료할 수 있다.
- 중도中都: 담석병과 간담질환을 치료할 수 있다.
- 외구外丘: 담석병과 담낭염을 치료할 수 있다.

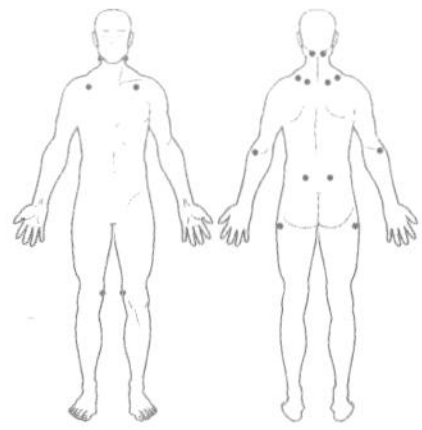

21

월경통

가임기의 여성은 생리할 때나 생리 전후에 소복통이 나타나는데, 때로는 요천추부와 아랫배, 다리 안쪽까지 확산된다. 심할 때는 오심과 구토를 수반하고 두통, 위통胃痛, 설사, 식은땀이 나타난다. 심지어 혼궐昏厥하기도 하여 생활이나 일에 영향을 주어 월경통이나 '경행복통經行腹痛'이라고 부른다. 월경통月經經은 여성에게 자주 보이는 병증이다. 특히 젊은 여자들에게 많이 보이는데, 일반적으로 아직 미혼이거나 출산하지 않은 사람이 결혼했거나 출산한 사람들보다 많은 편이다. 만약 경미한 하복창통下腹脹痛과 요부산창腰部酸脹을 느껴 잠시 쉬고 치료를 받지 않아도 좋아지면 월경통이라고 할 수 없다.

현대의학에서의 월경통은 원발성과 속발성으로 분류한다. 월경 초기에는 통증이 있는데, 각종 검사를 시행하여 분명한 기질성 병변이 없는 경우를 '원발성 월경통', 또는 '기능성 월경통'이라고 한다. 결혼하지 않은 여자들에게 많이 보이며, 결혼을 하고 아이를 낳은 후에는 월경통이 완화되거나 사라지는 경우가 있다. 만약 골반 내 생식기관에 염증성 병변이 있고, 자궁내막증, 자궁근종 등 기질적인 병변과 더불어 월경통이 있는 경우를 '속발성 월경통'이라고 하며 이미 결혼을 했거나 출산한 경험이 있는 중년 여성들에게 많이 나타난다.

왜 월경통이 생기는가? 원발성 월경통은 대체로 아래의 요인이 있다.

- 정서적 긴장과 두려움: 일부 생리를 개시한 여아들은 초경初經을 경험하고 출혈의 원인을 분명하게 이해하지 못한 상태에서 긴장하고 두려워한다. 대뇌피질의 통증에 대한 임계치가 저하된 상태에 생리통이 나타난다. 성격이 내성적이거나 신경이 예민한 여아는 통증이 더욱 심해진다.
- 프로스타글란딘 영향: 월경기에 자궁내막이 잘게 부수어져 떨어지면 프로스타글란딘이 즉시 방출되어 자궁근육층과 혈관 안에 유입되어 자궁을 강하게 수축시키고 자궁강내子宮腔內의 압력이 더욱 올라가 통증이 유발된다. 월경혈 안의 프로스타글란딘 함량이 높아지면 높아질수록 자궁수축통이 쉽게 야기된다. 그러나 자궁내막이 떨어지고 월경혈이 흘러나온 후에는 프로스타글란딘이 몸 밖으로 배출되어 통증도 점차 약화되다가 소실된다.
- 기형성 자궁: 자궁경부가 좁거나 자궁이 굽어 있는 기형성을 보이는 경우에 월경혈이 쉽게 배출되지 못해서 일부 혈액이 자궁 내에 남아서 천천히 배출되는 경우, 이와 같은 자극이 자궁을 지속적으로 수축시키고 통증을 유발시킬 수 있다.

이 외에도 월경 후기에 임신이 되도록 여성호르몬의 수준이 점차 내려가야 하는데, 지나치게 느리거나 내려가지 않아 내막조직이 쉽게 분해되지 않고 나중에는 자궁내막이 온전한 자궁형상으로 배출되기도 한다. 또한 괴육塊肉 모양의 조직이 월경을 따라 배출되어야 하는데, 배출되기 전에 생기는 통증을 '막양월경통膜樣月經痛'이라고 하며 배출 이후에는 통증이 즉시 사라진다.

속발성 월경통은 출산 후에 아이를 양육하는 연령의 여성에게 많이 나타난다. 방사房事, 태산胎產, 유산流產 등의 요인은 기혈氣血을 손상시킨다. 또한 감염의 기회가 많은 사람에게 자주 발생하는 생식기의 염증, 자궁유착, 나팔관유착 등은 생리혈의 배출이 원활하지 못하여 쉽게 월경통을 유발한다. 또한 매우 전형적인 통증양상을 보이는 병증이 있는데, 흔히 자궁내막증이라고 부른다. 자궁내막증은 자궁내막이 자궁강子宮腔 이외의 부위로 이식되는 것으로 자궁 안에 있어야 할 자궁내막 조직이 자궁 밖의 복강腹腔 내에 존재하여 심한 월경통과 하복부 통증, 불임 등이 동반된다. 이 외에 자궁근종도 골반 울혈鬱血과 함께 월경통을 유발할 수 있다

또한 위생적인 환경이 미비하거나 평소 제대로 된 음식을 먹지 않고 편식을 하면, 기혈허약氣血虛弱에 이르게 되는데, 특히 날것이나 차가운 음식을 지나치게 섭취하거나 찬물로 목욕을 자주 하면, 포궁胞宮을 한습응체寒濕凝滯의 상태로 만들어 혈행불창血行不暢하여 월경통을 야기한다.

원발성 월경통은 청소년기의 소녀들에게 많이 나타나는데, 월경 전이나 월경 첫날에 하복통이 있거나 요퇴산통腰腿痠痛이 있다. 대략 하루, 이틀이 지나면 사라진다. 어떤 사람은 통증이 비교적 심한데, 경련성 통증이 있고 오심·구토를 수반한다. 속발성 월경통은 월경 전이나 월경 첫째 날에 잘 발생하는데, 통증은 몇 시간에서 2~3일 동안 지속되고 통증의 정도는 각각 다르게 나타난다. 어떤 사람은 매우 심각하여 오심·구토, 식은땀이 나타나고 심지어는 훈궐暈厥에 이를 수도 있다. 어떤 사람은 절박뇨를 수반한다. 자궁내막증으로 인한 통증은 대개 매월 점차 악화된다. 월경 전의 하루나 이틀, 월경의 첫째 날에는 더욱 심해지는데, 월경이 멈추면 창통脹痛이 서서히 소실된다. 막양월경통膜樣月經痛은 월경 둘째 날, 셋째 날에 심한 통증이 있는데, 한 덩어리의 막상膜狀인 내막조직과 월경혈이 한 번에 배출되면 통증이 즉각 사

라진다.

만약 월경통이 장기간 낫지 않고, 점차 악화되는 상태가 반복되면, 산부인과에 내원하여 원인을 찾는 것이 좋다.

한의학에서는 본병의 주요 원인이 기기조색氣機阻塞, 경혈어체經血瘀滯라고 생각한다. 그러나 다시 한寒, 열熱, 허虛, 실實로 분별해야 한다. 일반적으로 경전기經前期나 행경기行經期 통증은 대부분 실實이고 경후기經後期의 통증은 허虛이다. 아파서 거안拒按인 경우는 실實이고 눌러서 통증이 줄어드는 경우는 허虛이다. 열熱을 얻어 더 아픈 것은 열熱이고, 반대로 열熱을 얻어 통증이 주는 것은 한寒이며 자통刺痛은 열熱이고 교통絞痛은 한寒이다. 복창腹脹이 통증보다 심하면 기체氣滯이고 통증이 복창腹脹보다 심하면 혈어血瘀에 속한다.

월경통의 치료는 일반적으로 월경 전 3~5일 전부터 시작해서 월경 기간까지 해야 치료효과가 분명하며, 약 2~3번의 생리 기간에 치료를 시도해야 한다. 많은 월경통 환자들은 복통을 참기 힘들어 급히 의사를 찾는데, 내정혈內庭穴이나 승장혈承漿穴, 승산혈承山穴에 침을 놓으면 즉시 통증이 멈춘다. 그러한 후에 증상을 변별하여 처리한다.

월경통을 예방하는 방법은 월경 기간에 충분히 휴식과 수면을 취해야 하며, 지나치게 긴장하거나 두려워하는 것은 좋지 않다. 특히 이 기간은 날거나 찬 음식을 섭취하는 것을 금하며, 찬물로 목욕을 하는 것도 좋지 않다. 월경 기간에 외음부外陰部를 청결하게 유지하고 성생활을 금하며, 생식기에 염증이 생기는 것을 예방하면 월경통을 피하거나 줄일 수 있다. 월경 전 며칠이나 월경 기간에 생강生薑, 홍당紅糖(흑설탕) 각 5전錢, 산사山楂 4전錢을 수전水煎하여 복용하면, 대다수의 월경통 환자에게 예방작용과 경감작용이 있다.

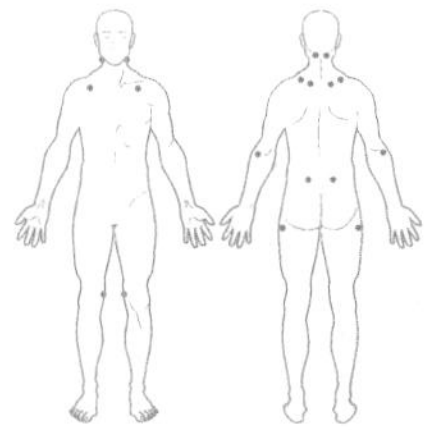

22

전음통

전음통前陰痛(외음부통증)을 일으키는 질병은 매우 많다. 비뇨기계의 감염, 고환이나 부고환의 염증, 전립선염 등이다. 외상성外傷性 · 화농성化膿性 질병, 외음부 및 생식기 손상, 전음前陰부의 농종膿腫 등은 모두 통증이 나타난다.

비뇨기계 감염

급, 만성 신우신염과 방광염은 비뇨기계의 감염성 질병으로 대장간균大腸桿菌에 의한 발병률이 가장 높다.

급성 신우신염과 급성 방광염은 급성적인 비뇨기계의 감염성 질병으로 빠른 진행과 함께 배뇨통, 빈뇨, 급박뇨, 요도의 작열감 등의 특징이 있다. 급성 신우신염은 또한 오한, 발열, 요통, 단백뇨 등의 증상이 있다. 급성 방광염은 소복에서의 통증이 동반된다. 만성 신우염은 만성 비뇨기계의 감염으로 배뇨통과 빈뇨가 비교적 가볍고, 불규칙한 미열微熱과 요통증상이 있다.

체질이 개선되면 우리 몸의 방어기능을 개선할 수 있는데, 각종 염증을 유발시키는 인자, 예를 들면 당뇨병, 신장결석 등을 치료해야 발병을 줄일 수 있다.

급성 비뇨기계의 감염은 적당한 시기에 확실한 효과가 있는 한약을 복용해야 신속하게 나을 수 있다. 만약 치료를 적절히 대처하지 못하면, 만성으로 악화될 수 있다. 오랫동안 치료해도 낫지 않는 비뇨기계감염은 전신적인 면역력의 저하가 직접적인 원인이 되어, 결국 신장의 세포와 조직이 손상되면서 병정病情을 악화시킬 수 있다.

한약요법에 대한 경험방은 팔정산가감八正散加減을 통하여 급성 신우신염에 적용하는 경우가 많다. 구맥瞿麥, 편축扁蓄, 활석滑石, 산치山梔, 대황大黃, 목단피牧丹皮, 지모知母, 복령茯苓, 택사澤瀉, 차전자車前子 각 3전錢, 목통木通, 감초甘草 각 2전錢, 금은화金銀花, 지정초地丁草, 황백黃柏 각 3전錢을 수전水煎하여 복용한다. 혹 청림탕淸淋湯을 사용하여 급성 방광염에 적용하는데, 처방은 황금黃芩, 금은화金銀花, 포공영蒲公英, 시호柴胡, 편축扁蓄, 활석滑石, 차전자車前子 각 5전錢, 생감초生甘草 2전錢이며, 수전水煎하여 복용한다.

침구鍼灸는 태충太衝, 행간行間에 침자鍼刺하면 치료효과가 좋다.

외치外治는 수호총水胡葱(달래) 1~2근을 취하여 한 사발 물을 끓여 대야에 붓는다. 환자는 대야 위에 앉아 증기를 쏘인다. 매번 30분 하고 하루에 한 번씩 한다.

고환염, 부고환염

고환염, 부고환염은 남성 특유의 생식기 염증이다. 세균이 요로에서 정관을 따라 유입되어 발생하는데, 유행성 이하선염, 패혈증, 외상外傷 이후에 주로 발생한다.

본병은 고환이 붓고 딱딱하게 변하며, 피부가 분홍색을 보이고 접촉하면 확연하게 통증이 있다. 만약 발열이 있다면 고환에서의 통증은 더욱 심해진다. 서혜부 림프절을 검사해보면 종대腫大와 촉통觸痛 증상이 있다.

고환, 부고환결핵은 20~44세의 청장년층에 많이 보인다. 발병이 느린 편이고, 고환이 점점 커지며 음낭에는 경미한 통증이 있고, 모두 무거운 느낌이 있다.

경험방에서는 아래 방법을 사용하여 염증을 사라지게 하고 통증을 멈춘다. 포공영蒲公英, 자화지정紫花地丁, 국화菊花 각 5전錢, 우슬牛膝, 적작약赤芍藥, 자유향炙乳香, 자몰약炙沒藥, 오약烏藥 각 3전錢, 목향木香, 생감초生甘草 각 1전錢을 수전水煎하여 복용한다. 혹은 자옹탕子癰湯을 사용한다. 적작약赤芍藥, 목단피牧丹皮, 조휴蚤休(삿갓나물), 금은화金銀花, 연교連翹, 대청엽大靑葉 각 3전錢, 감초甘草 1전錢을 수전水煎하여 복용한다. 또한 비해삼습탕萆薢滲溼湯을 사용할 수 있는데 고환에 종창腫脹이 심하고 습사濕邪가 확연한 경우에 적용한다. 비해萆薢, 의이인薏苡仁 각 5전錢, 황백黃柏, 복령茯苓, 목단피牧丹皮, 택사澤瀉, 활석滑石 각 3전錢, 생감초生甘草 1전錢을 수전水煎하여 복용한다. 참고로 유행성 이하선염은 고환염, 부고환염이 함께 발생하는데 보제소독음普濟消毒飮을 사용한다. 황련黃連, 감초甘草, 시호柴胡, 길경桔梗, 진피陳皮, 마발馬勃, 박하薄荷 각 1.5전錢, 황금黃芩, 현삼玄參, 연교連翹, 우방자牛蒡子, 백강잠白殭蠶, 승마升麻 각 3전錢, 판람근板藍根 5전錢을 수전水煎하여 복용한다.

침구鍼灸는 삼음교三陰交, 기해氣海, 태충太衝에 침자鍼刺해야 하고 강하게 자극 준다.

외치外治방법

- 고환 받치기墊睾: 받침대로 음낭을 받쳐서 떨어지지 않게 한다.
- 외부外敷: 금황산金黃散 7전錢을 취하여 같은 양의 수밀水蜜을 혼합하여 두

루 바른다. 하루에 한 차례 한다. 혹은 소염지통고消炎止痛膏를 취하여 음낭陰囊에 도포하는데 하루에 한 차례 한다.

- 금은화金銀花, 조휴蚤休, 연교連翹 각 3전錢, 포공영蒲公英, 자화지정紫花地丁, 야국화野菊花 각 6전錢으로 약표藥布를 만들어 감아서 약액이 축축하게 배게 한다.
- 약탁藥托: 목향木香, 백지白芷, 정향丁香, 육계肉桂, 유향乳香, 몰약沒藥 각 2전錢을 갈아서 음낭을 감싸준다.

급·만성전립선염

전립선염은 남성 성인에게 자주 보이는 질병으로 급성환자는 상기도감염, 과로, 자위행위, 요저류尿瀦留 때문에 주로 유발된다. 급성기 치료를 적절하게 시행하지 않으면 결국 만성으로 변한다.

전립선염의 통증 부위는 주로 회음부, 요저부腰骶部와 항문 안쪽으로 집중되고, 치골상구恥骨上區, 음경, 고환 등에 이를 수 있다. 통증은 대부분 은통隱痛이다.

본병은 후요도염後尿道炎으로 발생하는 빈뇨, 급박뇨, 배뇨통 등의 증상이 있다. 배뇨가 시원치 않거나 작열감이 있으며 배뇨 말기나 대변을 배변할 때 요도에 백색의 분비물이 배출될 수도 있다. 어떤 사람은 성욕감퇴, 조루, 발기부전, 유정遺精 증상이 나타난다. 게다가 피로, 요퇴산통腰腿酸痛, 불면과 다몽 등의 신경쇠약증상이 동반되는 경우도 있다.

본병은 당연히 적극적으로 치료해야 한다. 장기간 낫지 않으면, 만성병으로 발전하여 신경쇠약, 신우신염, 관절염, 신경염, 홍채염 등이 유발된다.

한약경험방

- 팔정산가감八正散加減을 적용한다. 전립선염 때문에 나타나는 배뇨통, 빈뇨, 절박뇨, 배뇨가 시원치 않거나 작열감, 배뇨 끝에 백색이나 혼탁한 분비물이 배출되는 경우, 회음부와 요저부창통腰骶部脹痛, 고환부가 아프고 붓는 경우에 적용한다.
- 조성: 목통木通, 자감초炙甘草 각 2전錢, 구맥瞿麥, 차전자車前子, 활석滑石, 산치山梔, 대황大黃, 편축扁蓄 각 3전錢을 수전水煎하여 복용한다.
- 전열선탕前列腺湯: 전립선염이 나타난 회음부, 소복小腹과 음낭 통증에 사용한다.

  또 다른 처방으로 택란澤蘭, 단삼丹參, 도인桃仁, 왕불유행王不留行, 적작약赤芍藥, 천련자川楝子, 패장초敗醬草 각 3전錢 반, 포공영蒲公英 5전錢, 홍화紅花, 자유향炙乳香, 자몰약炙沒藥, 청피青皮, 소회향小茴香, 백지白芷 각 2전錢을 수전水煎하여 복용한다.
- 가미계지복령환加味桂枝茯苓丸: 계지桂枝, 복령茯苓, 도인桃仁, 적작약赤芍藥, 목단피牧丹皮, 익모초益母草, 우슬牛膝, 모근茅根, 택사澤瀉, 차전자車前子, 당삼黨參, 황기黃芪 각 3전錢, 대황大黃 1전錢을 수전水煎하여 복용한다. 침구鍼灸는 태충太衝, 관원關元, 삼음교三陰交, 음릉천陰陵泉 등의 혈을 취할 수 있다.

외치外治

- 온수로 좌욕하며 매일 밤 한 차례씩 한다.
- 지압안마: 관원혈關元穴과 회음부를 지압하고 아울러 5~10분간 눌러준다. 하루에 한 차례 한다.
- 열위熱熨: 적작약赤芍藥, 백지白芷, 천궁天芎 각 5전錢을 갈아 미당米糖(쌀엿) 8냥兩과 함께 볶아 포대布袋에 넣고 회음부에 열위熱熨를 시행한다. 하루

에 두 차례 한다.

- **약물좌욕**藥物坐浴: 대황大黃, 단삼丹參, 적작약赤芍藥, 창출蒼朮, 목향木香, 정향丁香, 육계肉桂, 백지白芷 각 2전錢, 토복령土茯苓, 상엽桑葉, 상지桑枝 각 1냥兩을 물과 함께 끓인 후 좌욕한다. 하루에 두 차례 한다.
- 총백蔥白 5개, 백반분白礬粉 3전錢을 함께 찧어 호상糊狀으로 만들어 배꼽에 바르고 싸매어 고정한다.

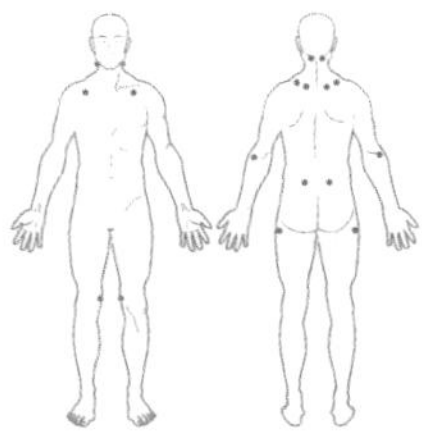

23

항문통

항문통肛門痛은 항문, 직장질환에서 자주 보이는 증상 중 하나이다. 통증의 양상은 병증에 따라 다르다. 창통脹痛은 항문농양, 치루에서 자주 보이고, 자통刺痛은 항문열상, 외치外痔에 자주 나타나며, 작통灼痛은 항문열상, 항문농양에 많이 보인다. 여기에서는 항문열상, 내치內痔, 외치外痔, 항문농양 등 주요 질병에 대한 예방 지식을 이야기하겠다.

항문열상

항문열상은 항관肛管 피부에 발생하는 궤양이다. 청장년들에게 많이 발생한다. 항문질병에서 치질 다음으로 많은 다발성 질환이다.

항문열상은 통증이 매우 심한 편인데, 주로 배변 시에 항문이 대변을 배출시키는 순간에 참기 힘들 정도로 고통스러워한다. 마치 불로 지지는 것과 같거나 칼로 베는 것같이 심한 통증이 있다. 배변 후에 통증은 완화되는데, 다음 배변 시에도 이러한 상황이 반복된다. 그래서 어떤 환자는 이 순간을 매우 두려워하고 괴로워하다가 배변을 참을 수가 없을 때 이르러 심한 고통을 받는다.

항문열상의 원인은 무엇인가? 세 가지 주요 원인이 있다.

- 해부학적인 원인: 항관肛管이 아래를 향하거나 뒤를 향한 상태에서 배변을 할 때에 항관肛管의 후방은 대변의 큰 압력을 받고 쉽게 손상과 파열이 될 수 있다.
- 감염인자: 항관肛管과 항문은 대변 때문에 손상을 받기 쉽고 이 과정에 세균에 감염되어 항두염肛竇炎, 항유두염肛乳頭炎 등의 질병이 발생한다. 그래서 항관肛管과 항문 부위에는 미란糜爛, 궤양이 발생하고 항문열상을 야기할 수 있다.
- 기타: 이 외에도 대변이 지나치게 단단하여 배변을 두려워해서 억지로 참는 것이 반복되면 심한 변비로 인하여 병정病情을 가중시킨다.

찢어진 곳에서는 반드시 피가 나는데, 항문열상이 크지 않고 표면이 얕기 때문에 항문열상으로 인한 출혈량은 비교적 적다. 겨우 대변의 표면이나 휴지에 묻어서 나오는 혈흔이 보일 뿐이며 색은 선홍색이다. 항문열상은 종종 항문 부위의 말초신경섬유를 자극하여 간지러울 수도 있다. 감염이 되었을 때에는 소양증이 매우 심해진다.

본병을 예방하려면 우선 항문감염을 방지해야 하므로 위생에 각별히 주의해야 한다. 자주 목욕하고 속옷을 자주 갈아입으며 정해진 시간마다 배변하는 습관을 길러야 한다. 배변시간은 5분 이내로 하고 배변 후에는 따뜻한 물로 깨끗이 항문을 닦는 것도 좋다. 음식량도 주의해야 하는데, 매일 일정한 양의 섬유소가 포함된 채소와 과일과 같은 음식을 섭취해야 한다. 항문 주위에서의 피부습진, 피부염, 항관상피손상肛管上皮損傷, 항두염肛竇炎, 항유두염肛乳頭炎은 일찍이 예방해서 항문열상으로 진행하는 것을 방지해야 한다.

통증이 심해서 참기 어려운 경우에는 먼저 침구치료와 외치外治로 통증을 진정시켜야 한다. 승산혈承山穴이나 장강혈長強穴을 침자鍼刺하는데, 강하게 자극한다. 외치外治는 천오川烏 1전錢, 초오草烏 1전錢, 섬소蟾酥 8푼分, 호초胡椒 1전錢, 생남성生南星 1전錢, 반하半夏 1전錢을 모두 갈아 가루로 만들고, 바셀린을 이용하여 호상糊狀으로 만들어 소량을 외부外敷한다. 본약을 끓여서 붙이면 심한 통증을 피할 수 있고 배변 후에 붙이면 통증을 완화시킬 수 있다.

한약을 복용할 때는 상세하게 변증해야 한다. 습열풍독濕熱風毒을 제거하여 윤장통변潤腸通便을 위주로 하는 경우에는 지통여신탕止痛如神湯을 활용한다. 창출蒼朮, 황백黃柏, 우슬牛膝, 도인桃仁, 빈랑檳榔, 조각자皂角刺, 괴각槐角, 진교秦艽, 방풍防風, 백작약白芍藥, 감초甘草, 생대황生大黃 각 3전錢을 수전水煎하여 복용한다. 윤장통변방潤腸通便方: 지모知母, 황백黃柏, 생지황生地黃, 현삼玄參, 맥문동麥門冬, 백작약白芍藥, 마자인麻子仁 각 3전錢, 목향木香, 감초甘草, 번사엽番瀉葉(센나잎) 각 1전錢을 수전水煎하여 복용한다.

내치內痔는 초기에는 비교적 작아서 항문을 벗어나지는 않는다. 2기의 내치內痔는 비교적 크고 자주 출혈하며, 배변 시 내치가 항문을 벗어날 수도 있다. 그러나 배변 후에는 탈출한 내치內痔가 스스로 돌아온다. 3기의 내치內痔는 반복해서 탈출하기 때문에 조직이 느슨해지고, 배변하거나 기침이나 심지어 재채기해도 항문 밖으로 나오고, 서 있는 자세, 보행 시 등에 내치內痔가 항문 밖으로 벗어나는 일이 빈번해진다. 벗어난 후에는 스스로 들어가지 못해서 반드시 손으로 넣어야 한다. 이처럼 반복해서 항문 밖으로 탈출하면 염증과 출혈이 나타나기 쉽고 항문 부위가 붓고 아프다. 주위가 습하면서 청결을 유지하기 어려워지고 가려운 것이 낫지 않아 매우 고통스럽다.

어떤 때는 내치內痔가 탈출한 후에 즉시 넣지 못해 괄약근 경련을 일으키고, 정맥혈액이 환류하는 것에 장애가 되어 항문에 수종水腫이 생겨나고 통증이 심해진다. 내치內痔 핵 안에 구멍이 형성되어 복위復位가 곤란한 예도 있는데, 항문통증을 앓고 행동이 불편하다. 내치內痔 핵이 항문 밖으로 탈출하면 내치어혈痔內瘀血이 분명해지고 색이 붉게 변하며 분비물이 많아지고 항문 주변에 수종水腫이 있고 심지어 치핵이 괴사되면서 감염도 발생할 수 있다. 소수의 환자들에게는 발열, 식욕감퇴 등의 전신증상이 나타난다.

내치에 대한 치료법은 매우 많은데 내치內治, 외치外治, 결찰結紮, 고치枯痔, 훈세薰洗 등이다. 여기에서는 비수술법으로 내치內痔를 회복시키고 환자들의 고통을 경감시키는 한약을 소개하겠다.

- 양혈지황탕凉血地黃湯: 출혈에 적용한다. 당귀當歸, 생지황生地黃, 승마升麻, 지유地楡, 괴각槐角, 황련黃連, 측백엽側柏葉, 적작약赤芍藥, 황금黃芩 각 3전錢, 생감초生甘草, 지각枳殼, 형개荊芥 각 2전錢을 수전水煎하여 복용한다.
- 지통신효탕止痛神效湯: 치핵종창腫脹통증에 적용한다. 진교秦艽, 도인桃仁, 조각자皂角子, 창출蒼朮, 황백黃柏, 당귀當歸, 택사澤瀉, 빈랑檳榔, 숙대황熟大黃 각 3전錢, 방풍防風 2전錢을 수전水煎하여 복용한다.

침구鍼灸는 장강長強, 승산承山, 이백혈二白穴 등의 경혈에 침자鍼刺하는데 강하게 자극을 주고 20분간 유침한다. 위중委中과 음릉천陰陵泉의 주위에 사혈을 시행하면 매우 효과가 좋다. 몇 차례 침구치료하면 치핵이 변하여 조금씩 위축되면서 낫게 된다.

외치外治에는 아래의 몇 가지 방법이 있다.

- 훈세薰洗: 고삼苦參, 사상자蛇床子, 포공영蒲公英, 금은화金銀花, 국화菊花 각 1냥兩, 백지白芷, 황백黃柏, 오배자五倍子, 지부자地膚子 각 5전錢, 대황大黃, 망초芒硝 각 4전錢, 약을 펄펄 끓여서 우선 증기로 아픈 부위를 훈증薰蒸하고 적당한 온도가 되었을 때 좌욕坐浴한다. 하루에 두 차례 한다.

또한 아래 방법으로 훈세薰洗한다.

마치현馬齒莧, 생대황生大黃, 적작약赤芍藥, 포공영蒲公英 각 10전錢, 제유몰制乳沒, 황백黃柏 각 5전錢, 백지白芷 3전錢을 수전水煎하여 항문을 훈세薰洗한다. 하루에 두 차례 한다.

혈전 외치外痔

혈전 외치外痔는 변비로 인하여 배변 시에 힘을 과도하게 쓰거나 심한 운동 후에 치하정맥이 파열되고 혈괴血塊가 응결되어 형성된 혈전이다. 항문 입구의 양쪽 피하皮下에 잘 생긴다.

본병의 발병은 갑작스럽고 환자들은 항문 부위에 갑자기 이상한 종물腫物이 나타났다는 것을 느낀다. 이것은 매우 민감하여 조금만 닿아도 즉시 통증이 생긴다. 이 때문에 배변하거나 앉거나 걸을 때, 심지어 기침 등의 동작에도 통증이 심해지고 환자들은 앉으나 서나 불안하고 매우 고통스러워한다.

환자들의 항문 주변에는 광범위하게 수종水腫이 생겨나서 청자색青紫色의 작은 점으로 산재해 있음을 볼 수 있다. 혈전 외치外痔는 일반적으로 치료를 받으면서 점차 줄어드는데, 혈전 외치가 누에 크기보다 크거나 혈괴血塊가 쉽게 흡수되지 않는 경우에는 외과병원에서 치료를 받아야 한다.

아래의 한약처방을 사용하여 치료한다.

금은화金銀花, 하고초夏枯草, 연교連翹, 단삼丹參, 목단피牧丹皮, 적작약赤芍藥, 우슬牛膝, 도인桃仁 각 3전錢, 목향木香, 감초甘草 각 1전錢을 수전水煎하여 복용한다. 혹 괴각환槐角丸을 복용한다.

침구鍼灸는 장강長強, 삼음교혈三陰交穴을 침자鍼刺하고 강하게 자극을 준다. 20분 유침留鍼한다. 위중혈委中穴(슬괵와膝膕窩)을 사혈하면 특효가 있다.

외치外治

- 습부濕敷: 망초芒硝 1냥반, 온수 100ml를 섞어서 거즈에 약을 골고루 도포한 후에 습부한다. 하루에 3~5차례 한다.
- 훈세薰洗: 오배자五倍子, 망초芒硝, 곡기생桑寄生, 연방蓮房(연꽃의 열매가 들어 있는 송이), 형개荊芥 각 3전錢을 전수煎水하고 훈세薰洗하는데 하루에 2~3차례 한다.

내치감돈內痔嵌頓

내치감돈內痔嵌頓은 내치內痔가 탈출한 후에 즉시 들어가지 못하여 발생한 기계적인 자극을 가리킨다. 괄약근경련, 정맥순환장애, 항문수종肛門水腫으로 통증이 유발되면서 탈출성 내치內痔로 인하여 염증과 수종水腫이 생기는데, 이러한 경우를 내치핵 혈전이 형성되었다고 하며 복위復位하는 것이 힘들다.

본병은 항문이 아파서 행동이 불편하다. 내치內痔 핵이 항문 밖을 탈출하면 색이 붉게 변하고 분비물이 증가하며 항문 주변 수종水腫과 치핵은 괴사되거나 감염된다. 소수의 환자들에게는 발열, 식욕감퇴 등의 전신증상이 나타난다.

내치감돈內痔嵌頓은 Ⅱ, Ⅲ기 내치內痔의 합병증으로 내치內痔의 증상은 변혈便血, 탈수脫垂(탈항)이고 감돈嵌頓이 있으면 심각한 통증이 나타난다.

내치內痔의 치료법은 매우 많은데, 비수술법으로도 내치를 정상적으로 복위復位를 시도하면서 환자의 고통을 줄일 수 있는 한약은 다음과 같다.

한약

- 양혈지황탕凉血地黃湯: 출혈에 적용한다. 당귀當歸, 생지황生地黃, 승마升麻, 지유地楡, 괴각槐角, 황련黃連, 천화분天花粉, 적작약赤芍藥, 황금黃芩 각 3전錢,

생감초生甘草, 지각枳殼, 형개荊芥 각 2전錢을 수전水煎하여 복용한다.

- **지통신효탕**止痛神效湯: 치핵종창腫脹 통증에 적용한다. 진교秦艽, 도인桃仁, 조각자皂角子, 창출蒼朮, 황백黃柏, 당귀當歸, 택사澤瀉, 빈랑檳榔, 숙대황熟大黃 각 3전錢, 방풍防風 2전錢을 수전水煎하여 복용한다.

침구鍼灸는 장강長強, 삼음교三陰交, 관원關元 등의 혈위에 침자鍼刺하고 강하게 자극을 주어 20분간 유침留鍼한다. 위중委中과 음릉천陰陵泉 일대에 사혈瀉血하면 매우 효과가 좋다.

외치外治는 아래의 몇 가지 방법이 있다.

- **훈세**薰洗

❶ 고삼苦參 2냥兩, 사상자蛇床子, 금은화金銀花, 국화菊花 각 1냥兩, 백지白芷, 황백黃伯, 지부자地膚子 각 5전錢, 창포菖蒲 3전錢.

❷ 식염食鹽, 망초芒硝 각 1냥兩, 천초川椒 1전錢.

❸ 현명분玄明粉 1냥兩, 명반明礬 1전錢, 장뇌樟腦 1전錢(약은 모두 수전水煎하면 녹일 수 있는데 하루에 2~3차례 훈세薰洗한다).

- **외부**外敷

금황산金黃散(금황산은 《외과정종外科正宗》에서 유래된 외용약으로 천화분天花粉, 강황薑黃, 대황大黃, 황백黃柏, 백지白芷, 천남성天南星, 진피陳皮, 창출蒼朮, 감초甘草 등으로 구성된다. 청열해독淸熱解毒, 조습화담燥濕化痰, 소종지통消腫止痛하는 효능이 있으며 옹저창양癰疽瘡瘍 중에서 양증陽證에 적합함)을 항문에 외부外敷하는데, 하루에 한 차례 한다.

항문농양

항문과 직장 주변에 급만성 화농성 감염으로 농종膿腫(농양)이 형성된 경우를 항문직장농양이라고 한다. 본병은 대부분 기름지거나 단것, 매운 것, 독주毒酒를 과음하는 등 맵고 자극적인 음식을 지나치게 섭취하여 열독熱毒이 항문에 모이는 것에서 기인한다. 혹은 항문이 감염되어 화농化膿되는 경우도 있다. 주요 증상은 항문 주변의 통증과 종창腫脹으로 전신증상을 수반하기도 한다. 예를 들어 오한발열, 식욕부진, 변비, 소변단적小便短赤, 구건구고口乾口苦 등이다. 본병의 초기 임상증상과 치료법칙은 신체의 다른 부위의 농종과 기본적으로 같다. 그러나 본병의 예후는 크게 다르다. 90% 이상이 연속해서 치루痔漏가 발생하며 치료가 비교적 어렵다.

한약경험방

- 황련해독탕黃連解毒湯: 항문농양의 초기에 적용할 수 있다. 황련黃連, 황금黃芩, 황백黃柏, 산치자山梔子 각 3전錢을 수전水煎하여 복용한다.
- 용담사간탕가미龍膽瀉肝湯加味: 항문농양에 붉은색이 보이고, 붓고 열이 나며 통증이 분명한 경우에 적용한다. 용담초龍膽草, 시호柴胡, 목통木通, 황련黃連, 감초甘草 각 2전錢, 산치山梔, 황금黃芩, 생지황生地黃, 택사澤瀉, 당귀當歸, 차전자車前子 각 3전錢을 수전水煎하여 복용한다.
- 선방활명음仙方活命飮: 항문농양과 국소의 경종硬腫 및 통증에 적용한다. 천산갑穿山甲, 조각자皂角子, 제유향制乳香, 제몰약制沒藥, 진피陳皮, 방풍防風, 백지白芷 각 2전錢, 당귀當歸, 금은화金銀花, 적작약赤芍藥, 천화분天花粉, 패모貝母 각 3전錢, 생감초生甘草 1전錢을 수전水煎하여 복용한다.

침구鍼灸는 장강長強, 삼음교三陰交 등의 혈위에 침자鍼刺하여 강하게 자극한다. 20분간 유침留鍼한다. 위중委中에 사혈하면 특효가 있다.

외치外治에는 아래의 몇 가지 용법이 있다.

- 열수좌욕熱水坐浴: 매번 15분 정도 하고, 하루에 2~3차례 한다.
- 외부外敷: 금황산金黃散으로 외부환처外敷患處를 하루에 한 차례 한다.

- 국화菊花, 포공영蒲公英 각 6전錢을 찧은 후에 환부에 외부外敷한다. 하루에 네 차례 한다.
- **진면고陳麵膏**: 묵은 밀가루(오래될수록 좋다) 2냥兩을 취해서 식초를 섞은 후에 환부에 외부外敷한다. 하루에 한 차례 한다.

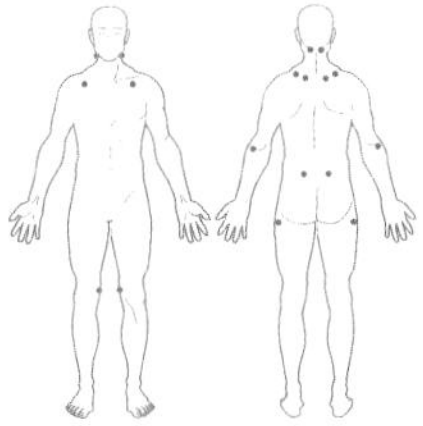

24

통풍

통풍痛風은 퓨린대사의 이상으로 유발되는 질병으로 전형적인 결정성結晶性 관절염 양상을 보이는데, 관절 내의 미세한 결정반응이 초래하는 통증성 질병이다. 통풍에서 보이는 결정은 요산염 결정으로 염증반응이 매우 강렬하다. 이전에는 본병이 서양에서 많이 나타났는데, 전쟁 이후에 일본의 경제력이 풍족해지면서 단백질 섭취량이 폭증하여 일본국민의 통풍 환자가 대대적으로 늘어났다고 알려져 있다. 타이완이나 중국에서도 생활이 풍요로워지면서 통풍 환자의 수도 해가 갈수록 증가하는 것을 보면 음식과 환경, 그리고 통풍과는 큰 관계가 있다는 것을 알 수 있다. 통풍 환자는 절대다수가 중년 이상의 남성이다.

통풍의 발생은 주로 혈중 요산의 과다와 밀접한 관계가 있다. 요산은 단백질과 퓨린대사의 최종 산물이다. 혈중 요산을 과도하게 초래하는 원인에는 두 가지가 있다. 첫 번째는 체내 요산의 과다 생산이고, 두 번째는 요산량은 정상이지만 신장에서의 배설이 지나치게 적은 경우이다. 혈액 중에 요산농도가 과포화상태가 되면 요산염 결정이 관절, 활막, 연골, 신장, 피하조직 등에 쌓여 이물반응異物反應을 야기하여 염증이 생기고, 여러 차례 반복해서 염증이 생기면 골질이 파괴되고 기형이 형성된다. 요산의 약 2/3가 신장에서 배출되는데, 이 때문에 요도에 결석이 형성되기도 한다.

많은 요인들이 급성 통풍의 발작을 야기할 수 있다.

- 음주: 이것은 통풍발작의 가장 큰 요인으로 특히 맥주가 더욱 심하다.
- 과로와 외상: 걸어갈 때 엄지발가락은 매우 큰 압력을 받아 외상을 쉽게 받는다. 통풍이 가장 쉽게 발작하는 부위이다. 기타 장거리 운전으로 인하여 오른쪽 무릎이나 발과 발목 등도 모두 통풍이 쉽게 생기는 부위이다.
- 수술: 요산이 과다한 사람이 수술 이후 3~4일 내에 통풍이 발생할 가능성이 높다.
- 약물: 특정한 약물은 통풍을 야기할 수 있다.
- 기타 출혈, 감염, 과식도 통풍을 야기할 수 있다.

통풍의 발생과 발전은 4단계로 나눌 수 있다. 제1단계는 무증상, 요산의 혈중의 증가이다. 이 시기에는 혈중 요산수치가 상승하지만 어떠한 증상도 없다. 이러한 시기가 20년 이상 지속되는 경우도 있다. 제2단계는 통풍성 관절염의 급성 발작기이다. 갑자기 발작하는 것이 특징이다. 통증이 매우 심할 수 있는데, 일반적으로 하나의 관절에만 관련되지만 때로는 2~4개의 관절에 나타나기도 한다. 그러나 5개 이상의 관절에 동시에 발생한 경우는 없다. 엄지발가락이 가장 쉽게 발병하는 부위로 첫 번째 중족관절 내측은 경미한 접촉만으로도 참을 수 없는 통증을 유발하고 심지어 이불을 덮는 것도 견딜 수 없다. 그다음으로는 무릎, 발등, 발바닥이다. 어깨, 손목, 팔꿈치와 이륜耳輪과 같은 부위도 관련될 수 있지만, 비교적 적게 보이고 하지에서 주로 발작한다. 병변이 있는 관절에 열이 생기면 암홍색暗紅色을 보이며 명확한 촉통觸痛이 있다.

경미한 발작은 몇 시간이나 하루, 이틀 만에 사라질 수도 있지만, 심한 경우에는 며칠이나 몇 주 동안 지속된다. 발작이 사라진 후에는 관절 주위 조직의 회복이 정상화된다. 어떤 환자는 평생 한 번 발작하고, 어떤 사람은 5~10년을 간격으로 발작하며, 다수의 환자들은 6개월~2년의 주기를 보이는데, 발작이 빈번한 경우는 매년 5~6차례 발병한다.

제3단계는 간헐기로 특별한 증상이 없다. 다만 고高요산혈증이 있고 통풍발작 가능성이 매우 크다. 제4단계는 병정病情이 서서히 진전되고 통풍발작에서 통풍석이 나타날 때까지 평균 10년 전후이다. 치료는 통풍석을 천천히 녹이면서 아울러 요산이 소변을 통하여 배출되는 것이 중요하다. 경우에 따라 통풍석은 이륜耳輪에 위치하는데, 만약 손가락이나 발에 있다면 환자는 비교적 큰 신발을 신고 큰 장갑을 착용해야 한다.

급성 통풍으로 인한 발작에 소염제를 사용하는데, 가장 많이 사용하는 것은 콜히친이다. 그 부작용은 설사인데 간혹 아주 심한 때도 있다. 부신피질호르몬이 비록 효과가 있으나, 일반적인 상황에서는 활용하지 않는다. 급성기에는 항降요산약물을 사용하지 않는데, 이 때문에 병정病程이 연장되기도 한다. 간헐기에는 항降요산약을 사용하나 적은 양의 콜히친으로 통풍발작을 막을 수 있다.

통풍치료에는 장기간 음주를 금해야 한다. 특히 퓨린, 단백질, 지방질이 많은 음식은 통풍발작을 유발할 수 있다. 게다가 통풍 환자는 대다수가 비교적 뚱뚱한 체격을 가진 경우가 많은데, 평소 살찌는 것을 피하고 퓨린이 많은 음식을 과하게 섭취하지 말아야 한다(동물의 간肝, 신장腎臟, 심장心臟, 뇌腦 등의 내장과 새우, 게, 삼계탕, 어류, 두류 등). 또한 피로, 추위, 긴장 등의 유발 원인을 막아야 한다. 각종 과일과 채소, 과즙을 많이 섭취하여 소변을 묽게 하여, 항상 요산결정이 용해된 상태에서 쉽게 체외로 배출되는 것이 필요하다. 평소에 혈血중 요산이 지나치게 높은 것을 막으면 발병했을 때 빨리 낫는다.

양약을 복용하는 경우에 통증을 멈추는 효과는 좋으나 혈중 요산을 낮추는 효과는 부족하다. 한약의 진교秦艽, 토복령土茯苓, 비해萆薢, 위령선威靈仙, 차전자車前子 등은 혈중 요산을 낮추는 효과가 매우 좋다. 임상에서 한의학은 대부분 당귀점통탕當歸拈痛湯이나 사묘산·오령산가감四妙散·五苓散加減으로 통풍을 치료하는데, 효과가 만족스럽다. 급성발작기의 통증을 침구鍼灸 및 자혈刺血과 배합하면 통증을 멈추게 하는 효과가 꽤 빠르다.

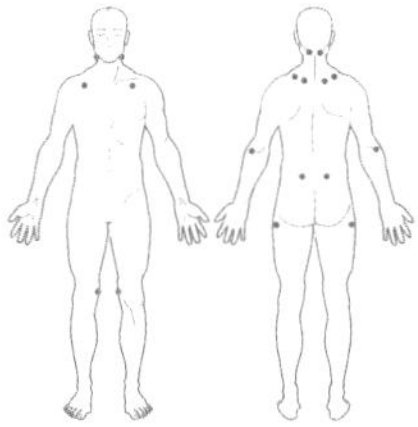

25

류머티즘관절염

류머티즘관절염은 비교적 자주 보이는 병증이다. 전 세계적으로 발병률은 1% 전후로 여성 발병률이 비교적 높고 남성과 비교하면 약 3배이다. 본병은 다양한 연령대에서 볼 수 있으나, 다수의 발병 연령은 20~50세이다. 어떤 자료에 따르면 약 10~15%의 류머티즘관절염 환자는 병정病情으로 일상생활이 힘들다고 한다. 중국과 타이완에서도 본병의 환자가 적지 않다.

본병은 대개 천천히 진행되는데, 환자는 일반적으로 한랭한 기운을 반복적으로 받거나 과로, 감기 혹은 외상外傷 등의 병력이 있다. 발병 전에 몇 주에서 몇 달에 걸친 전신무력, 피로와 수족마목감과 자통刺痛 등의 전구前驅 증상이 있다. 조기에는 고정적이지 않은 관절통증과 활동장애가 있으며, 병정病情의 경중에 따라 어떤 환자는 관절을 움직일 때 통증이 있고 어떤 경우에는 휴식을 취하는데도 통증을 느낄 수 있다. 심하면 작고 경미한 동작도 취할 수 없는 때도 있다.

이후에 한 개의 관절이나 여러 관절에서의 통증, 경직이 발생하는데, 초기에는 관절의 외관에 별 이상이 없다가 이후에 관절의 종대가 점차 분명해지며 주위의 피부에 열이 나고 붉어지고 운동할 때 통증이 발생한다. 그리고 이후에 더 진행되면 대칭성 관절염이 된다. 신체의 어느 관절이든 모두 침범할 수 있다. 그러나 양쪽 관절의 심한 정도가 항상 같지는 않다. 오른손잡이는 오른쪽이 왼쪽에 비해 심하고, 왼손잡이는 왼쪽이 오른쪽과 비교하여 더욱 심하다. 환자의 약 90%가 손목과 손가락 관절이 가장 많이 발병하고, 그 다음은 무릎, 발목, 발가락 관절이다(그림26).

조조강직早朝强直은 본병의 다른 특징이다. 아침에 일어났을 때 관절에서 온몸이 뻣뻣해지는 것을 느끼며, 심지어 일상적인 활동이 어렵지만, 이후에 조금씩 움직이면서 적당한 활동을 한 후에 증상이 가벼워진다. 어떤 사람은 오후에도 조조강직과 유사한 증상이 생긴다. 조조강직의 시간(어떤 때는 2시간을 초과함)과 병정病情의 정도는 비슷하다.

류머티즘관절염이 계속 발전하면 골질파괴骨質破壞, 근육파열筋腱破裂, 관절탈위關節脫位로 인한 기형이 형성된다. 이때 환자는 일상생활과 활동을 하면서 다른 사람의 도움이 필요하고, 심하면 종일 침상을 벗어나지 못하고 스스로 움직일 수 없으므로 매우 고통스럽다. 그러나 이러한 경우는 소수이고, 대다수의 류머티즘관절염의 예후는 비교적 좋고, 약 1/6의 병례病例만이 기형이 생긴다. 이러한 경우에도 만약 조기에 적절한 치료를 하면 대다수가 기형에 이르지 않는다.

류머티즘관절염의 병인病因에 관한 연구는 여전히 정론이 없다. 어떤 사람은 유전, 감염, 대사장애, 내분비 이상 등의 다양한 학설을 제시하지만, 확실한 원인은 여전히 불명확하다. 근래에는 면역학적인 관점에서 비교적 합리적인 해석을 찾는다. 류머티즘 인자라고 불리는 물질이 체내에서 생겨나서 인체가 스스로 몸을 보호하기 위해 상응하는 물질을 만들어 대항한다. 이러

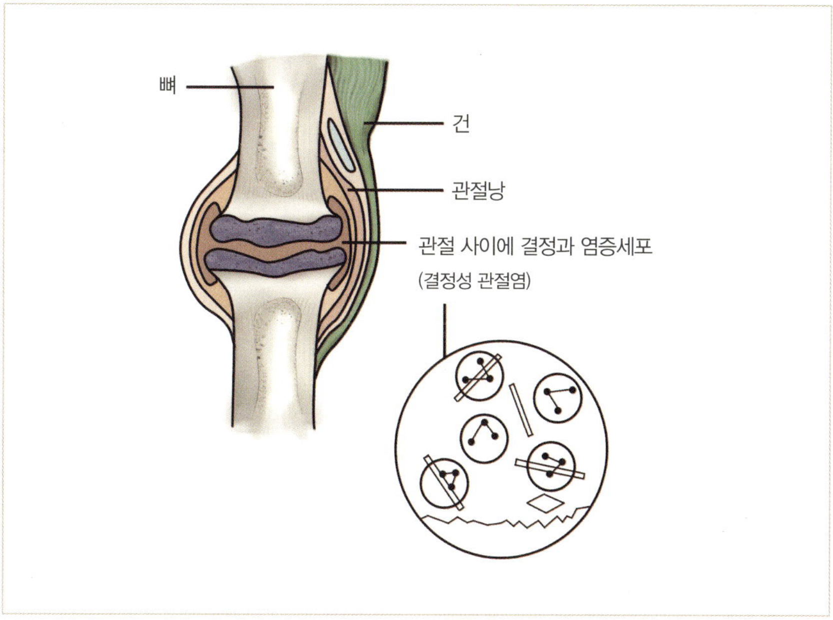

그림25 통풍결정痛風結晶의 병리부위

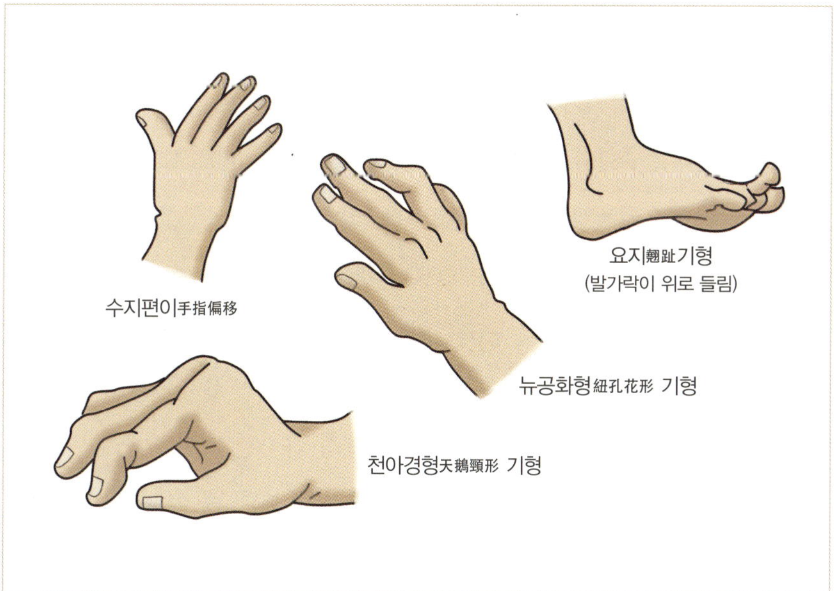

그림26 통풍석으로 인한 기형

한 항체들이 자기와 비자기를 구분하지 못하여 공격목표를 잘못 인식하고 자가 조직(관절)을 파괴시킨다는 것이다.

류머티즘관절염의 진단은 어렵지 않다. 한 개 이상의 대칭성 관절 종통腫痛이 6개월 이상 지속되면 류머티즘관절염이라고 진단할 수 있는 필요조건이 된다. 류머티즘 인자 검사가 약 70% 정도이면 양성이고, ESR(적혈구침강속도)과 C단백 반응도 병정病情의 심한 정도를 판단하는 데 도움이 되며, X선 검사와 관절액關節液 검사는 류머티즘관절염의 감별진단에 중요한 의의가 있다.

류머티즘관절염의 치료는 예방을 우선시해야 기형의 발생을 줄일 수 있고 환자는 정상 활동을 유지할 수 있다. 활막염은 본병의 관건인데, 염증으로 인한 여러 물질이 관절을 침식하고 파괴하여 기형으로 만든다. 진통제는 비록 통증을 줄일 수 있으나 염증을 줄일 수는 없다.

현재 응용되는 항抗류머티즘 약물은 치료효과가 좋을수록 부작용도 심할 수 있으므로 경험이 충분하고 능숙한 전문의들은 환자를 치료할 때에 우선은 간단하고 안전한 약물을 사용하고, 효과가 없을 때 비로소 부작용이 큰 약물을 사용하는 경우가 많다. 환자들은 의사들에게 '급효急效'를 목적으로 처방해주기를 요구해서는 안 된다. 유감스러운 점은 예전이나 현재에도 여전히 약물을 남용하는 현상이 빈번하다는 것이다.

적당한 휴식은 염증을 줄일 수 있으나 관절 강직과 근육무력筋肉無力을 야기할 수 있고 과도한 휴식은 근육연약筋肉軟弱과 골다공증을 일으킨다. 체력단련과 노동에 일정하게 참여하는 것은 체질과 항병력抗病力을 증강시킨다.

낙관적인 정서를 유지하는 것은 전신의 정상적인 면역조절기능을 유지하는 데 매우 중요하다. 임상에서 많은 병례病例가 설명해주듯이 지나친 긴장은 병정病情을 가중시킨다. 영양이 풍부한 음식은 고통을 줄일 수 있는데, 비타민C, E가 충분히 포함된 음식이나 판토텐산칼슘이 많이 포함된 음식, 또한 푸른색 채소를 많이 먹으면 각종 관절염에 도움이 되고 아울러 가공식품을 적게 먹어야 한다.

한의학에서 본병을 치료하는 데는 침구鍼灸, 한약복용, 훈세薰洗를 사용한다. 내외를 함께 치료하면 효과가 더욱 좋다. 대표적인 한약으로는 주단계朱丹溪의 '상중하통풍방上中下痛風方'과 '계지작약지모탕桂枝芍藥知母湯'이 가장 많이 쓰인다. 통계에 따르면 효과율이 90% 이상이다. 외치방면으로는 지통찰제止痛擦劑(생반하生半夏, 생남성生南星, 생천오生川烏, 생초오生草烏 각 1냥兩에 주정酒精 500ml를 가하여 담금)를 사용하여 환부에 바르면 일정한 소종消腫과 지통止痛해주는 효과가 있다.

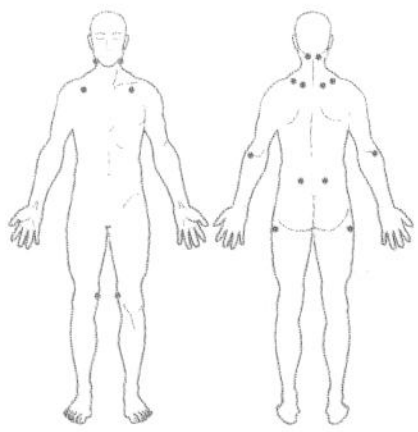

26

정신성 통증

정신의 문제나 정서적 이상으로 유발되는 정신성 통증들은 외국에 매우 많은 편이고, 국내에도 현재 적지 않다. 이러한 통증은 환자 자신도 어떤 병을 앓고 있는지 잘 모르고, 부분적인 원인은 의사들도 진단을 내리기 어렵고, 이러한 질병은 섬유근육통과 정신성 관절병, 불안신경증, 노년기 우울성 관절병 등을 포괄한다. 어떠한 해설로도 정확하게 표현하기 어렵고, 대개는 장기간 전신질병이 나타나지 않으며, 특수한 병변이 나타나지 않아 신체검사와 혈액검사에서 어떠한 이상도 없는 경우가 많다. 다만 증상이 반복되므로 의료진은 매우 곤란한 경우가 많은데, 여기에서는 두 가지 상황을 제시하겠다.

섬유근육통

이 병은 몇 가지 특징이 있다. 전신의 여러 곳에 산통痠痛이 있고 강직양상을 보인다. 야간에 잠자리가 편하지 못하고(자주 잠을 이루지 못한다), 새벽에

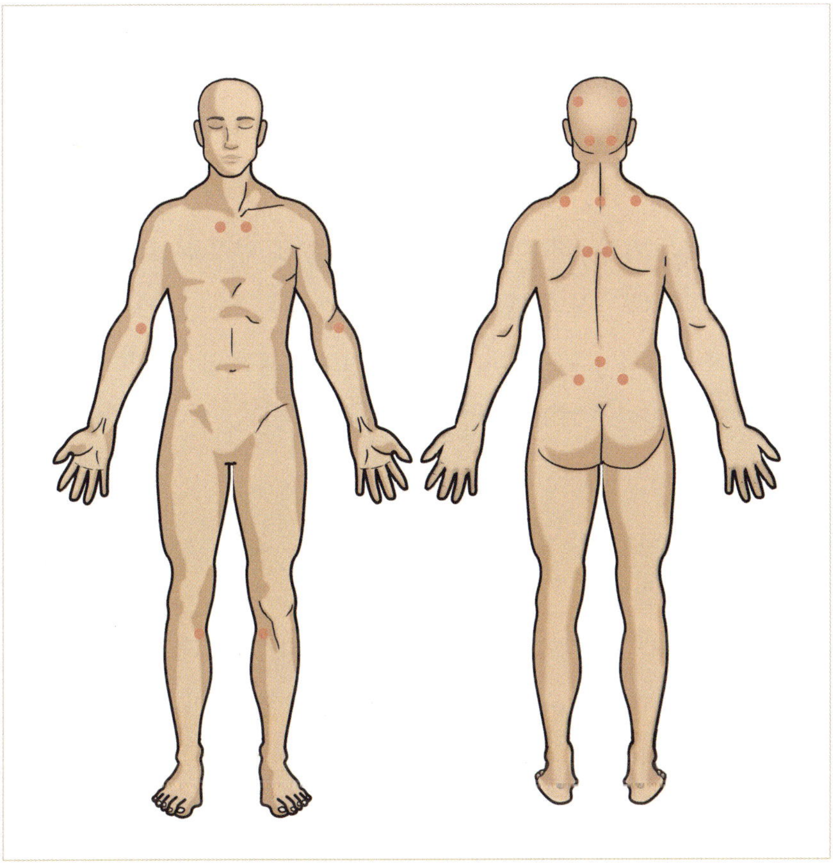

그림27 섬유근통증후군의 압통점

깨며 몸이 뻣뻣해지고 피로를 느끼며, 어깨와 등 부위, 허리와 엉덩이의 근육 등에 7~10개의 분명한 압통점이 있다(그림27). 이 외에도 어떤 사람들은 뒷골이나 복부에 통증을 수반하고, 혹은 설사, 변비 등의 위장증상이 동반된다.

장기간 반복적으로 우울하거나 긴장하는 정서는 본병을 일으키기 쉽다. 이러한 정서는 국소 부위에 근육 긴장이 발생하여 결국에는 통증이 생길 수 있다. 후두부의 통증이 곧바로 목과 어깨 부위에 전달되는 사람은 85%의 병인이 정서적인 긴장에 있다. 어떤 연구에서는 본병과 우울증 환자는 체내 세로토닌(5HT)이 분명하게 떨어진다는 사실을 발견하였다. 5HT의 저하는 통증의 역치가 내려가고 통증이 심하게 발작하며, 아울러 불면과 정신장애를 유발시킨다. 또한 어떤 학자들은 면역과 관련이 있다고 생각한다.

한의학에서는 기혈휴허氣血虧虛, 간기울결肝氣鬱結로 인식하므로 소요산합팔진탕逍遙散合八珍湯이나 사역산합귀비탕四逆散合歸脾湯과 같은 소간보기혈疏肝補氣血의 약제를 사용하여 본병을 치료하면 일정한 효과를 볼 수 있다. 매일 적절하게 산책을 하거나 가벼운 수영, 자전거 타기 등과 같은 운동은 분명하게 병증을 호전시킬 수 있다.

정신성精神性 관절병

이 병증의 환자는 미국에서 가장 많이 보인다. 대부분 교통사고 때문에 보험금을 신청하는 과정에 통증의 여부는 중요한 판정기준이 된다. 이러한 상황의 환자는 경미한 통증 신호를 그냥 넘기지 않고 통증의 신호를 확대하여 받아들이기 쉽다.

본병의 임상증상은 여러 가지인데, 전신성 통증이 있을 수 있고, 혹은 손상된 부위, 예를 들어 어깨나 등, 허리 등의 부위에 국소적인 통증이 있을 수 있다. 그러나 환자의 호소와 해부학적인 위치가 서로 일치하지 않을 수도 있으니, 즉 실제 통증 부위와 신경분포가 부합하지 않거나 철저한 검사를 시도하여도 신체에 어떠한 이상도 발견하지 못한다. 가령 어떤 이상이 있더라도 임상증상을 해석할 수 없다. 이러한 경우에 대증적인 약물치료는 효과가 좋지 못하다. 전신을 검진하려면 환자는 대개 긴장을 하게 되는데, 본병은 모두 비기질성 질병에서 야기되기 때문에 예후가 좋고, 증상이 수개월에서 심지어 수년 동안 지속되나 일단 보험료를 받으면 증상이 매우 빠르게 사라지는 경우가 많을 정도로 심리적인 상황과 관련이 큰 편이다. 그러나 약물을 과다하게 복용하면 부작용을 일으키기 때문에 가장 중요한 치료원칙은 약물남용을 피하는 것이다.

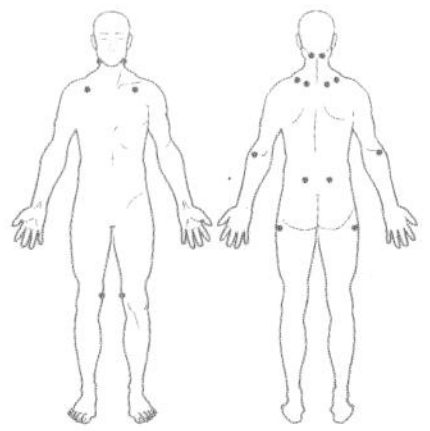

27

암성 통증

암성癌性 통증은 70%의 암증癌症 환자에게 나타나는 주요 증상 중 하나다. 특히 말기 암증은 비교적 심한 통증을 수반한다. 전 세계 매년 700만의 새로운 암증癌症 환자와 기존 암증 환자 중 400만 명은 종양腫瘍이 확산되거나 항암치료 등의 원인으로 암성癌性 통증이 발생한다.

조기에는 종양腫瘍의 부피가 작고, 보통 전이가 되지 않아 암성癌性 통증의 발생률이 비교적 낮거나 통증의 수준이 다소 경미하다. 그러나 말기에는 암으로 인한 병변이 비교적 크고 국소적으로 침습하거나 혈관이나 림프선을 따라 확산 및 전이되어 뼈까지 전이되는 과정에 주변 신경의 자극으로 심한 통증이 발생한다. 그 통증은 완고하면서 지속성을 보이며, 점차 심해지면서 환자는 매우 고통스러워한다. 현재에는 비교적 강한 진통제나 마취약을 사용하여 통증을 진정시키나 일시적으로 진정시키는 효과만 있고, 장기간 활용하면 중독이 될 수 있다. 약물의 투여량이 많으면 많을수록, 시간 간격이 짧으면 짧을수록 일정한 독성과 부작용이 반드시 있게 마련이다.

한의학에서 인식하는 암성癌性 통증이 발생하는 병기는 대부분 기체혈어氣滯血瘀, 담탁痰濁에 의한 '불통즉통不通則痛'이나, 기혈휴허氣血虧虛, 경락실양經絡失養, 장부허손臟腑虛損으로 유발되는 '불영즉통不榮則痛'이다.

한의학에서 본병을 치료하는 데 한약의 복용, 외부外敷와 침구鍼灸 등이 있다. 어떤 방면에서 빠른 효과가 나타나며 지속시간이 더 오래가는지, 약물의 의존성에 대한 여부 등은 모두 연구할 가치가 있다.

내치內治를 중심으로 치료를 시도한다면 정확한 변증론치가 중요하다.

- '기기울체氣機鬱滯'에는 시호소간산柴胡疏肝散, 사역산가감四逆散加減을 상용한다.
- '어혈조체瘀血阻滯'에는 혈부축어탕血府逐瘀湯, 실소산가감失笑散加減을 상용한다.
- '담습응취痰濕凝聚'에는 하진육군탕夏陳六君湯, 도담탕가감導痰湯加減을 상용한다.
- '열독온결熱毒蘊結'에는 황련해독탕黃連解毒湯, 청온패독산가감淸瘟敗毒散加減을 상용한다.
- '구병체허久病體虛'에는 팔진탕八珍湯, 이중탕가감理中湯加減을 상용한다.

어떤 자료에 의하면 당삼黨參, 황기黃芪, 백출白朮 등과 같은 건비익기健脾益氣 약물들은 악성 종양 환자에게 통증을 이기는 충분한 힘을 보탤 수 있다고 보고되고 있다. 이 외에 곤충류 약물(전갈全蠍, 오공蜈蚣 등)을 가미하거나 활혈화어活血化瘀하고 연견화담軟堅化痰하는 약물(도인桃仁, 홍화紅花, 적작약赤芍藥, 단삼丹參, 현호색玄胡索 등)을 가미하면 암성癌性 통증을 완화시키는 데 비교적 만족스러운 효과가 있다. 뼈까지 전이되어 발생하는 통증은 골쇄보骨碎補, 보골지補骨脂, 자연동自然銅을 동시에 응용하고, 보신補腎 약물인 선령비仙靈脾, 하수오何首烏, 육종용肉蓯蓉 등을 더하면 효과가 비교적 좋다. 열독熱毒이 분명한 경우에는 청열해독약清熱解毒藥인 산두근山豆根, 포공영蒲公英, 하고초夏枯草 등을 사용하면 비교적 좋은 완통緩痛작용을 얻을 수 있다.

한약으로 만든 고약膏藥을 부첩敷貼하여 외치법을 시행하는 것도 암통癌痛을 치료하는 보조적인 방법이다. 국소 부위에 붙여서 행기활혈行氣活血하고 통락지통通絡止痛하는 약물을 적절히 흡수시켜 약리작용을 발휘하면 일정한 진통효과를 얻을 수 있다. 암통癌痛을 치료하기 위하여 외부外敷에 활용되는 한약은 섬소蟾酥, 유향乳香, 몰약沒藥, 천산갑穿山甲, 현호색玄胡索, 혈갈血竭, 빙편冰片 등을 상용하고, 적절한 침의 활용을 같이하면 치료효과가 더욱 크다.

암성癌性 흉통은 대부분 원발성에 의하거나 폐암이 전이되어 흉막胸膜에 침범해서 발생한다. 암성癌性 흉수胸水의 경우에는 빼낸 후에 흉통이 가중되는데, 이러면 외부外敷를 적용한다. 유선암은 국부적으로 다시 발생하거나 늑골에 전이되는데 외부약外敷藥을 적게 사용한다. 특히 베이징중일우호의원北京中日友好醫院 중의종양과의 리페이원李佩文은 현호색玄胡索 1냥兩, 혈갈血竭, 유향乳香, 몰약沒藥, 원화芫花, 도인桃仁 각 6전錢, 의이인薏苡仁 2냥兩을 끓여 진한 즙으로 만들고 빙편冰片 전반錢半을 더하여 암성癌性 흉막염에 대한 외부법外敷法을 통한 치료에 많이 활용하고 있다. 진통작용과 활혈소수活血消水작용이 있는 32사례를 관찰했는데 28사례가 효과가 있었다.

암성癌性 협통은 주로 간암肝癌으로 발생하는데, 소수의 경우에 담낭膽囊, 분문賁門, 식도하단암食道下段癌으로 발생한다. 근래의 보고에 의하면 간암으로 발생하는 통증을 멈추게 하는 외부법外敷法에 적당한 한약이 비교적 많은데, 광안먼의원廣安門醫院 종양과 두안펑우段鳳舞는 웅황雄黃, 명반明礬, 청대靑黛, 유향乳香, 몰약沒藥 각 2냥兩, 혈갈血竭 1냥兩, 빙편冰片 3전錢을 모두 가루로 만들어 2냥兩을 한 포包로 만든다. 미초米醋와 저담즙猪膽汁 각각 반씩 약 한 봉지와 섞어서 호상糊狀으로 만들어 환부에 외부外敷하는데, 하루에 한 차례, 매번 8

시간 정도 하면 진통효과가 확연한 편이다.

암성癌性 복통은 대부분 소화기나 부인과 종양으로 인하여 발생한다. 또한 복강전이암과 악성 림프암에서도 보인다. 상용하는 외부外敷 약물로는 오약烏藥, 천초川椒, 소회향小茴香, 삼릉三稜, 남성南星 등이다. 한증寒證에는 육계肉桂를 더하고, 기체氣滯에는 향부자香附子를 더한다. 현호색玄胡索 3전錢을 찧어 빙편冰片 반 전錢을 더한 후 복부에 붙여도 진통작용이 있다.

침구鍼灸 방면으로는 침자鍼刺, 구치灸治, 발관拔罐, 자혈刺血 등을 활용할 수 있다. 흉통胸痛에는 내관內關, 극문郄門을 취할 수 있다.

위완통胃脘痛에는 중완中脘, 공손公孫, 족삼리足三里를 취한다. 간암 통증에는 양릉천陽陵泉, 지구支溝, 간수肝兪를 취한다. 부인과 암에는 삼음교三陰交, 내정內庭, 족삼리足三里 등의 혈을 취한다.

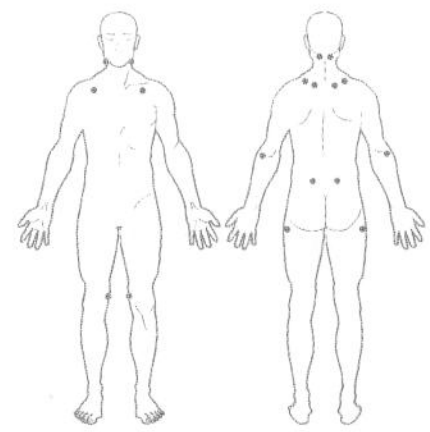

28

골다공증

보건 및 복지의 발전에 힘입어 과거 반세기 만에 인류의 평균수명은 40년이나 늘었다. 전 세계 노인의 수는 5억 5000만 명(2014년)으로 국내 노인의 수는 폭증하고 있다. 많은 노인들은 심뇌혈관병心腦血管病, 암, 치매 등 장기간 힘들게 하는 질병들이 많은 편인데, 이 외에도 골다공증은 흔히 보이는 병으로 노인들의 건강에 더욱 위해를 끼친다. 특히 노년기 관절통의 주요 원인 중 하나다. 미국에서는 대략 20%의 여성들이 75세가 되기 전에 골다공증 때문에 고관절 골절이 발생하고, 일본에서도 매년 3만 명의 노인이 대퇴골 골절 때문에 누워 있게 된다. 국내의 상황도 비록 일본과 미국만큼 심각하지는 않지만, 점차 늘어가는 추세이므로 가볍게 생각해서는 안 된다.

무엇이 골다골증을 유발시키는 것인가? 골骨의 총량이 감소하거나 단위부피 내 골 조직량이 감소하기 때문인데, 체내에서 골骨의 흡수량이 골骨의 생산량을 초과하여 골질의 감소가 발생하는 것이다. 골다공증을 일으키는 원인은 매우 많은데, 예를 들어 폐경 이후의 골다공증, 노인성 골다공증, 운동결핍성 골다공증과 내분비관련 질환, 종양, 유전 등이다. 또한 오랜 기간의 저칼슘, 고단백질 중심의 식이습관, 장기간의 음주, 과도한 흡연과 커피 등도 모두 원인이 될 수 있다. 특히 특정한 약물의 장기간의 복용은 골다공증의 형성을 가중시킨다.

골다공증은 대부분 노인에게서 발생하는데 임상에서 구루병을 제외하고 (그림28), 요배부에서 대퇴부까지 나타날 수 있다. 통증은 활동과 체위와 관련이 있는데, 누워서 휴식을 취하면 경감하고, 걷거나 피로하면 통증이 악화되어 오래 앉아 있거나 서 있을 수가 없다. 갑자기 허리를 굽히거나 조금이라도 높은 곳에서 내려오면서 충격을 받으면 척추에 압박성 골절, 또는 대퇴골의 골절을 유발할 수 있다. 또한 일부 견관절질환에 이환된 환자들은 X선 검사상 골다공증이나 석회화를 보일 수도 있다.

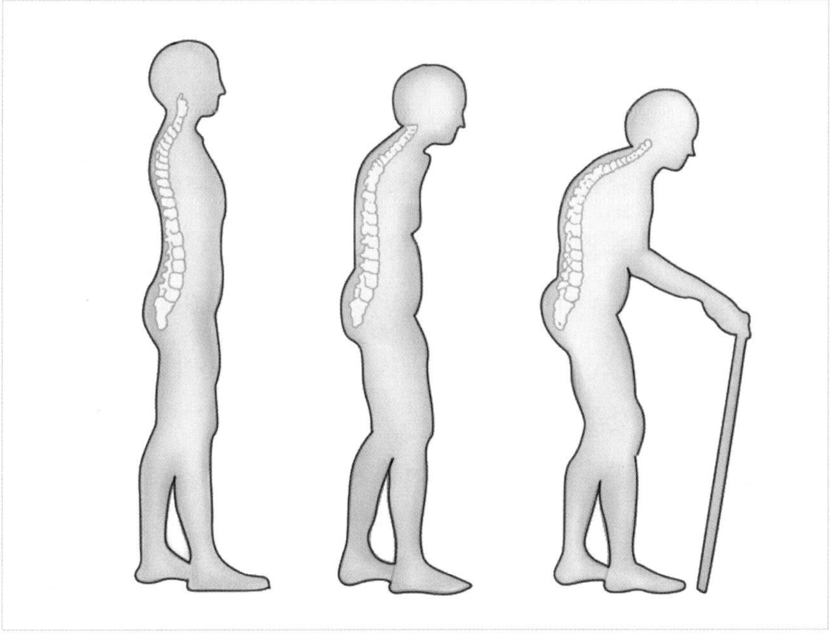

그림28 노년성 골다공증으로 인한 체형의 변화

대개 골다공증은 노인성이거나 퇴행성 병변의 일종으로 노년이 되어서야 비로소 증상이 나타난다. 그러나 이미 35세 이후부터 조금씩 신체에 노화와 관련된 변화가 시작되는데, 등허리가 굽으면서 구루병이 되고 심지어는 경미하게 넘어져도 골절이 된다면, 이미 심각한 단계로 발전한 것이다. 인체 99%의 칼슘은 골격에 집중되어 있으며, 골조직에서 지속적인 신진대사로 성년 전에는 골밀도가 계속해서 증가하다가 35세에 최고치에 도달한 이후부터는 칼슘이 점차 손실되기 시작한다. 여성은 월경, 임신, 출산, 수유 등의 몇 가지 큰 생리적인 특징 때문에 주기적인 손실(발병률은 남성보다 높고 통계에 따르면 남성과의 비율은 5% 대 38%임)이 발생하는데, 특히 폐경 후에 심해져서 에스트로겐(칼슘의 흡수 촉진과 관련이 깊음)의 분비가 정지되면서 골감소가 더 신속하게 진행되며 매년 2~4%의 골질이 줄어드는데, 65세가 되면 점차 감소되는 속도가 완화된다. 이때에는 골질이 이미 약 50% 정도가 손실되어 골격이 매우 약해지고 소송疏鬆한 상태가 되어 무거운 부담을 견디지 못하고 쉽게 골절된다.

치료방면으로 중요한 점은 칼슘의 보충과 햇볕을 쬐는 것이다. 일상생활에서 칼슘이 많이 함유된 음식을 섭취하는 것이 좋은데, 예를 들어 우유, 콩 또는 콩과 관련된 식품, 생선, 새우, 계란, 굴, 가리비, 돼지 뼈, 양배추, 셀러리, 마늘, 대추, 감 등이다. 노인은 칼슘의 흡수에 방해가 될 수 있는 지방을 지나치게 섭취하면 좋지 않다. 또한 음식 중에 식초를 더하는 것이 좋은데 음식 안에 함유된 칼슘을 용해시켜 흡수를 돕는다.

어떤 연구에 의하면 골다공증을 예방하기 위하여 칼슘을 보충하는데, 유아기, 심지어 태아기부터 시작해야 한다는 주장도 있다. 즉 생장기 초기에 골질이 누적되어 일정한 수준에서 일정한 보유량이 있어야 나중에 노화되어도 골다공증을 예방할 수 있고 노화에 의한 골질의 손상을 최대한 연장시킬 수 있다는 주장이다.

햇볕을 많이 쬐면 인체에서 칼슘의 흡수를 돕고, 특히 비타민D는 자외선에 의한 자극으로 칼슘이 골질로 공급되는 것을 촉진할 수 있다. 적당한 운동은 골격계의 혈액순환과 대사를 촉진시키고 골질 중의 칼슘 등 미네랄이 빠져나가는 것을 줄일 수 있다. 산책, 천천히 뛰기, 자전거 타기, 수영 등은 모두 골다공증에 좋은 운동들이다.

골다공증이 있는 사람은 반드시 주의해야 하는 것들이 있다. 칼슘의 흡수에 부정적인 영향을 주는 당을 많이 섭취하는 것을 금기한다. 특히 저염분 음식을 먹어야 하는데, 소금을 지나치게 많이 먹으면 체내의 이온축적량이 많아지고 여분의 이온이 소변과 함께 배출될 때 칼슘도 따라서 배출될 수 있기 때문이다. 커피도 적게 마시는 것이 좋은데, 다른 연구에서 밝혔듯이 커피를 즐겨 마시는 사람은 마시지 않는 사람과 비교하여 칼슘의 유실이 컸다. 각종 이뇨제, 항경련제, 갑상선 호르몬이나 코티솔 등의 약물을 피하거나 최소량을 복용해야 한다. 이러한 약물들은 비타민D의 활성과 칼슘과 미네랄의 배설을 통한 유실에 영향을 줄 수 있다.

한의학에서는 본병이 신정기腎精氣의 허쇠虛衰와 관계가 있다고 생각한다. 《소문素問》에서는 "丈夫……七八(56세) 天癸竭, 精少, 腎臟衰憊, 形體皆極."라고 하였고, "女子……七七(49세) 任脈虛, 太衝脈少, 天癸竭, 地道不通(月經停止), 故形壞而無子."라고 하였다. 또 "腎者主水, 受五臟六腑之精而藏之, 腎主骨髓."라고 하였으니, 이러한 사항들은 모두 신기腎氣의 성쇠盛衰가 사람의 생장, 생육, 노쇠, 사망과 관계가 있다는 것을 설명한다. 또한 신장腎臟이 정精을 보관하면 정精은 수髓를 만들 수 있고 수髓가 가득 차면 골骨이 단단해지는데, 노인의 신腎이 쇠해지면서 신정腎精이 허소虛少하게 되고, 결국 골수骨髓가 공허空虛해져서 골다공증이 생겨나므로 실제 신허腎虛와 직접적인 관련이 있다. 해당 증상이 한의학의 '골위骨痿'와 매우 비슷하다.《소문素問 · 위론痿論》에서 "腎氣熱, 則腰脊不擧, 骨枯而髓減, 發爲骨痿."라고 하였고,《소문素問 · 맥요정미론脈要精微論》에서 "腰者, 腎之府, 轉搖不能, 腎將憊矣, 骨者, 髓之府, 不能久立, 行則振掉, 骨將憊矣."라고 하였으니 신腎이 골骨을 주主하고 신腎이 정상화되어야 골骨도 정상화가 된다고 보았다.

이를 종합하여 보면 원인과 증상을 막론하고 모두 신허腎虛와 관계가 있으니, 치료는 마땅히 보신補腎을 위주로 해야 한다. 주요 증상이 신음腎陰과 신양腎陽의 양허兩虛에 해당하므로, 치료도 당연히 음양을 함께 보補해야 한다. 보신양補腎陽하는 우귀환右歸丸에 양음養陰하고 완련통緩攣痛하는 작약감초탕芍藥甘草湯을 합방하여 기본방으로 삼는데, 경우에 따라서 녹각鹿角, 구판龜板, 자하거紫河車, 당삼黨蔘, 계혈등雞血藤 등을 가加한다. 혹은 금궤신기환金匱腎氣丸에 앞에서 언급한 여러 약을 가감하여 음양기혈陰陽氣血을 모두 보補하면 효과가 매우 좋다. 이 외에 골다공증은 쉽게 골절이 발생하므로 반드시 아래의 상황을 주의해야 한다.

지나친 활동과 무거운 것을 들고 다니는 것을 피해야 한다. 계단을 오르내릴 때에는 손잡이를 짚어야 한다. 보행 시에는 조심해서 넘어지는 것을 방지하고, 특히 욕실에서 미끄러지는 것에 주의해야 한다.

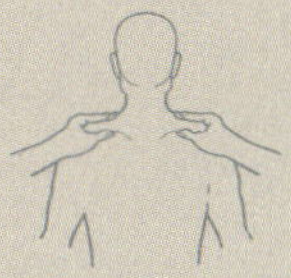

4
장

통증성 질병의
임상병리 검사

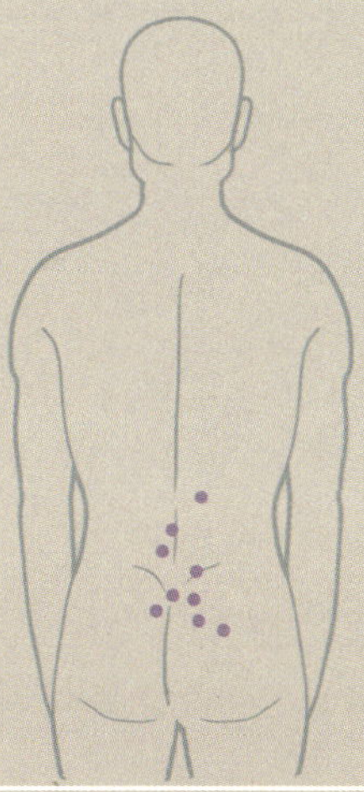

임상병리 검사의 데이터는 통증성 질병의 진단에 매우 중요하며, 어떠한 지표는 치료에도 의의가 있다. 의료인은 데이터의 의미를 잘 숙지해야 하고, 환자들도 알고 있어야 의사와 함께 병을 제대로 예방하고 치료할 수 있다. 임상병리 검사는 전체 진단을 결정하는 일부분으로 병정病情을 진단하고 이해하며 치료를 지도하는 역할이 적지 않지만, 의료진과 환자들은 결코 몇 가지 화학적인 검사로 질병을 진단하고 치료방침을 결정해서는 안 된다. 정상수치는 일정한 정상인을 측정하여 나온 것으로 실제 '정상수치'는 일반적으로 90% 전후의 정상인을 대표한다. 또한 90% 정도의 신뢰도가 있다(혹은 더 높다). 훌륭한 의료인은 검사 데이터와 환자의 병력 증상을 함께 근거하여 총체적으로 판단해야 한다.

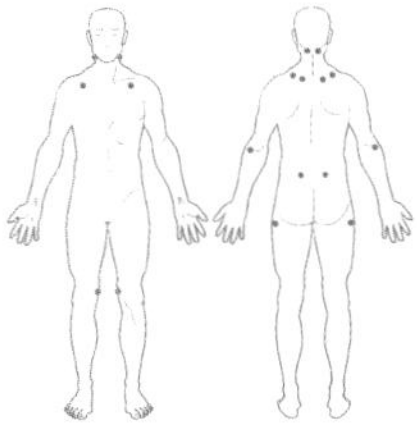

❶

혈액학적 소견

혈액은 신체의 각 부분을 순환하므로 세포 활동에 필요한 양분을 제공하는 역할을 한다. 아울러 혈액순환을 통하여 신체 각 부분의 기관이 평형이 되도록 조절하고, 인체의 특정한 기관이 질병이 생기거나 상해를 입으면 반드시 혈액 중의 특정한 성분이 영향을 받아 변화된다. 그래서 혈액검사는 어떠한 질병의 발생과 진단에 매우 중요한 판단지표를 제공한다.

혈액검사

백혈구 White Blood Cell

백혈구는 신체에서 방어계통의 중요한 부분으로 신체가 상해를 입으면 신체의 면역계통이 자연히 반응하게 되므로 그 수량은 곧 영향을 받게 되고 변화가 생긴다.

정상수치 성인: 5,000~11,000/mm^3

신생아 · 영아: 8,000~15,000/mm^3

영향요인 증가: 조직의 손상, 급성 화농성 감염, 급성 출혈, 요독증, 백혈병 등.
감소: 과립성 백혈구의 감소증, 재생불량성 빈혈, 비장의 기능항진, 간경화, 감염, 방사선치료, 약물의 부작용 등.

적혈구Red Blood Cell

일반적인 상황에서 적혈구의 생성과 파괴는 일정하게 동적 평형을 이룬다. 이 때문에 그 질량과 수량은 모두 상대적으로 안정적인 상태를 유지하고 만약 외적 요소의 영향을 받으면 적혈구 생성과 파괴가 비정상적이 된다. 곧 적혈구 질량의 변화를 야기할 수 있다.

정상수치 성인: 남자 450~550만/mm^3, 여자 380~500만/mm^3

영향요인 증가: 적혈구과다증, 선천성 심장질환, 혈액농축, 탈수증, 저산소증 등.
감소: 각종 유형의 빈혈증.

헤모글로빈Hemoglobin

헤모글로빈은 적혈구의 중요한 구성으로 주요 임무는 산소와 이산화탄소를 수송하여 신진대사에 필요한 것들을 제공하는 것이다.

정상수치 성인: 남자 14~18gm/dl, 여자 12~16gm/dl

영향요인 '적혈구지수'와 같다. 그러나 비교해보면 빈혈의 정도와 상태를 상세히 반영한다.

혈소판Platelet

혈소판은 혈액의 응고작용에 중요한 작용을 한다. 그 수량이 줄었다는 것은 출혈의 가능성이 있다는 것을 설명한다.

정상수치 15~35만/mm^3

영향요인 증가: 혈소판증가증, 비장 수술 후에 전신성 감염, 골절, 만성 골수성 백혈병, 적혈구증가증, 출혈 등.

감소: 재생불량성 빈혈, 홍반성 낭창SLE, 급성백혈병, 혈소판 감소성 자반증, 비장기능항진, 미만성 혈관내응고, 단백뇨 등.

급성기 반응

적혈구 침강속도Erythrocyte Sedimentation Rates

적혈구 침강속도는 혈액에 항응제抗凝劑를 넣은 후에 특별히 만든 유리관 안에 수직으로 세워놨을 때 단위 시간 내 적혈구가 가라앉는 속도로 간단히 혈침血沈이라고 부른다.

정상수치 남자: 10mm 이하/hr, 여자: 15~20mm/hr

영향요인 증가: 홍반성 낭창, 간경화, 신증후군, 조직괴사, 종양, 빈혈, 심근경색, 감염성질병, 교원병, 출산 후 등.

지연: 혈관 내 확산성 질병(DIC), 저섬유단백증低纖維蛋白症 등.

C-반응 단백C-RP, C-reactive protein

조직에 염증이 발생했거나 손상이 생겼을 때는 혈청 중에 폐렴구균Streptococcus pneumoniae의 표면 항원인 C-다당체C-polysaccharide와 반응하는 단백질을 C-반응단백이라고 부른다.

정상수치 음성(-)(〈5ug/ml)

영향요인 양성반응: 화농성 염증, 악성 종양, 급성 심근경색, 세균감염, 류머티즘 열Rheumatic Fever, 만성 관절염.

혈액생화학

혈액요소질소 BUN, Blood Urea Nitrogen

요소질소는 단백질 대사산물로 일반적으로 신장에서 체외로 배출되는데, 만약 신장이 손상되어 배출이 줄면 혈중의 농도가 자연히 올라간다. 그러므로 신장 능력의 중요한 지표의 하나이다.

정상수치 5~25mg/dl

영향요인 증가: 신부전, 충격, 각종 원인으로 유발되는 탈수증, 급·만성신부전 등.

감소: 심각한 간질환, 장기간의 영양불량 등.

요산 UA, Uric acid

요산은 퓨린 분해대사의 최종 산물로 간에서 형성되어 신장을 따라 배출된다.

정상수치 2~7mg/dl

영향요인 증가: 통풍, 백혈병, 다발성 골수암, 적혈구증가증, 신장의 기능감퇴, 중독성 간염 등.

감소: 유전성 퓨린뇨증 등.

크레아틴인산효소 Creatine Phospho-Kinase

크레아틴인산효소는 주로 골격근, 뇌, 폐, 방광, 심근에 분포한다. 만약 이런 조직에 병변이 생겼다면 혈중에 크레아틴인산효소의 함량이 분명하게 올라간다. 그러므로 근육 관련 질병에 대한 측정은 진단과 감별, 그리고 병정이나 활동성을 판정하는 경우에 중요한 의의가 있다.

정상수치 남자: 10~66IU/L, 여자: 10~43IU/L

영향요인 증가: 급성 심근경색, 골격근 손상, 진행성 근육위축, 뇌막염, 갑상선기능항진 등.

알돌라아제Aldolase

알돌라아제는 조직 안에 존재하는데, 주로 장기손상에 대한 보조적인 진단 근거이며, 특히 근육과 관련된 병변의 진단과 감별에는 매우 큰 의의가 있다.

정상수치 성인: 5~27U/dl, 아동은 대략 성인의 2배이다.

영향요인 증가: 진행성 근이영양증, 심근경색, 급성 간염, 간담질병 등.

혈청면역학 검사

단백질 전기영동 Serun Protein E

전기영동을 시키면 혈청 중의 단백질이 Albumin, α1-Globulin, α2-Globulin, β-Globulin, γ-Globulin 등 다섯 가지 성분으로 나뉜다. 특정한 질병의 병리적인 상황하에 아래의 성분이 변화한다.

정상수치
- Albumin 3.2~5.6mg/dl
- α1-Globulin 0.1~0.4mg/dl
- α2-Globulin 0.4~1.2mg/dl
- β-Globulin 0.5~1.1mg/dl
- γ-Globulin 0.5~1.6mg/dl
- Total protein 6.0~8.3mg/dl

영향요인
- 신증후군, 만성 사구체신염은 Albumin과 γ가 감소하고 α2와 β는 증가한다.
- 만성간염, 간경화는 Albumin이 감소하고 γ가 증가한다.

- 다발성 골수암은 γ와 β가 분명하게 증가한다.
- 고지혈증은 $\alpha1$, $\alpha2$, β가 모두 증가한다.

면역 글로불린Immunoglobulin

면역 글로불린은 다섯 종류로 분류할 수 있다. 곧 IgG, IgA, IgM, IgD, IgE이다. 한 조는 항체 활성에 필요한 단백질을 가지고 있고, 임상에서는 앞에 있는 세 종류가 주로 측정된다.

정상수치
- IgG: 800~1800mg/dl
- IgA: 90~450mg/dl
- IgM: 60~250mg/dl
- IgD: 0.3~3mg/dl
- IgE: 0.01~0.14mg/dl

영향요인 다발성 골수암, 류머티즘관절염, 만성 활동성 간염, 신증후군, 백혈병, 감염성 질병, 과민성 질병, 자가면역질환 등.

항핵항체Anti-Nuclear Antibody

전신성 홍반성 낭창SLE의 환자혈청 중에는 자기 동종, 또는 이종의 세포핵과 반응하는 특수한 혈청글로불린이 검출되는데, 이것을 항핵항체라 하고 주로 IgG에 속한다.

정상수치 음성(-)

영향요인 전신성 홍반성 낭창, 교원병, 만성 관절염, 만성 간염, 피부근염 등.

항스트렙토라이신 OAnti-Streptolysin O 측정

항스트렙토라이신 O에 대한 측정은 '항 O' 검사라고 간단하게 부른다. 검사는 근래에 용혈성연쇄구균에 대한 감염의 여부를 증명하고 류머티즘 열을 진단하는 데 자주 사용한다.

정상수치 200Todd 단위 이하

영향요인 증가: 교원병, 류머티즘 열, 만성사구체신염, 용혈성연쇄구균감염증 등.

보체Complement

보체는 기타 체액 인자나 면역세포와 함께 체내 면역반응을 수행하는데, 신선한 혈청 중 정상적인 단백의 일부분이다. 일반적으로 CH50(총보체활성), C-q, C3, C4, C5, C6, C7, C8, C9 등의 보체를 포괄한다. 그러나 상용하는 것은 CH50과 C3이다.

정상수치
- CH50: 50~100U/ml
- C3: 80~150mg/dl

영향요인 류머티즘관절염, 피부근염, 심근경색, 홍반성 낭창, 골종양 등.

류머티즘 인자Rheumatic Factor

류머티즘 인자의 본질은 항변성抗變性 IgG의 항체로 70%의 류머티즘관절염 환자의 혈액에서 보인다. 또한 다양한 면역질환의 혈액에서도 관찰된다.

정상수치 음성(-)

영향요인 간경화, 류머티즘 열, 전신성 홍반성 낭창, 만성 류머티즘관절염 등.

낭창세포Lupus Erythematosus Cell

낭창세포狼瘡細胞 검사는 전신성 홍반성 낭창의 진단을 위한 중요한 보조요소이다.

정상수치 음성(-)

영향요인 전신성 홍반성 낭창, 결합조직병, 자가면역질환 등.

주 이상 각 항의 검사에서 정상수치는 검사단위에 근거한 것이니 나열한 검사 정상수치가 표준이 된다.

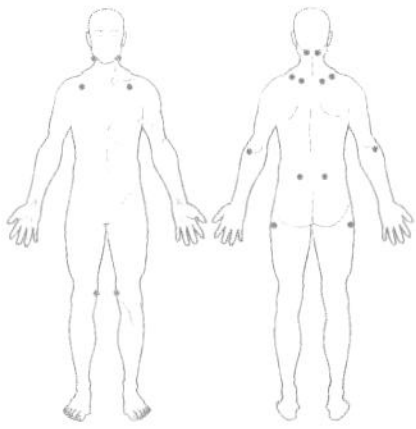

2

소변검사

일반 뇨검사

일반 뇨검사는 가장 기본적인 소변검사로 소변에 적혈구, 백혈구, 단백질과 각종 결정 등의 물질이 있는 것을 검진하는 것이다. 전술한 혈액물질의 검사를 참고로 기타 합병증을 판단할 수 있다. 예를 들어 전신성 홍반성 낭창이나 혈관염 환자의 소변에 상술한 물질이 검출되면 신장염이 있다는 것을 의미한다. 정상인의 소변에는 소량의 백혈구가 있을 수 있지만, 기타 단백질이 검출되어서는 안 된다.

24시간 소변검사

임상에서는 종종 24시간 내의 소변을 수집하고 검사를 진행하여 몇몇 물질이 소변으로 배설되는 상황을 확인하는 경우도 있다. 예를 들어 류머티즘 질환의 경우에 환자의 24시간 동안의 소변에서 단백질 함량을 검사하여 신장의 기능적인 상황을 확인한다.

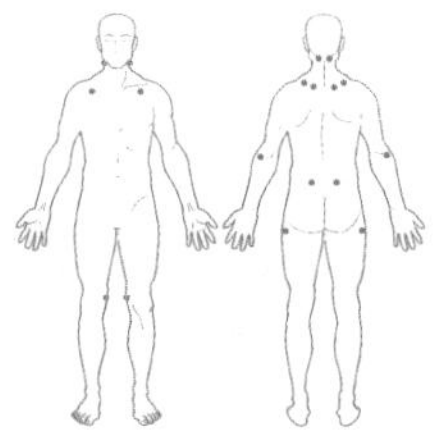

3

관절낭액 검사

주사기를 통하여 관절강關節腔에서 관절낭액을 추출하여 시행하는 검사로 간편하고 안전하다. 검사항목은 분량, 외관, 당분, 단백질, 세균, 세포 분류와 수 그리고 결정 등을 포괄한다. 이러한 검사는 관절염 유형의 진단에 분명한 도움이 된다. 예를 들어 결정성結晶性 관절염, 감염성 관절염과 비특이성 염증성 관절염의 감별과 진단에 중요한 의의가 있다.

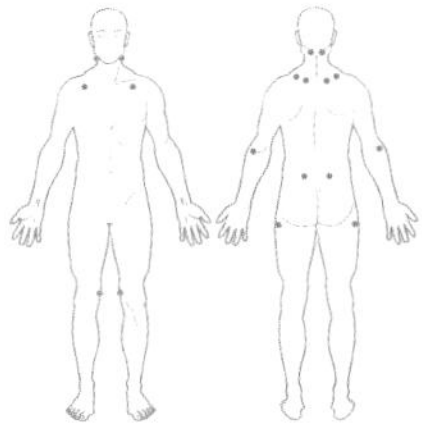

4

조직검사

조직 절편을 이용한 기술로 신체 각 부분의 조직을 가지고 검사를 진행한다. 예를 들어 피부, 근육, 활막, 류머티즘 결절, 신조직腎組織 등이 대상이다. 이로 말미암아 더 자세한 자료를 얻을 수 있고 확실하게 진단할 수 있다.

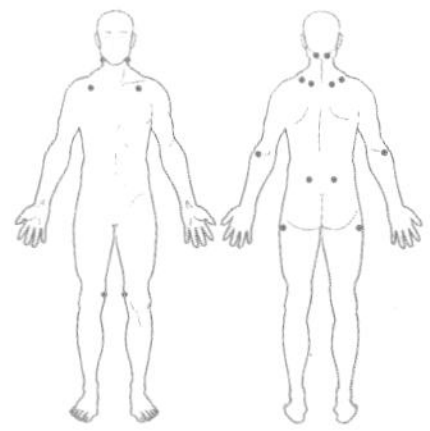

5

방사선검사

방사선검사는 통증과 관련된 병증의 중요한 사항 중에 하나로 다른 검사의 부족한 점을 보충할 수 있다. 전체적인 진단을 좀 더 확인할 수 있게 해주는데, 그 방식에는 X선 촬영, CT, MRI, 초음파 등이 있다.

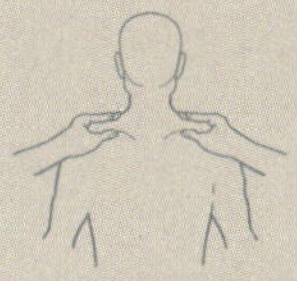

5
장

통증의 병인과 병기에 대한 한의학적 인식

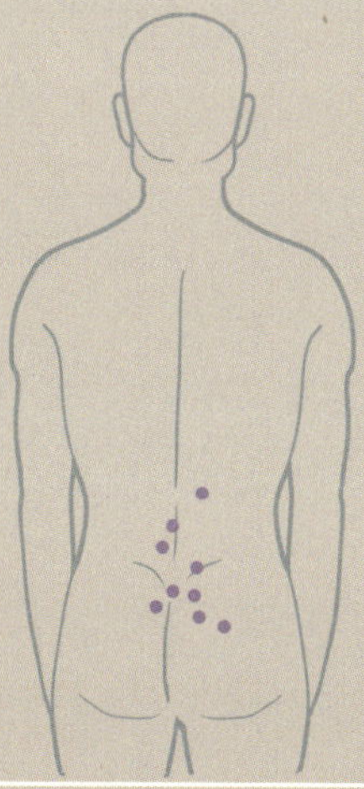

인체는 하나의 유기적인 전체상으로 정상적인 상황에서는 장부臟腑, 경락經絡, 기혈氣血 등이 모두 동조하고 협조한다. 이와 같은 상황하에서 인체는 기본적인 생리기능을 유지할 수 있다. 만약 각 계통의 기능이 조합되지 않으면 전신 혹은 국소성 병변을 야기할 수 있다. 이처럼 질병이 생기면 많은 증상들이 반응하는데, 그중 통증은 임상에서 매우 쉽게 접할 수 있는 하나의 증상이다. 그러나 통증은 하나만 단독적으로 존재하는 질병이 아니기 때문에 우리는 통증 환자를 만났을 때 반드시 전면을 종합하여 병인病因, 병기病機의 진행을 전체적으로 이해해야 한다. 이처럼 해야 비로소 변증辨證, 진단診斷, 예후, 치료 등을 종합적으로 분석 판단할 수 있고 그러한 후에야 합리적이고 정확한 치료를 할 수 있다. 이하에서는 통증의 병인病因과 병기病機를 이야기해 보겠다.

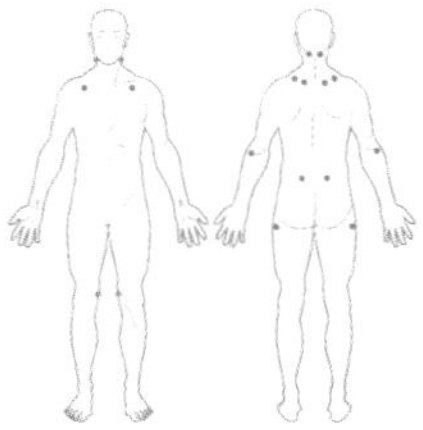

1

통증의 병인

증상을 살펴서 병인을 구하는 것은 임상에서 변증하는 기본적인 사항으로 통증의 변증도 이와 같다. 한의학을 비롯한 동양의학에서 생각하기를 질병의 발생, 발전과 전이는 바로 정기正氣와 사기邪氣 사이에서 투쟁한 결과의 반영이다. 《소문素問 · 자법론刺法論》에서 "正氣存內, 邪不可干"이라고 하였다. 질병의 병인에 대하여 구체적으로 분석해보면 통증을 일으키는 병인은 매우 많다. 총괄적으로 말하자면 내인內因, 외인外因, 불내외인不內外因으로 귀납할 수 있다. 물론 세세히 분석해보자면 통증을 일으키는 원인은 매우 많다. 외사外邪에 의한 통증, 내상칠정內傷七情에 의한 통증, 음식부절飮食不節에 의한 통증, 노권勞倦에 의한 통증, 외상外傷에 의한 통증 등이 요인이다.

외사外邪에 의한 통증

외사外邪는 '육음六淫'과 '여기癘氣'를 포괄한다. '육음六淫'은 자연계의 풍風, 한寒, 서暑, 습濕, 조燥, 화火 여섯 가지의 외부적인 기후변화로 인하여 지나치거나 미치지 못하거나 혹은 때에 맞지 못하여 형성된 치병사기致病邪氣를 가리킨다. 육음六淫에 의한 병은 모두 밖에서 들어오거나 혹은 입과 코, 피부로부터 인체에 침범하면서 '표증表證'이 나타난다. 이것을 '외감육음外感六淫'이라고 부른다. 외사가 침입하여 피부에 있거나 체내에 머물러 야기한 통증이다.

- **풍사風邪에 의한 통증:** 풍風은 양사陽邪로 성질이 여기저기에 병증이 발생하며 변화가 잦은 편이다. "잘 움직이며 자주 변한다[善行而數變]"는 특징과 딱 부합하여 먼저 피모皮毛에 침습하고 위로 두면頭面을 침범하여 두통, 목통目痛과 이비인후부에 통증이 나타난다. 혹은 기육주리경맥肌肉腠理經脈 사이에 머물러 신통身痛, 관절통關節痛도 나타난다.
- **한사寒邪에 의한 통증:** 한사가 침습하면 매우 쉽게 통증이 생긴다. 인체의 기혈과 진액은 순환을 멈추지 않아서 통창通暢하여 막힘이 없고, 양화陽和한 기에 의지하며 몸 사이사이를 따뜻하게 한다. 그러나 한寒은 음사陰邪라 그 성질이 정체되고 끌어당긴다. 만약 인체에 침입했다면 근골경락근육筋骨經絡筋肉에 머물러 쉽게 경맥이 막히는 것을 유발하고, 양기陽氣를 손상시켜 혈맥구급血脈拘急하고 기혈응체氣血凝滯하여 두통, 복통, 관절통 등의 극심하고도 고정된 통증증상을 일으킨다.
- **서사暑邪에 의한 통증:** 서暑는 여름의 주된 기운으로 곧 화열火熱의 기가 변화한 것으로 만약 염서炎暑가 편승하여 음淫에 이르게 되면 반드시 통증이 생긴다. 서暑는 양사陽邪로 성질이 염열炎熱하니 쉽게 기와 음을 손상시킨다. 그러므로 서열暑熱이 침입해서 '기음양상氣陰兩傷'을 야기하여 극통劇痛, 창통脹痛의 증상이 있다.
- **습사濕邪에 의한 통증:** 습濕은 장하長夏의 주된 기운으로 편승하여 음淫에 이른다. 습濕은 음사陰邪로 그 성질이 중탁점니重濁粘膩하고 인체에 침입

하면 경락이 막히고 기혈운행氣血運行에 영향을 주어 통증이 생긴다. 게다가 양기陽氣가 막힘을 받아 병정病情이 심해진다. 음사濕邪는 사람을 상하게 해서 통세痛勢가 지속되어 빨리 낫지 않는다. 만약 내장에 침범한다면 기기불리氣機不利를 야기해서 폐의 병변을 발생시키고 습濕이 비위脾胃를 침범하면 양기陽氣를 손상시키고 운화運化 기능을 제대로 못 하게 하며 복부가 붓고 아픈 증상을 볼 수 있다.

- 조사燥邪에 의한 통증: 조燥는 가을의 주된 기운으로 그 기운은 맑고 성질은 건조하여 쉽게 진액을 손상시키고 금金에 속하며 폐기肺氣와 상응한다. 그러므로 조燥가 지나쳐 병이 되고 진혈津血을 부족하게 하고 맥은 보호받지 못해 통증이 생긴다. 게다가 그 통증은 매번 구건인조口乾咽燥 등의 진액 손상을 수반한다. 또한 금극목金克木하므로 간에 영향을 주고 양협통兩脇痛, 소복통小腹痛, 목적통目赤痛 등의 증상을 볼 수 있다.
- 화열사火熱邪에 의한 통증: 화열火熱은 양陽이 성해서 생긴 화火와 열熱을 분리하지 않고 화열火熱이라고 혼칭한다. 화열火熱은 또한 하령夏令의 주된 기운으로 편승하여 음淫에 이르면 그것은 양사陽邪로 성질이 상염上炎을 하고 진액을 손상시킨다. 그래서 화열火熱의 사기가 인체에 들어오면 쉽게 진혈津血을 손상시키고 경락을 막히게 한다. 따라서 통증을 야기하고 발병이 급하고 통세痛勢가 심하며, 혹은 통증이 심해 붓고 거안拒按 등의 증상을 자주 볼 수 있다. 임상에서는 한사寒邪가 통증을 유발하는 정도에 비하여 다소 덜하지만 역시 매우 심각한 경우를 자주 볼 수 있다. 특히 외과창상外科瘡瘍으로 인한 통증과 안과眼科 질환에서의 통증은 화火에 속한 경우가 많다.
- 여기厲氣: 이것은 유행하는 기세가 신속하여 매우 강력한 전염성을 가진 병사病邪, 즉 역독疫毒으로 역시 경맥이 막혀서 통증을 조성한다. 보통 곽

란, 이질, 대두온大頭瘟, 성홍열 등의 질병에서 자주 보인다. 예를 들어 곽란으로 인한 복통은 마치 배 속이 비틀어 짜는 것같이 고통스러우며, 성홍열로 인한 인후통은 모두 역려疫厲로 인하여 야기한 것이다. 그 외에 나타나는 증후와 풍화風火가 조성한 통증은 기본적으로 유사하므로 주의해야 한다.

내상칠정內傷七情에 의한 통증

사람의 정지情志는 자율신경계의 정상적인 조절하에서 외부 환경과 각종 자극에 따라 자연스러운 반응을 하는데, 보통의 생리적인 활동에서는 질병을 야기하지 않지만, 만약 어떤 극단적인 자극을 받거나 혹은 장기간 지속적으로 정지情志가 자극을 받으면 질병을 야기해서 통증을 유발할 수 있다. 그리고 이러한 정지情志는 희喜, 노怒, 우憂, 사思, 비悲, 공恐, 경驚 등 7가지가 포함되기 때문에 칠정七情이라고 부른다. 칠정七情이 통증을 불러오는 주요 원인으로는 장부기기臟腑氣機의 운행에 영향을 끼치고 기혈운행불창氣血運行不暢, 경락불리經絡不利를 조성하여 장부 기능이 문란해져 각종 증상이 나타난다.

인체의 정지활동情志活動과 내부 장부와는 밀접한 관계가 있다. 각각의 장부는 특성을 가지고 있고, 장부와 경락의 낙속絡屬 또한 다르며, 장부와 외재조직外在組織은 연속되면서도 각각 주된 요소가 있다. 그러므로 정지情志가 각 장부에 작용하는 영향도 같지 않다. 외부의 각종 정신자극은 오직 관계있는 내장에만 작용해야 비로소 정지情志의 변화와 그 영향이 표현될 수 있다.《소문素問 · 음양응상대론陰陽應象大論》에 '노상간怒傷肝', '희상심喜傷心', '사상비思傷脾', '우상폐憂傷肺', '공상신恐傷腎'이 있다. 장부기혈의 기능이 실조했기 때문에 장부 혹은 그것이 속한 경락의 특정한 통증을 야기한다. '노즉기상怒則氣上'을 예로 들면 크게 노하면 기기氣機가 상역上逆하여 간肝을 상하게 하고 간기肝氣

가 역란逆亂하면 기체혈어氣滯血瘀하여 협통脇痛, 월경통, 위완통胃脘痛 등의 증상이 나타난다. 또 '희즉기완喜則氣緩'은 과도하게 기뻐하면 쉽게 기기氣機가 흩어져 모이지 않고 심心이 다쳐서 기혈운행氣血運行이 무력하고 맥락불창脈絡不暢하여 심통心痛, 복통 등을 야기할 수 있다.

음식부절飮食不節에 의한 통증

음식을 통하여 영양을 섭취하며 이는 우리 몸의 생명활동을 유지하는 필수적인 조건이다. 만약 음식이 적절하지 못하면 전체의 기능이 실조되고 질병을 유발하여 통증이 발생한다. 한의학에서 비脾는 수곡정미水穀精微의 운화運化를 주主하고 위胃는 수곡水穀의 수납부숙受納腐熟을 주主하여 후천後天의 근본이 되기 때문에 음식부절飮食不節은 반드시 비脾와 위胃에 영향을 끼치고 후에 다른 장부臟腑에 영향을 끼치거나 다른 병을 유발시킨다고 생각한다.

음식부절飮食不節은 질과 양 두 가지 방면을 포함한다. 질로 말하자면 좋아하는 것만 먹거나 주로 날 음식과 차가운 음식을 편식하고 혹은 단것을 지나치게 많이 먹거나 술을 좋아하고 매운 음식을 좋아하는 것은 모두 비위脾胃를 손상시켜서 운화기능運化機能이 실조되어 통증이 생긴다. 만약 차가운 음식만 섭취하면 중양中陽이 허랭虛冷해져서 위완통胃脘痛, 복통이 나타나고, 기름진 음식을 많이 먹으면 온습생담蘊濕生痰하고 담습痰濕이 심맥心脈을 막아서 심통心痛이 발생할 수 있고, 위로 청규淸竅를 막으면 두통 등을 볼 수 있다. 《금궤익金匱翼》에서 "痰厥頭痛者, 病從脾而胃之也. 夫脾主爲胃行其津液, 脾病則胃中津液不得宣行, 積而爲痰, 隨陽明之經, 上攻頭腦而作痛也."라고 하였다. 또 양으로 말하자면 과식이나 부족하게 먹은 경우에도 병을 야기할 수 있다. 《소문素問 · 비론痺論》에서 "飮食自倍, 腸胃乃傷."이라고 하여 음식을 많이 먹으면 안에 쌓여서 기혈氣血을 막히게 하여 창만과 통증, 거안拒按

을 일으키고 식후에 통증이 심해지는 등의 증상이 있다. 바로 《증인맥치症因脈治》에서 "飮食不節, 傷其胃口, 太陰升降之令, 凝結壅閉, 則食積之痛作矣."라고 했으니 음식이 부족한 것이 오래되면 기혈氣血이 휴허虧虛하고 낙맥실양絡脈失養하여 은통隱痛을 유발한다. 굶주렸을 때는 가중되고 밥을 먹은 후에는 줄어든다.

노권勞倦에 의한 통증

노勞는 부적당한 활동과 능력이 감당할 수 있는 바를 초과한 과도한 노동을 가리키며, 체로體勞, 심로心勞, 방로房勞의 과도를 포함한다. 노력勞力은 기혈氣血을 상하게 하고, 노심勞心은 심신心神을 상하게 하며 방로房勞는 신정腎精을 상하게 한다. 오래되면 내장휴손內臟虧損, 음혈부족陰血不足, 정기쇠소精氣衰少, 낙맥실양絡脈失養에 이르러 통증이 나타난다. 《의학정전醫學正傳》에 "若夫勞役傷形, 致身體解體而作痛."이라고 하였고, 또 《동원십서東垣十書》에 "房室勞傷腎虛腰痛, 是陽氣不能運動故也……膏梁之人, 久服陽藥, 醉以入房, 損其眞氣, 腎氣熱, 腎氣熱則腰脊痛而不能擧."라고 하였으니, 모두 이것을 설명한 것이다.

노권의 과다로 생긴 통증은 전신의 각 부위에서 볼 수 있는데, 그중에서도 두頭, 요腰, 흉복胸腹 부위에서 가장 많이 보인다. 그 통증은 대부분이 은통隱痛이고 연속적인 허증虛證 양상을 보인다. 경우에 따라서 민통悶痛, 체통滯痛의 실증實證, 혹은 허실협잡虛實挾雜의 증상을 볼 수 있다.

외상外傷에 의한 통증

외상外傷은 돌발적으로 발생한 외상으로 염좌, 찰과상뿐만 아니라 동상과 벌레 등에 물린 상처 등을 포괄한다. 모두 직접 인체 피부나 근골에 작용하여 손상되니 국소 부위나 전신성 통증을 유발한다. 그러므로 그 증상이 대부분 종통腫痛이고 구간軀幹, 사지四肢, 두경頭頸, 요저腰骶 부위에 발생한다.

속발성 기타 질병

기타 질병으로 야기된 병증病症으로 원발성原發性 질병이 발생한 이후에 병정病情이 악화되어 기체혈응氣滯血凝이나 기혈휴허氣血虧虛 등의 현상을 조성하여 속발성의 통증을 야기한다. 예를 들어 혈액암, 위암 등의 암증癌症이다.

이상은 모두 통증의 주요 병인病因으로 각종 병인은 모두 병을 일으킬 수 있다. 원인은 비록 많으나 여전히 일정한 규칙을 따른다. 일반적으로 외사外邪, 외상外傷이 일으킨 통증은 발병이 비교적 급하고 내상칠정內傷七情, 음식부절飮食不節, 노권勞倦 등이 일으킨 통증은 대부분 허증虛證이나 혹은 허중협실증虛中挾實症으로 발병은 비교적 느리다.

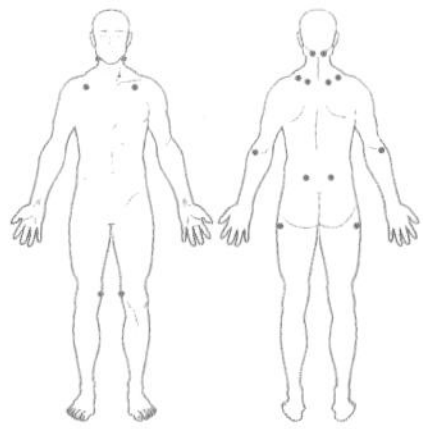

2

통증의 병기

통증은 환자의 자각 증상으로 전신 각처에 모두 나타날 수 있다. 그러나 바로 앞에서 서술한 것과 같이 통증을 유발하는 원인은 매우 많다. 예를 들면 외감으로 인한 육음六淫, 내상칠정內傷七情, 음식부절飮食不節, 노권勞倦 등이다. 이런 요인들은 장부臟腑와 경락經絡의 기능을 실조하게 하고 기혈운행氣血運行을 순조롭지 못하게 하여 전신이나 국부에 각종 통증을 낳는다. 비록 야기된 원인이 다르고 통증의 성질, 부위도 또한 다르나 통증을 발생시킨 병리인자病理因子로 말하면, 그사이에는 많은 공통성이 존재한다. 한의학에서는 통증의 표현형식이 다양하더라도 그 전체적인 속성은 실통實痛과 허통虛痛을 벗어나지 않으며, 모두 '불통不通'에서 야기된다고 인식한다. 예를 들어《소문素問·거통론擧痛論》에서는 통증의 발생과 기혈氣血은 밀접한 관계가 있다고 하며, 기불통氣不通, 기상역氣上逆, 혈어血瘀, 혈허血虛, 기혈혼란氣血混亂 등이 야기한 통증을 언급하였으나 모두 "通則不痛, 不通則痛"이라는 원칙을 벗어나지 않는다. '불통不通'을 유발시키는 병기표현病機表現은 매우 많다. 예를 들어 기기울체氣機鬱滯, 혈어조알瘀血阻遏, 경락폐색經絡閉塞, 장부실조臟腑失調, 혹은 기혈부족氣血不足, 근맥실양筋脈失養 등이다. 이하에서 나누어 서술하겠다.

기기울체氣機鬱滯

인체의 여러 기는 온몸을 막힘없이 흐르며, 각기 맡은 기능이 있어서 운행을 그치지 않는다. 기기운행氣機運行이 그치지 않기 때문에 비로소 인체 전체가 협조적인 활동이 유지되는데, 만약 외사外邪, 내정內情, 노권勞倦 등 여러 요인의 영향을 받아서 기기氣機가 승강升降함에 따라 기체실상鬱滯失常하고 나아가 장부臟腑, 경락經絡, 기혈氣血 등 각 방면의 평형에 영향을 주어 통증을 유발한다. 예를 들어《소문素問 · 거통론擧痛論》에서 "寒氣入經而稽遲, 泣而不行, 客於脈外則血少, 客於脈中則氣不通, 故卒然而痛"이라고 하였고,《소문素問 · 장기법시론臟氣法時論》에서는 "氣逆則頭痛."이라고 했으며,《의학충중참서록醫學衷中參西錄》에서는 "肝火過升, 恒引動冲氣胃氣相併上升…… 人之血隨氣行, 氣上升不已, 血即隨上升不已, 以致腦中血管充血過甚, 是以作痛"이라고 하였다. 이것들은 모두 기기울체氣機鬱滯, 승강실상升降失常 때문에 발생하는 통증이다. 창통脹痛, 찬통竄痛이나 공통攻痛으로 표현되고, 통증이 정해진 곳 없이 아팠다 그쳤다 하고 어떤 때는 정지情志에 따라 변하고 증감한다.

혈어조알血瘀阻遏

혈액은 맥도脈道를 흐름에 쉬지를 않으며 안으로는 장부臟腑에 이르고 밖으로는 피육皮肉과 근골筋骨에 도달하며 끊임없이 전신의 각 장부臟腑, 조직, 기관에 영양과 자윤작용滋潤作用을 한다.《영추靈樞 · 본장편本臟篇》에서 "血和則經脈流行, 營復陰陽, 筋骨勁強, 關節淸利矣."라고 하였는데, 원활한 혈행血

行을 통하여 그에 상응하는 기능을 할 수 있으나, 만약 병을 일으키는 인자의 영향을 받아서 인체의 기기실상氣機失常과 혹은 사독입영邪毒入營 등의 현상을 조성하여 혈행불창血行不暢, 혈맥폐색血脈閉塞, 혈운조알血運阻遏하고 어혈이 생기면 통증이 생긴다고 하였다. 《단계심법丹溪心法 · 통풍痛風》에서 "肢節腫痛, 脈澀數者, 此是瘀血."이라고 하였고, 《의종금감醫宗金鑑 · 부과심법요결婦科心法要訣 · 조경문調經門》에서는 "凡經來腹痛, 在經後痛, 則爲氣血虛弱, 經前痛, 則爲氣血凝滯.若因氣滯血者, 則多脹滿, 因血滯氣者, 則多疼痛."이라고 하였다. 이상은 모두 혈어조알血瘀阻遏이 야기한 통증이다. 일반적으로 혈어血瘀로 유발되는 통증은 대부분 극통劇痛으로 표현되며, 오랫동안 낫지 않는다. 일정한 곳이 아프고 거안拒按의 양상을 보이며, 야간에 심해지고 자통刺痛, 둔통鈍痛이 나타난다.

경락폐색經絡閉塞, 영위불창營衛不暢

경락經絡은 인체 내 경맥經脈과 낙맥絡脈의 총칭으로 전신에 분포되어 있으며, 안으로는 장부臟腑와 이어져 있고 밖으로는 지절肢節에 연결된다. 또한 기혈氣血을 운행하고 상하내외의 통로를 잇는다. 잇고 연계되어 있기 때문에 인체는 외사外邪를 막고 기체機體를 보호할 수 있다. 외사外邪는 병을 일으키는데, 경락의 기능이 실조하여 사기가 머물게 되면, 경락이 막히고 표사가 울체鬱滯하게 되고 주리腠理가 불통不通하게 됨으로써 영위기능營衛機能이 실조하게 되고 이는 통증을 야기한다. 통증을 일으키는 사기는 자주 경락을 따라서 밖에서 안으로 전변傳變하므로 경락폐색經絡閉塞, 영위불창營衛不暢으로 발생하는 통증은 경락이 순행하는 부위와 관계있는 장부와 밀접한 연계가 있다. 예를 들어 수삼양경병手三陽經病의 통증은 대부분 머리와 귀, 인후, 어깨와 목 등의 부위, 수삼음경병手三陰經病은 대부분 심흉통, 상지내측上肢內側과 손바닥 등에 통증, 족삼양경병足三陽經病은 대부분 두경항頭頸項, 하지외측下肢外側 부위의 통증, 족삼음경병足三陰經病은 위완부, 협륵부, 허리, 하지 내측 통증을 보인다.

장부기능실조臟腑機能失調

장부가 사기邪氣의 침입을 받거나 본래부터 허약하여 병변이 발생하고 통증이 유발된다. 다른 병위病位의 병적인 요소로 인하여 다른 부위의 병증이 생겨난다. 또한 장부 기능의 실조가 야기한 통증은 기능실조와 관련된 구체적인 장기와의 관련이 있을 뿐만 아니라 연계된 부腑에도 영향을 미친다. 《영추靈樞 · 오사편五邪篇》에서 "邪在肺, 則病皮膚痛……邪在肝, 則兩脇中痛……邪在脾胃, 則病肌肉痛……邪在腎, 則病骨痛陰痺……邪在心, 則病心痛, 喜悲, 時眩仆."라고 하였다. 이하에서는 장臟과 부腑에 대해서 말하겠다.

- 간肝과 담膽: 간은 혈血을 장藏하고 소설疏泄을 주主하며 눈에서 개규開竅하고 담膽과 표리表裏가 된다. 간실소설肝失疏泄, 간담실조肝膽失調는 편두통, 목통目痛, 이통耳痛, 위완통, 양협통兩脇痛, 고환통睾丸痛 등으로 나타난다. 간혈이 허하여 근맥을 자양하지 못하면 골관비통骨關痺痛이 나타난다.
- 심心과 소장小腸: 심心은 혈血과 신지神志를 주主하고 설舌에 개규開竅하며 소장과 표리表裏가 된다. 만약 심기心氣가 허하고 심혈心血이 부족하거나 심혈어조心血瘀阻하면 모두 심통心痛을 일으키고, 심화상염心火上炎하면 설통舌痛, 심열이 아래로 전이轉移되면 소변볼 때 열삽熱澁하며 자통刺痛이 나타난다. 심心은 신지神志를 주主하고 통증은 자주 신지神志, 즉 정신상태에 영향을 주기 때문에 통증과 수반되는 정신精神, 신지神志의 변화와 관련된 것은 모두 심心에 배속된다. 예를 들어 《소문素問 · 지진요대론至眞要大

論》에서는 "諸痛痒瘡, 皆屬於心."이라고 하였다.

- 비脾와 위胃: 비脾는 운화運化를 주主하고, 위는 수납受納을 주主한다. 비기脾氣는 승청升淸하고, 위기胃氣는 강탁降濁하는데, 비위脾胃는 모두 창름지관倉廩之官으로 후천後天의 근본이다. 만약 음식부절飮食不節하면 비위脾胃가 실조失調하여 근육의 통증, 두통, 목통目痛, 치통, 위완통, 복통 등의 여러 종류의 통증을 유발할 수 있다.
- 폐肺와 대장大腸: 폐는 기氣와 피모皮毛를 주主하고 비鼻에 개규開竅한다. 만약 외사外邪가 폐에 침범하면 폐기肺氣가 막혀 기표불서肌表不舒를 야기하고 비색鼻塞, 비통鼻痛, 폐기울민肺氣鬱閉하여 흉민胸悶, 흉통을 일으킬 수 있다. 폐기肺氣가 불선不宣하여 부기腑氣가 통하지 않으면 복통을 일으킬 수 있다.
- 신腎과 방광膀胱: 신腎은 정精을 장藏하고 골骨과 수髓를 주主한다. 뇌와 통하고 이耳와 이음二陰에 개규開竅한다. 만약 신허정휴腎虛精虧하면 두통, 이통耳痛, 이통, 요통, 골관절통을 볼 수 있다. 또 방광기화膀胱氣化에 영향을 주면 소변통삽小便痛澀을 볼 수 있다.

기혈부족氣血不足, 근맥실양筋脈失養

기혈氣血이 전신을 운행하는데, 장부와 경락은 모두 기氣의 온후溫煦와 혈血의 유양濡養에 의지해 정상적인 생리활동을 한다. 즉, 기혈氣血이 충화沖和하면 음평양비陰平陽祕하고 정신이 안정된다. 만약 선천부족이거나 후천실양失養하면 기혈생화氣血生化가 안 되고 이에 따라 체내의 영혈營血이 불충不充하게 되어 장부, 경락, 사지 등에 혈액의 관개灌漑와 유양濡養의 이상을 유발하는데, 이로 인해 근맥이 보호를 받지 못하여 통증이 발생하는 것이다. 은통隱痛, 마통麻痛으로 표현되는데, 통증의 정도는 비교적 가볍고 안마해주는 것을 좋아해서 안按하면 통증이 다소 줄어든다. 혹은 구병久病으로 정기正氣가 손상되었거나 사려과다로 인하여 심비心脾가 손상받는 등으로 기기허쇠氣機虛衰하고 장부경락을 온양溫養하지 못하여 근맥실양筋脈失養을 야기하게 되면 통증이 발생한다. 《금궤익金匱翼》에서 "陰虛則脈絀急,……陰虛血燥則脈失養而痛."이라고 하였는데, 그 양상이 은은한 완통緩痛이고, 통증이 있을 때 안마해주는 것을 좋아하며, 간헐적으로 아팠다가 멈추는 것을 반복하고, 쉽게 머리, 허리, 복부에 나타난다. 기氣는 양陽이면서 무형이고, 혈血은 음陰이면서 유형이다. 기氣는 혈지수血之帥가 되고 혈血은 기지모氣之母가 되니 기가 행하면 혈이 행하고, 기가 엉키면 혈도 엉킨다. 그러므로 기허氣虛와 혈허血虛는 병기病機상 일정한 관계가 있다. 그리고 서로 영향을 주니 두 가지는 임상에서 동시에 함께 보인다.

경전에서 "邪氣盛則實', '精氣奪則虛"라고 하였는데, 상술한 기기울체氣機鬱滯, 혈어조알血瘀阻遏, 경락폐색經絡閉塞, 영위불창營衛不暢은 모두 '불통즉통不通則痛'으로 실증實證통증에 속한다. 반면에 기혈부족氣血不足, 근맥실양筋脈失養 등은 '불영이통不榮而痛'으로 허증虛證통증에 속한다. 그러나 병리病理상으로는 서로 다른 성질의 통증으로 분류하지만, 실제 임상에서 이 두 가지는 대부분 혼재되어 나타나므로 허중협허虛中夾虛, 실중협허實中夾虛처럼 허실虛實이 함께 나타나는 증후를 형성한다. 이를 보건대 통증은 비교적 복잡한 병증으로 이처럼 복잡한 병증에 대해서는 반드시 병인을 찾고 기리機理를 탐구하여 그 발생과 발전의 객관적인 규율을 제대로 파악해야 비로소 정확한 치료원칙을 확립할 수 있고 한약을 활용하는 데 분명한 기초를 세울 수 있다. 이렇게 해야 통증을 치료하는 효능을 높일 수 있다.

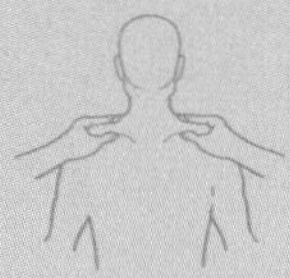

6
장

통증의 한의학적 변증과 용약

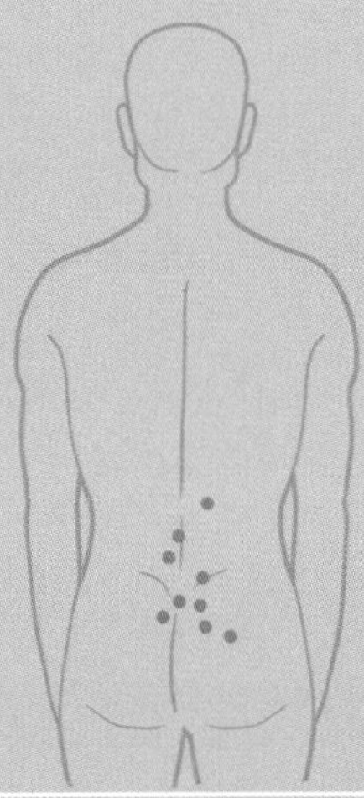

통증은 임상에서 자주 보이는 증상인데, 여러 종류의 질병이 통증으로 나타날 수 있다. 통증은 병사病邪가 인체에 침습한 후에 기체機體가 내보내는 비교적 빠른 신호반응이다. 통증을 소홀히 봐서는 안 되는데, 시기적절하게 치료하고 해결하여 질병이 발전하는 것을 막아야 한다. 통증은 반드시 자세하게 진단하고 병인病因과 병기病機를 이해해야지 진통만을 목적으로 한다면, 질병의 본질을 덮고 오진과 오치誤治를 하게 된다. 한의학에서는 통증의 치료에 대해서 충분한 변증론치辯證論治로 전체성을 파악하여 구현하기 때문에 매우 좋은 치료효과를 거둔다. 일찍이 2000년 전의 《황제내경黃帝內經》의 〈거통론擧痛論〉은 통증의 병인과 기제機制에 대해 자세하게 토론하였다. 후세에도 발전과 제고가 있을 것이다.

통증의 병인病因과 병기病機가 다르기 때문에 증상도 모두 다르다. 이 때문에 통증을 치료하려면 우선 병인病因과 병정病情을 구별해야 한다. 통증은 아래의 몇 가지 증상으로 나눌 수 있는데, 재차 변증에 근거하여 치료하고 원칙적으로는 침치료와 부합하는 한약을 선택하여 치료를 진행해야 한다.

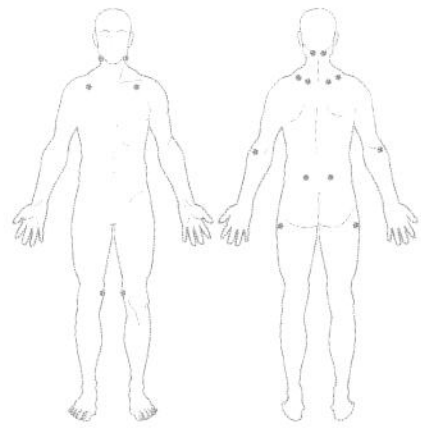

1

풍성 통증

풍風은 내외의 구별이 있다. 외풍外風은 밖에서 오는 풍사風邪가 근육筋肉, 관절關節, 근맥筋脈을 침범하여 대부분의 관절과 근육에 유주성游走性 통증으로 표현되고 풍습성風濕性, 또는 류머티즘관절염에 많이 보인다. 내풍內風은 간풍내동肝風內動이나 풍담류찬風痰流竄이 야기한 머리와 눈 부위에서의 통증과 지체肢體에서의 통증이다. 특징으로는 통증에 정해진 곳이 없고 아울러 추근抽筋, 두훈頭暈 등의 증상이 동반되며, 고혈압, 중풍, 전간癲癇 등이 많이 보인다. 치료는 거풍祛風에 의한 지통止痛을 위주로 한다.

외풍치료外風治療에는 방풍防風, 강활羌活, 독활獨活, 진교秦艽, 형개荊芥, 백지白芷, 고본藁本, 위령선威靈仙 등을 상용한다. 방풍防風은 풍약風藥 중의 윤제潤劑로 치풍治風에 보편적으로 사용된다. 강활羌活과 독활獨活은 풍습상박風濕相搏, 지체肢體의 통증을 잘 치료하는데, 특히 강활羌活은 상반신의 통증에 적합하고 독활獨活은 하반신의 통증에 더욱 적합하다. 진교秦艽는 발산發散하는 중에 보익補益하는 작용을 하므로 여러 통증에 보편적으로 사용되는데, 특히 통락通

絡을 통한 진통에 효과적이다. 형개荊芥는 풍병風病, 혈병血病, 창가瘡家에 좋은 약제로 풍한風寒, 풍열風熱에 모두 쓰이며, 두면풍통頭面風痛에 특히 상용된다. 백지白芷는 풍한이 양명경에 침범해서 생기는 전두통前頭痛, 미릉골통眉稜骨痛, 치통을 잘 치료한다. 고본藁本은 후두통과 두정통頭頂痛을 잘 치료한다. 위령선威靈仙은 잘 유주走竄하면서 완비풍통頑痺風痛을 치료하는 데 효과가 매우 좋고 골자骨刺 치료에도 상용된다. 그러나 주산력走散力이 비교적 강해서 보익약補益藥과 함께 사용하는 것이 좋다.

내풍內風을 치료하여 평간식풍平肝熄風하거나 화담진경化痰鎮痙하는 약물로는 천마天麻, 구등鉤藤, 전갈全蠍, 오공蜈蚣, 지룡地龍, 강잠僵蠶, 석결명石決明 등이 있다. 천마天麻는 풍담風痰을 잘 치료하고 풍동담요風動痰擾하여 생기는 두통, 근골통증에 매우 효과적이다. 구등鉤藤은 간양상항肝陽上亢(혈압상승)으로 인한 두통에 상용하고, 외감풍열外感風熱성 두통에도 효과가 있다. 전갈全蠍은 경련을 진정시키는 힘이 매우 강해서 추근抽筋하는 병증과 완고하면서 오래 치료해도 낫지 않는 통증에 적합하다. 오공蜈蚣은 오래 치료해도 낫지 않은 한습비寒濕痺로 인한 기육肌肉 및 근골통증을 치료하는 데 효과가 또한 좋다. 강잠僵蠶은 간풍肝風과 풍담風痰으로 인한 두통을 잘 치료한다. 지룡地龍은 통락通絡에 장점이 있어서 지체굴신불리肢體屈伸不利와 혈압상승으로 인한 두창통頭脹痛을 잘 치료한다.

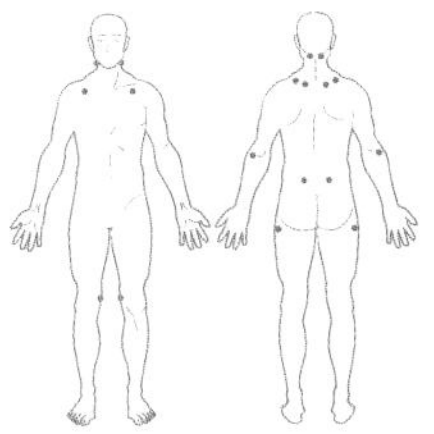

❷

한성 통증

한寒의 사기邪氣는 성질이 수인收引하는데, 기표肌表에 직중直中하면 경맥응체經脈凝滯를 야기하고 양기陽氣가 울체되어 기혈운행氣血運行이 불리해지므로 통증이 생긴다. 긴속감緊束感이 있으며 통증이 비교적 급하며 열熱을 얻으면 통증이 줄어든다. 통증에는 정해진 곳이 있는데, 어떤 병증에는 수족궐랭手足厥冷이 동반된다. 풍습성風濕性 관절염과 류머티즘관절염 등에 많이 보인다.

외한外寒을 치료할 때에는 오두烏頭, 마황麻黃, 계지桂枝, 세신細辛 등의 약을 상용한다. 오두烏頭는 거풍습祛風濕과 온경溫經과 진통에 장점이 있어 한중寒重의 비통痺痛, 산통疝痛을 치료한다. 마황麻黃은 풍한風寒이 표表에 침입한 경우의 신통身痛에 상용하는데, 골骨까지 침입한 한통寒痛에도 역시 치료할 수 있다. 계지桂枝는 온경산한溫經散寒할 수 있고 풍한조체경락風寒阻滯經絡으로 유발되는 지체肢體의 관절통증에 사용된다. 월경통에 대해서도 효과가 또한 좋다. 세신細辛은 신경腎經에 한사가 침입했을 경우의 두통, 치통, 요배냉통腰背冷痛을 치료하는 데 효과가 매우 좋다. 부자附子는 온리산한溫裡散寒을 통한 진통을 목적으로 가장 많이 상용된다. 부자附子는 이증裏證의 한습寒濕을 제거할 수 있고 표증表證의 풍한風寒을 흩어낼 수 있다. 풍한습비증風寒濕痺症의 관절통증 중 한寒을 만나 심해졌을 때 매우 효과가 있다. 건강乾薑은 비위脾胃의 양陽을 따뜻하게 하고 흉복냉통胸腹冷痛에 적용할 수 있다. 육계肉桂는 혈맥의 막힌 곳을 잘 움직여 혈맥을 통하게 하고 온경산한溫經散寒을 통한 진통작용이 있으므로 월경통, 양허요통陽虛腰痛을 적절하게 치료한다. 오수유吳茱萸는 간위허한肝胃虛寒의 위통胃痛, 두통, 산통疝痛을 잘 치료한다. 필발蓽撥은 온산溫散하여 위한胃寒에 의한 복통과 토사吐瀉, 충치로 인한 치통을 치료할 수 있다. 고량강高良薑은 완복냉통脘腹冷痛을 치료하는 경우에 상용된다. 소회향小茴香도 한산통寒疝痛을 치료하는 요약이다. 애엽艾葉은 허한성虛寒性 월경통에 적용될 수 있다.

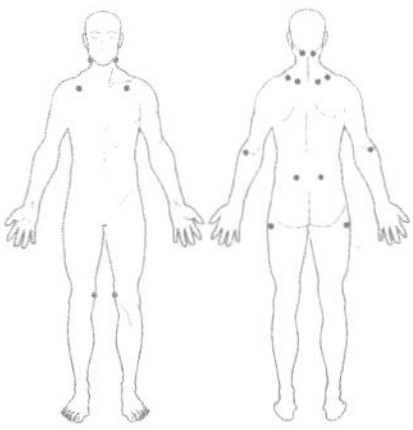

3

습성 통증

습사濕邪로 인한 통증은 중탁점니重濁粘膩하고 통증이 심하며 비가 내리면 가중되는 특징이 있다. 또한 흉협만민胸脇滿悶, 대변습당大便濕溏, 지체마목肢體麻木 등이 보이며, 설태는 백니白膩하다. 하지관절염下肢關節炎은 대부분 습사濕邪로 인한 경우가 많다. 습濕의 성질은 중탁重濁하므로 두면부頭面部의 습사濕邪로 인한 병증이 비교적 적지만, 대부분 풍사風邪와 합하여 침습한다.

습사濕邪를 치료하는 경우에는 창출蒼朮, 의이인薏苡仁, 방기防己, 목과木瓜, 차전자車前子, 금전초金錢草, 편축扁蓄, 구맥瞿麥, 비해萆薢 등의 약을 상용한다. 창출蒼朮은 건비조습健脾燥濕하여 하지의 풍습병風濕病과 위축성萎縮性 병변을 치료하고 통풍 등에도 매우 자주 상용된다. 특히 대변습당大便濕溏하는 경우에 적합하며 피부습양皮膚濕癢에도 자못 효과가 있다. 방기防己는 조습강심燥濕強心하여 무릎의 풍습병風濕痛을 치료하는 데 매우 효과적이고 무릎 관절의 골자骨刺 치료에도 상용된다. 의이인薏苡仁은 이습서근利濕舒筋하는 작용과 근육의 경련을 완화시키는 작용이 있어서 관절의 산통痠痛과 구련拘攣을 치료하는

데 효과가 좋다. 목과木瓜는 종아리를 비롯하여 여러 부위에 발생하는 전근轉筋을 잘 치료하고, 또한 한습寒濕에 의한 근육의 산통痠痛을 치료하는 요약이다. 차전자車前子는 이수통림利水通淋하여 소변을 잘 통하게 하며 임통淋痛과 요산으로 생기는 통풍을 치료하는 데 효과가 매우 좋다. 금전초金錢草는 이수익담利水益膽하여 결석에 의한 통증을 잘 치료하고 신장, 방광, 담결석에 모두 치료효과가 있다. 편축扁蓄, 구맥瞿麥, 비해萆薢는 모두 이수통림利水通淋하여 소변으로 인한 통증을 치료한다.

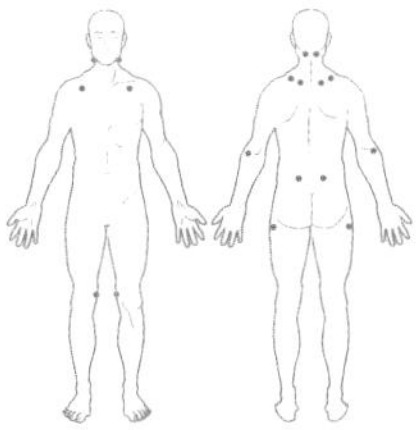

4

열성 통증

열熱은 양사陽邪로 국소 부위의 홍종열통紅腫熱痛을 보이고, 오열희랭惡熱喜冷하는 특징이 있다. 창상종독瘡瘍腫毒의 통증과 열성熱性 풍습병風濕病에 비교적 많이 보인다. 창통脹痛이 자주 나타나며 아울러 구갈뇨적口渴尿赤, 설태박황舌苔薄黃, 맥삭脈數 등이 나타난다. 금은화金銀花, 연교連翹, 포공영蒲公英, 황금黃芩, 황백黃柏, 치자梔子, 누로漏蘆, 하고초夏枯草, 판람근板藍根, 산두근山豆根 등을 상용한다.

금은화金銀花는 청열해독淸熱解毒과 소산풍열疏散風熱하여 모든 창옹瘡癰으로 인한 통증을 치료한다. 아울러 여름 감기의 풍열두통을 치료한다. 연교連翹, 포공영蒲公英은 모두 창가의 요약瘡家要藥이고 창독옹통瘡毒癰痛을 치료하는 요약이다. 황금黃芩은 조습청열燥濕淸熱하여 전두통前頭痛, 미통眉痛, 후통喉痛, 임통淋痛, 복통 가운데 열증熱證이 있는 경우에 모두 사용할 수 있다. 황백黃柏은 하초습열下焦濕熱, 배뇨 통증, 족슬足膝 부위의 종통腫痛을 잘 치료하고 응용하면 좋다. 치자梔子는 상처나 골절의 통증을 잘 치료하고 민간에서 질타손상跌

打損傷을 치료할 때에 치자가루, 단청蛋淸(계란 흰자위)을 활용하여 외부外敷한다. 용담초龍膽草는 간경화열肝經火熱로 인한 병증을 잘 치료하는데, 협통脇痛과 음통陰痛처럼 열증이 있는 경우에 상용된다. 석고石膏는 위폐경胃肺經으로 들어가 폐렴과 흉통을 치료할 수 있고 열에 의한 치통을 치료하는 데 매우 효과가 있다. 하고초夏枯草는 청간산결淸肝散結하여 간화肝火에 의한 목통目痛, 두통에 상용된다. 누로漏蘆는 창통瘡痛, 유방통乳房痛을 치료하는 데 효과가 좋다. 산두근山頭根은 청열해독淸熱解毒하여 인후종통咽喉腫痛을 치료하는 요약이 된다. 판람근板藍根도 인후종통에 상용되고 유행성 이하선염에 효과가 좋다.

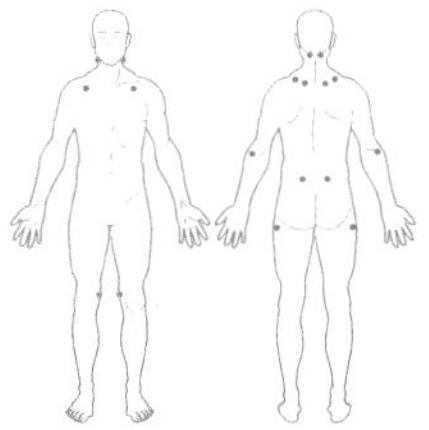

5

기체성 통증

정신 및 정서요인으로 인하여 기기불창氣機不暢되어 통증이 생겼다면 대부분 창통脹痛, 민통悶痛이 나타나고 정지情志가 안정되지 못하면 가중된다. 흉늑완복胸肋脘腹에서 많이 생기는데, 트림하거나 태식太息(심호흡)하면 통증이 준다. 주로 설태백舌苔白하고 맥현脈弦을 보인다. 시호柴胡, 진피陳皮, 청피靑皮, 목향木香, 향부香附, 오약烏藥, 여지핵荔枝核, 천련川楝 등을 상용하여 이기진통理氣鎭痛이 필요하다.

시호柴胡는 간울협통肝鬱脇痛인 경우에 가장 많이 상용된다. 진피陳皮는 이기건비理氣健脾, 흉복부의 기체통증氣滯痛症에 모두 상용되고, 청피靑皮는 소간이기疏肝理氣, 협륵간통脇肋間痛, 유방통증에 적합하다. 목향木香은 행장기체行腸胃氣滯하여 완복창통脘腹脹痛을 치료한다. 향부자香附子는 이기해울理氣解鬱하고 협위통脇胃痛에 모두 상용하며 특히 월경통을 잘 치료한다. 오약烏藥은 기체氣滯로 인한 완복창통脘腹脹痛을 치료하고 특히 소복냉통小腹冷痛, 산기통疝氣痛, 월경통에 상용된다. 여지핵荔枝核은 행체산한行滯散寒하여 고환추통睾丸墜痛을 치료하고, 귤핵橘核은 유핵결통乳核結痛과 산통疝痛을 치료한다. 천련자川楝子는 간화肝火로 인한 소복부의 창통脹痛, 늑통肋痛과 산통疝痛을 치료한다. 지실枳實은 이기행담理氣行痰하고 소비산적消痞散積하여 흉복부의 기체氣滯 통증을 치료한다. 해백薤白은 통양通陽하므로 행기산결行氣散結해서 흉비胸痺와 흉배통胸背痛을 치료하는 경우에 효과가 좋다.

행기진통약行氣鎭痛藥은 폐, 비위脾胃, 간의 기울氣鬱로 분류하여 활용한다. 해백薤白, 지각枳殼, 후박厚朴, 행인杏仁 등은 이폐기울理肺氣鬱할 수 있다. 목향木香, 지각枳殼, 오약烏藥, 진피陳皮는 비위기울脾胃氣鬱을 다스릴 수 있다. 향부자香附子, 청피靑皮, 천련川楝, 귤핵橘核, 울금鬱金은 간기울肝氣鬱을 다스릴 수 있다. 이기약理氣藥은 대부분 향조지품香燥之品으로 오래 사용하거나 많이 사용하면 쉽게 모기상진耗氣傷津하니 기허氣虛나 음허증陰虛證이 있는 환자에게는 신중히 사용해야 한다.

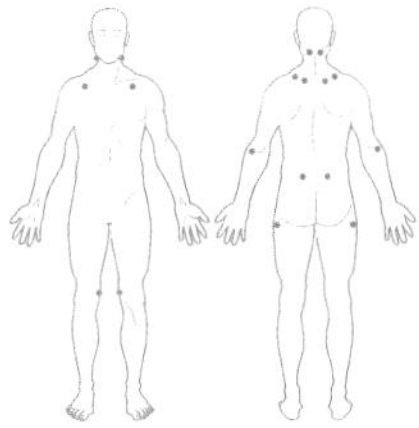

6

어혈성 통증

외상이나 기체허氣滯虛로 인해 혈행血行이 약해지면 어혈조체瘀血阻滯에 이르고 맥락불통脈絡不通하여 통증이 야기된다. 통처는 고정되는 편이며, 거안拒按하며, 통증은 마치 바늘로 찌르는 것 같고, 오후와 야간에는 가중된다. 흉통은 자주 흉민기급胸悶氣急을 수반하고, 복부에서는 자주 종괴腫塊가 관찰되고 압통점이 확인된다. 또한 국소 부위에서 어반瘀斑을 자주 볼 수 있고, 설舌이 청자靑紫하거나 어점瘀點이 있으며, 맥은 세삽細澀하다.

활혈活血하여 진통을 하기 위해서는 도인桃仁, 홍화紅花, 삼릉三稜, 아출莪朮, 단삼丹參, 유향乳香, 몰약沒藥, 현호색玄胡索, 삼칠三七 등을 상용한다. 도인桃仁, 홍화紅花는 타박상으로 인한 국소 부위나 하지 부위에 있는 통증을 잘 치료하며, 경폐經閉로 인한 복통에 상용된다. 삼릉三稜은 파혈타기破血打氣하고 아출莪朮은 행기파혈行氣破血하여 혈체경폐血滯經閉로 인한 복통과 징가癥瘕(자궁근종, 난소낭종 등을 포함)를 치료하는 경우에 함께 사용되며, 식적食積으로 인한 흉복만민작통胸腹滿悶作痛을 치료한다. 유향乳香은 서근활락舒筋活絡하여 진통효과가 있으니 타박에 의한 어혈통증과 옹창종통癰瘡腫痛을 치료하고 풍습근골구련風濕筋骨拘攣의 통증을 치료하는 데 매우 효과적이다. 몰약沒藥의 작용은 유향乳香과 비슷해서 자주 짝을 이루어 사용하는데, 단독으로는 혈기심통血氣心痛을 치료한다. 천궁川芎은 혈약血藥 중에 기약氣藥으로 부인과 통증에 많이 사용되고, 또한 두통을 치료하는 요약이 된다. 단삼丹參과 적작약赤芍藥은 어혈을 치료하고 진통하면서도 보혈補血하는 작용이 있다. 삼칠三七은 활어活瘀하고 또한 지혈止血할 수 있어 상과傷科의 요약要藥이 되어 타박으로 인한 어혈성 통증과 어혈내조瘀血內阻로 유발된 흉복부의 통증과 관절통증에 상용된다. 오령지五靈脂는 통리혈맥通利血脈하는 작용으로 어혈조체瘀血阻滯로 인한 경폐經閉, 월경통, 산후 복통, 위완부 통증에 상용되고 진통의 힘이 매우 강하다. 현호색玄胡索은 대표적인 진통과 관련된 약물로 심복제통心腹諸痛, 월경통, 산통疝痛과 사지四肢의 혈체血滯로 인한 통증 등의 증상에 모두 사용될 수 있다.

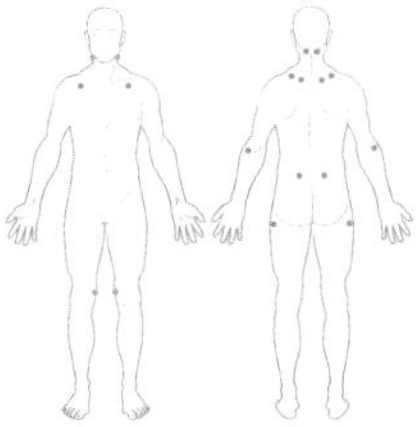

7

담음성 통증

담음痰飮은 수기水氣가 정체되어 기기氣機가 서전舒展하지 못하고 승강실조升降失調로 인하여 통증이 발생하며, 흉늑만통胸肋滿痛, 기단기촉氣短氣促이 자주 보이고 두혼頭昏과 두통이 나타나며 오심·구토를 수반한다. 태백니苔白膩하고 맥현활脈弦滑하다. 담음성 통증을 치료하려면 반하半夏, 절패浙貝, 백개자白芥子, 백부자白附子 등을 상용한다.

반하半夏는 조습화담燥濕化痰, 강역지구降逆止嘔하여 기침과 가래가 많은 경우에 효과가 좋고, 구토나 반위反胃, 흉격창만胸隔脹滿과 궐두통厥頭痛을 치료하는 필수약이다. 절패모浙貝母는 연견화담軟堅化痰하여 경결종통硬結腫痛을 치료하는 데 장점이 있다. 길경桔梗은 개선폐기開宣肺氣, 거담배농祛痰排膿하고 담결痰結하여 발생하는 흉통과 후통喉痛을 치료하는 상용약常用藥이 된다. 백개자白芥子는 한담조체寒痰阻滯로 인한 심복心腹부의 통증, 관절통증, 옹종癰腫으로 인한 통증 등의 증상에 모두 사용될 수 있다. 백부자白附子는 풍담風痰을 잘 치료하고 풍담風痰의 편정두통偏正頭痛에 적용될 수 있다.

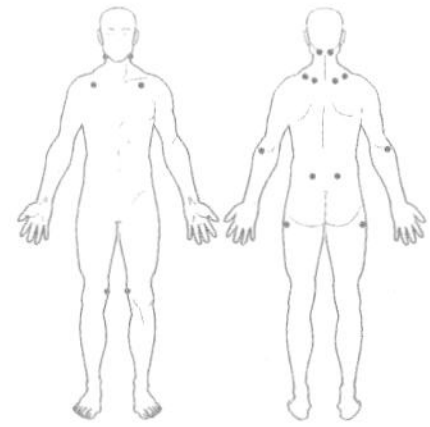

8

허성 통증

장부 기능이 부족하거나 기혈진액氣血津液이 손상되면, 기혈음양氣血陰陽의 휴허虧虛가 조성되고 각종 통증이 야기되는데, 총체적인 특징은 통증의 기세가 지속적이면서 산연무력痠軟無力하며, 기허氣虛의 경우에는 체권소기體倦少氣, 나언懶言, 자한自汗을 수반하고, 혈허血虛의 경우에는 면색무화面色無華, 두훈頭暈, 심계정충心悸怔忡을 수반하며, 양허陽虛의 경우에는 외한지랭畏寒肢冷을 수반하는데, 변당便溏하면서 날씨가 추워지거나 피곤하면 가중된다. 음허陰虛의 경우에는 오심번열五心煩熱과 요적尿赤을 수반한다. 치료는 음양기혈陰陽氣血의 허실虛實 변증이 필수적이다.

기허氣虛한 경우는 보기補氣하여 진통하는 것이 적합하고 당삼黨參, 백출白朮, 감초甘草를 상용한다. 당삼黨參은 장위腸胃의 만성통증인 경우에 상용되고, 사지기허四肢氣虛의 통증치료에도 효과가 있다. 황기黃芪는 기육산통肌肉痠痛, 오십견五十肩, 위궤양으로 인한 통증을 치료하는 데 모두 효과적이다. 백출白朮은 비허기허脾虛氣虛의 복통과 습濕의 정체停滯로 인한 관절통을 잘 치료한다.

감초甘草는 각종 통증을 완화시킬 수 있다. 혈허血虛는 보혈補血하여 진통하는 것이 적합하며, 당귀當歸, 백작약白芍藥, 계혈등雞血藤 등의 약을 상용한다. 당귀當歸는 혈허血虛로 인한 월경통, 두통과 관절산통關節痠痛이 특히 좌측에 치우친 경우에 사용된다. 백작약白芍藥은 간혈허肝血虛로 인한 늑통肋痛, 고혈압성 두통과 복부, 수족의 구급련통拘急攣痛에 모두 매우 좋은 치료효과가 있다. 계혈등雞血藤은 경폐經閉로 인한 복통, 요슬산통腰膝痠痛에 활용되고, 근골마목筋骨麻木과 풍습관절산통風濕關節痠痛에 사용된다. 양허陽虛는 보양補陽하여 진통하는 것이 적합한데, 선령비仙靈脾, 파극천巴戟天, 두충杜沖, 구척狗脊, 속단續斷 등의 약을 상용한다. 파극巴戟은 보신양補腎陽하여 강근골強筋骨할 수 있고, 신양허腎陽虛와 하초풍습비통下焦風濕痺痛을 치료하는 경우에 적당하다. 선령비仙靈脾는 산풍제습散風除濕하여 풍습비통風濕痺痛과 사지구련마목四肢拘攣麻木에 상용된다. 두충杜沖은 간신부족肝腎不足이 야기한 요슬무력腰膝無力이나 산통痠痛에 상용된다. 속단續斷은 간신부족肝腎不足하고 혈맥무리血脈無利하여 야기된 요슬산통腰膝痠痛으로 보행이 어려운 경우나 풍습지체통風濕肢體痛의 증상을 치료한다. 구척狗脊도 또한 요통과 척강脊強, 족슬무력足膝無力과 풍습비통風濕痺痛을 치료하는 경우에 상용된다. 음허陰虛는 양음養陰하여 진통하는 것이 적합하고 현삼玄參, 곡기생桑寄生, 귀갑龜甲 등의 약을 상용한다. 현삼玄參은 인후종통咽喉腫痛을 치료하는 데 좋은 효과가 있다. 곡기생桑寄生은 풍습風濕으로 인한 관절통증을 치료하고 특히 혈血이 근육을 자양滋養하지 못하거나 간신부족肝腎不足으로 인한 요슬腰膝부의 통증에 상용된다. 귀갑龜甲은 흉협적취통胸脇積聚痛을 잘 치료한다.

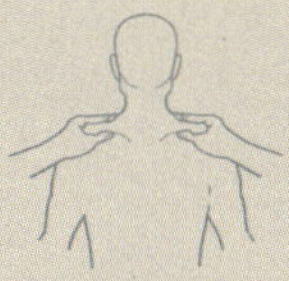

7
장

통증의 민간요법

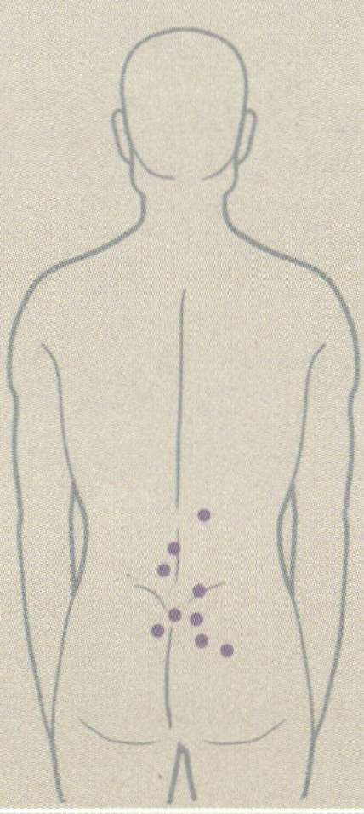

중국에서는 각종 물리치료법이 민간요법 등을 통해서 풍부하고 다채롭게 전수되고 있는데, 비교적 쉽게 배워서 응용할 수 있는 특징이 있다. 자주 나타나는 통증에 간단하면서도 빠르게 효과를 볼 수 있기 때문에 확인해 볼 만한 가치가 있다. 아래에서는 몇 가지 상용하는 요법을 소개하겠다.

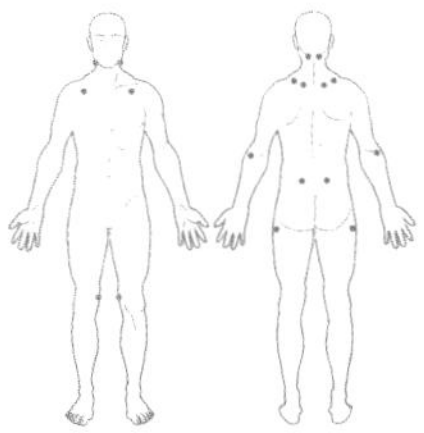

❶

괄사요법

(조사요법)

조사抓痧는 민간에서 자주 활용하면서 쉽게 시행할 수 있는 요법으로 보통 '괄사刮痧', '촬사撮痧', '도사挑痧'라고도 부른다. 가장자리가 뭉뚝하고 매끈한 기구, 예를 들어 숟가락이나 우각牛角 등의 물체로 반복해서 문질러 피부에 자홍색의 작은 모래 모양의 충혈반充血斑이 나타나게 하는 방식으로 기혈을 통하게 하여 거사진통祛邪鎮痛을 목적으로 시행하는데, 이를 '조사抓痧요법'이라고 부른다. 풍한風寒을 받아 두통, 배통背痛, 온몸의 피로감과 사지무력四肢無力을 느꼈을 때 자주 괄사刮痧를 시행한다. 확실히 간편하고 경제적이며 효과가 있는 방법이라고 할 수 있다.

왜 '사痧'라고 부르는가?

'사痧'는 민간에서 일반적으로 부르는 병명으로 별칭도 매우 많다. 어떤 경우에는 건곽란乾霍亂, 교장사絞腸痧라고 부르기도 하고, 사병痧病이라고도 부른다. 너무 포괄적인 병증명이므로 현대의학에서 말하는 특정 질병에 부합하는 것을 확정하기는 어렵다. 옛사람이 생각하는 사증痧症은 주로 풍風, 습濕, 화火, 이 세 가지 기운이 서로 싸워 생기는 병이라고 생각했다. 그래서 열대나 아열대에 사는 사람들은 자주 여름과 가을 사이 기표肌表에 풍화습風火濕이라는 세 가지 병사病邪가 침습하여 '사증痧症'이 생긴다고 하였다(사痧는 일종의 체내 독소毒素를 칭하는 것으로 보이며, 괄사요법은 시술 과정에 문제가 있는 부위에 자주 보이는 특이한 피부반응의 특성에 착안하여 명칭이 생겨난 것으로 추정된다-역자주).

조사요법의 치료방법

조사요법(괄사요법)의 방법은 간단하면서도 배우기 쉽다. 대체로 세 가지 방법으로 나뉘는데 ① 촬사撮痧, ② 괄사刮痧, ③ 도사挑痧이다. 아래에서 나누어 설명하겠다.

촬사撮痧요법

'차사扯痧', '영사擰痧'라고도 부른다. 특별한 기구를 사용하지 않기 때문에 가장 보편적으로 시술하는 방법이다. 시술하는 사람은 식지와 중지 혹은 엄지와 식지를 사용하여 환자의 해당 기부肌膚를 비틀어 자홍반紫紅斑이 나타날 때까지 한다.

- 촬사撮痧를 시술하기 전에 맑은 물 한 사발을 준비하거나 혹은 감촉이 매끄러운 기름, 예를 들어 마유麻油(참기름), 청량유清凉油(멘톨연고), 생유生油(땅콩기름), 유액乳液(로션) 등도 괜찮다. 먼저 환자의 피부를 반들반들하게 한 후에 말린다.
- 시술하는 부위의 피부와 근육을 손가락으로 쥐었다가 풀어준다. 다시 재빠르게 쥐었다가 푼다. 반복하여 피부에 어혈반상瘀血斑狀이 나타날 때

까지 한다.

- 촬사撮痧의 주요 부위는 첨부한 그림과 같다.

두부頭部: 양미간兩眉中間, 전액前額, 태양혈太陽穴, 경전頸前(후절喉節양측), 경후頸後(풍지風池 부위에서 견판근肩板筋 부위까지)(그림29)

흉부胸部: 화개혈華蓋穴에서 좌우 양방 5~7촌寸, 양 겨드랑이 횡문부에서

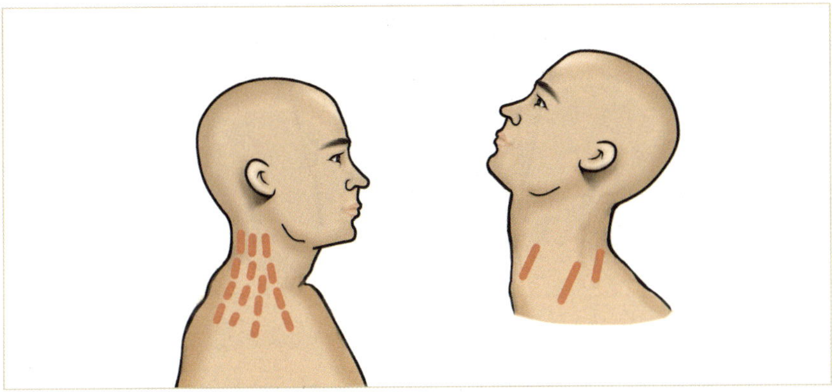

그림29 뒷목 근육近項筋(좌), 결후양측結喉兩側(우)

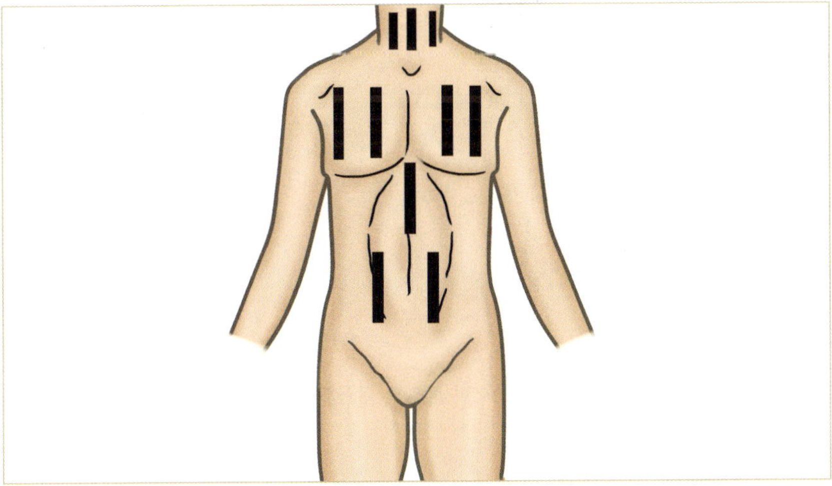

그림30 괄사부위정면刮痧部位正面

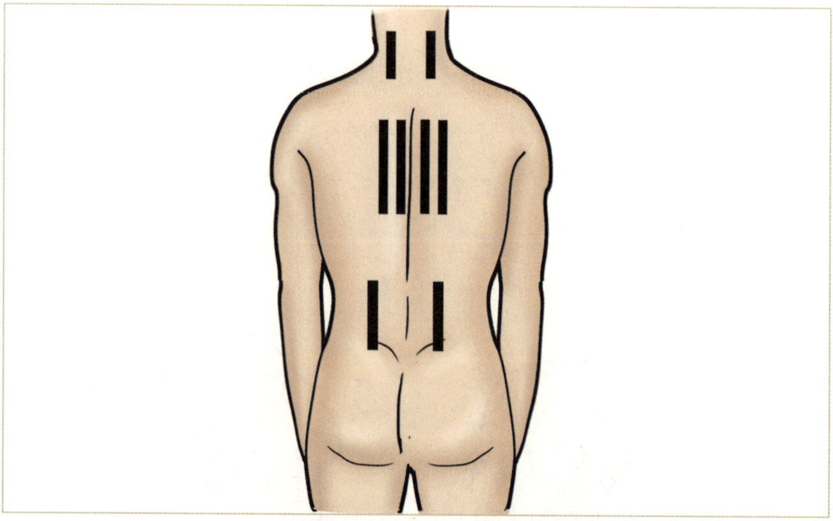

그림31 괄사부위후면 刮痧部位背面

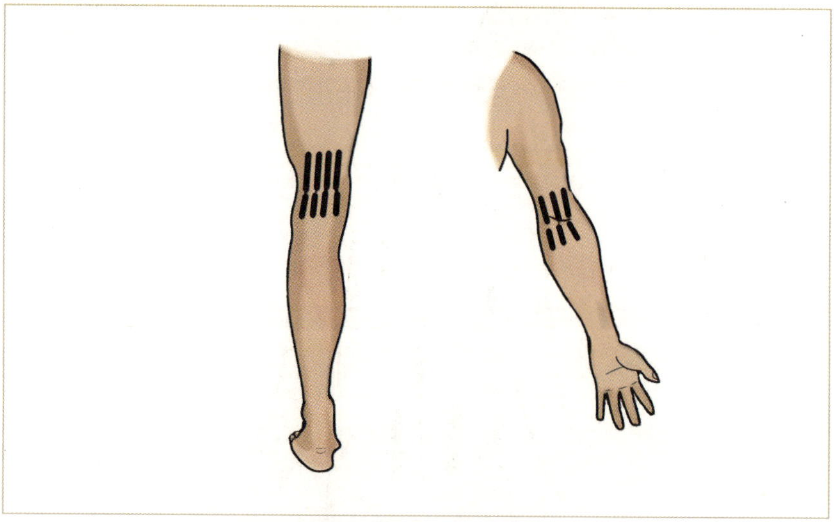

그림32 오금안쪽 腿彎內側(좌), 팔꿈치안쪽 臂彎內側(우)

2촌寸

복부腹部: 배꼽 양방 1촌寸(그림30)

요배부腰背部: 3번 요추 주변, 12번 흉추 주변(그림31)

괄사刮痧요법

- 준비과정은 촬사撮痧와 같다. 다만 촬사撮痧는 손가락을 사용하고 괄사刮痧는 표면이 매끄러운 기구를 사용한다. 도자기나 뼈를 사용해도 된다.
- 괄사刮痧를 진행할 때에 우선 환자의 체표 부위를 매끄럽게 한 후에 위에서 아래, 중간에서 양측으로 긁을 때 동일한 방향으로 긁어주는데, 돌아가며 긁어서는 안 된다. 긁고 나서 피부에 자홍반紫紅斑이 나타나면 그치고, 긁을 때는 손힘을 균등하게 사용하며, 일반적으로 손목힘을 사용한다. 아울러 계속해서 환자에게 통증감이 있는지를 살피면서 규칙적으로 긁고 너무 큰 힘을 써서 피부를 손상시키는 것은 피해야 한다.
- 괄사刮痧의 주요 부위는 첨부된 그림과 같다.

경부頸部: 경후두골頸後頭骨 정중앙의 우묵한 곳, 그리고 양방을 2~4줄의 사흔痧痕이 생길 정도로 긁어준다.

배부背部: 7번 경추에서 독맥督脈을 따라 5번 요추까지 긁고 멈춘다. 그러한 후에 순서에 따라 바깥쪽으로 각 5~7줄의 사흔痧痕이 생길 만큼 긁어준다.

흉부胸部: 2, 3, 4늑간부를 각 한 줄의 사흔痧痕이 생길 정도로 긁는다. 늑골은 바깥쪽으로 활모양으로 긁는다.

사지四肢: 팔꿈치(곡택혈曲澤穴), 오금(위중혈委中穴)을 각 2~4줄의 사흔痧痕이 발생하는 정도로 긁는다(그림32).

도사挑痧요법

인체의 관련 부위에 침자鍼刺하여 피하皮下에서 몇 방울의 사혈痧血을 짜내어 사증痧症를 치료하는 방법으로 보통 '도침陶鍼요법', '도방사挑放痧요법', '자락刺絡요법'이라고 부른다(도사요법에서는 침을 통한 사혈을 동반한 치료방법이므로 침구 전문가인 한의사가 시도를 해야 하며, 일반 가정에서는 시행하기에 적합하지 않다-역자주).

- 도사挑痧를 하기 위해서는 우선 소독을 철저히 시행하고, 적절한 삼릉침三稜鍼, 봉피침縫被鍼 등을 선별하여 시술한다.
- 환자는 바로 눕거나 엎드리거나 앉는 자세 등을 취하는데, 가능한 한 환자가 편안한 자세를 먼저 고려해야 한다. 시술자는 가볍게 침을 자입刺入하고 도기挑起한다. 동시에 암자색暗紫色의 어혈을 짜내면서 동일한 경락經絡에서 몇 개의 부위를 취혈하여 수차례 반복하고 마지막에는 소독한다.
- 도사挑痧 부위

❶ 두경頭頸부: 양미간兩眉間에서 시작하며 두통이 있는 경우에는 태양혈太陽穴을 추가하며, 구토가 있는 경우에는 뒷목의 풍지혈風池穴에서 각 한 점을 사혈한다.

❷ 흉복胸腹부: 화개혈華蓋穴에서 시작하고 늑골 좌우를 따라 5~7개의 점을 사혈한다. 위완통은 중완혈中脘穴을 더하고, 복통은 배꼽 양측에 각 한 점, 소복통은 하단전下丹田, 좌우 각 한 점을 사혈한다.

❸ 요배腰背부: 기천氣喘에는 폐수肺兪와 능형근菱形筋 양측을 사혈하고 위복요胃腹腰의 통증은 모두 요배腰背의 각 수혈兪穴, 하지추근下肢抽筋은 위중혈委中穴을 사혈한다.

조사抓痧는 몇몇 질병을 치료할 수 있다

조사抓痧요법이라는 명칭을 생각해보면 각종 사증痧症을 치료한다는 의미인데, 그 사증痧症의 범위 또한 매우 넓다는 것을 알 수 있다. 예를 들어 교장사絞腸痧는 축각옹사縮脚癰痧라고 하는데, 현대의 급성 충수돌기염이나 장염과 유사하다. 산후사産後痧는 산후 발열과 비슷하고, 두풍사頭瘋痧는 편두통과 비슷하다. 일반적으로 조사抓痧를 통하여 가장 보편적으로 치료하는 것은 중서中暑인데 '서사暑痧'라고도 부른다. 이는 일 년 사계절 모두 사증痧症을 발생시킬 가능성이 있으나 여름에 발생률이 가장 높기 때문이다. 갑작스러운 발열과 두훈頭暈, 구토, 설사, 복통과 같은 병증은 대체로 아래의 세 가지의 정형情形이 있다.

- 작열하는 햇볕에 노출되어 일을 하면 무더위에 지치게 되는데, 과도하게 햇볕을 쬐어서 몸에 열이 나고 가슴이 답답하고 구토, 두혼頭昏과 함께 호흡이 촉급해지고 맥이 빨라지게 된다. 심한 경우에는 쇼크를 받고 얼굴이 창백하고 사지가 얼음같이 냉해지는 중서中暑증상이 나타난다.
- 습기濕氣와 풍한風寒을 받으면 신열身熱과 두통, 악취를 동반한 설사를 하게 된다. 설사가 과하여 탈수가 진행되면 피부에 주름이 생기고 얼굴이 수척해지며, 심하면 하지경련까지 일으키는데 모두 조사抓痧요법을 사용할 수 있다. 환자에게 수분을 보충하기 위해 담염수淡鹽水나 봉밀수蜂蜜水를 주는 것도 괜찮다.
- 깨끗하지 못한 음식을 먹거나 날것과 찬 음식을 지나치게 섭취하거나 혹은 폭식이나 폭음, 정해진 시간에 일정량을 섭식하지 않거나 지나치게 굶주린 상태에서 과식하는 것은 장위腸胃기능을 문란하게 하여 복통과 토사吐瀉를 야기하고 심한 경우에는 전신의 관절통까지 나타나는데 이럴 때에 모두 '조사抓痧요법'을 활용하여 치료할 수 있다.

결론적으로 말하자면 서열暑熱에 의해 전근轉筋, 추축抽搐, 한출지랭汗出肢冷, 천촉喘促, 맥미욕절脈微欲絕의 증상이나 혹은 더위를 피해 냉기를 지나치게 많이 받거나 노숙으로 인해 풍風을 받는 경우, 그리고 날것과 차가운 음식을 많이 먹어 음한陰寒이 내침하고 양기陽氣가 통하지 않아 두훈頭暈, 사지핍력四肢乏力 등의 증상이 발생하는 경우에는 사痧가 얕은 부위인 기부肌膚나 표부表部에 있으므로 촬사撮痧법, 괄사刮痧법을 사용하여 발산하면 좋아진다. 즉, 위기衛氣를 유행流行시켜 기분氣分의 사기邪氣를 발산시키면 사증痧症이 저절로 좋아진다. 만약 사痧가 혈맥에 깊이 있는 경우에는 급히 도법挑法을 사용하여 어혈을 방출하고 사기邪氣를 배출시킨다면 사증痧症이 매우 빠르게 사라질 것이다.

조사抓痧는 어떻게 병을 치료할 수 있는가?

조사抓痧가 병을 치료하는 원리는 합리적이다. 사람이 풍한서습風寒暑濕 등의 정상적이지 않은 기후에 영향을 받아 피부의 주리腠理가 막히고 사기邪氣가 기부肌膚를 침습하면 청기淸氣가 통하지 못하는데, 이러한 경우에 조사치료抓痧治療를 통하여 체표를 자극하고 말초의 혈액순환을 촉진하여 백혈구를 증가시키고 신경을 활발하게 유지하여 신진대사를 촉진시킬 수 있다. 또한 한선개설汗腺開泄에 의해 사기邪氣가 해소되니 치료목적에 도달할 수 있다.

조사抓痧할 때 주의 사항

- 조사抓痧 시에 치료실은 바람이 통하는 입구에서 해서는 안 되고 선풍기나 에어컨 바람이 직접 환자에게 노출되어 병증이 심해지는 것을 피해야 한다.
- 조사抓痧 시에 앉은 자세 또는 누운 자세 모두 상관없는데, 가능한 한 편안한 자세를 원칙으로 한다. 조사 후에는 피부를 안정시키는 과정이 필

요한데, 기름 자극이 있다면 말리고 피부가 손상을 받았다면 적절한 연고를 발라서 감염되는 것을 막아야 한다.

- 조사抓痧를 위한 수기법은 가볍고 부드러우면서 정확해야 한다. 만약 척추뼈가 융기한 부위에는 주위의 근육을 여러 번 긁어야 치료효과를 이룰 수 있다. 목, 겨드랑이나 허리 부위 등 림프가 많이 분포한 부위에는 절대 강한 힘으로 해서 근맥筋脈이 손상될 정도로 자극을 주어서는 안 된다.
- 치료 후에는 적당한 휴식이 필요하고, 땀이 난 경우에는 마르게 하거나 옷을 갈아입혀서 외풍外風에 손상을 받거나 냉기에 노출되는 것을 피해야 한다. 시술 이후 당분간 자극적이거나 기름진 음식의 섭취를 금기하고 청량한 차, 예를 들어 국화菊花, 하엽荷葉, 금은화金銀花, 포공영蒲公英 등 소서消暑시키는 차를 마신다. 혹은 육일산六一散에 봉밀蜂蜜을 타서 복용시킨다.
- 환자의 병정病情이 심하여 종아리에 쥐가 나고 경련이 심하게 나타나면 위중혈委中穴에 조괄抓刮을 진행하거나 도수가 높은 술을 끓여서 수건에 담가서 문지르고 혹은 온수로 양다리를 적시면 통증을 줄일 수 있다.

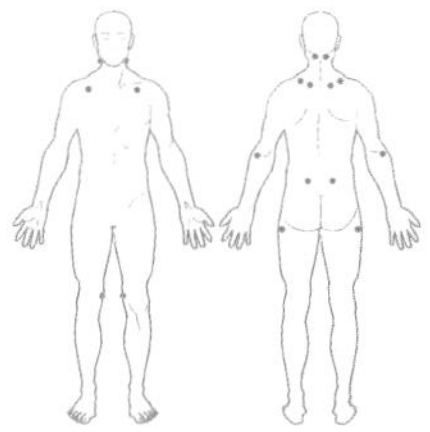

2

불부항
(발화관요법)

발화관拔火罐요법은 '흡통吸筒요법'이라고 부르며, 과거에는 민간에서 많은 사람들이 관행적으로 활용하던 간단한 치료방법으로 오랜 기간 애용되었다.

발화관拔火罐은 죽통竹筒이나 작은 유리컵, 혹은 사기로 만든 작은 컵 안에 점연點燃하여 진공상태를 만든 후 바로 환자의 일정 부위에 덮어 병을 치료하는 방법이다. 방법이 간단하고 기구도 쉽게 얻을 수 있으며, 심한 부작용도 없어서 많은 사람들이 선호하는 편이다.

발화관拔火罐요법을 통하여 치료할 수 있는 병증은 매우 광범위하다. 두통, 현훈眩暈은 물론 기침이나 복통, 요배통, 관절통과 월경통 등에 모두 발화관을 사용하여 치료할 수 있다. 또한 발화관요법은 감기, 옹저창종癰疽瘡腫, 경항통, 두통, 늑간신경통과 풍습風濕에 의한 근육통 등에도 확연히 좋은 치료효과가 있다.

비록 발화관의 방법과 용도가 광범위하고 방법이 간단하지만, 전문가가 아닌 숙련되지 않은 사람들이 함부로 시술하는 것은 금물이다.

여기에서는 발화관에 사용하는 기구, 발화관의 시행방법, 발화관의 적당한 부위, 기관起罐의 시기, 발화관 사용 시에 피해야 할 것을 분별하여 설명하겠다.

기구

피부에 흡착시킬 때 피부를 손상시키지 않는 재질의 적당한 크기의 기구는 모두 화관火罐으로 활용할 수 있다. 보통 민간에서는 일상적인 작은 컵이나 유리컵을 사용한다. 일반적인 의료기구로는 특별히 제작한 유리나 사기로 만든 것을 활용한다(그림33).

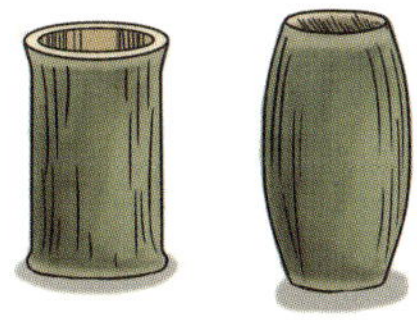

대나무화관竹制火罐

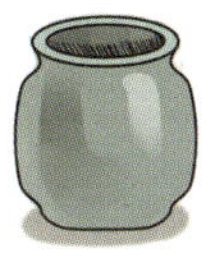

도자기화관陶制火罐

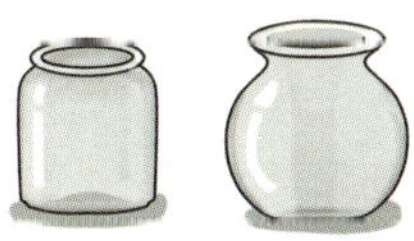

유리화관琉璃火罐

그림33

시행법

요즘에는 라이터 등으로 부항컵 안에서 불을 점연點燃한 후에 바로 통증 부위에 덮는다. 이때 관내罐內의 공기는 완전히 연소되어 순간적으로 진공상태가 되므로 즉시 환부에 덮어주면 부항관 안으로 살이 따라서 융기된다. 여러 의료기관에서 하는 방법은 다양한데 그 중 하나는 엄지손가락 끝 마디 정도 크기의 탈지면에 알코올을 묻히고 이 탈지면을 관罐 안쪽 벽 중간에 둔다. 불로 붙인 후에 바로 발화관拔火罐이 필요한 피부 위에 흡착을 시킨다. 이러한 방법을 '첩면법貼棉法'이라고 부른다. 또 다른 방법으로는 작은 집게로 알코올을 적신 목화솜을 집어 점연點燃한 후에

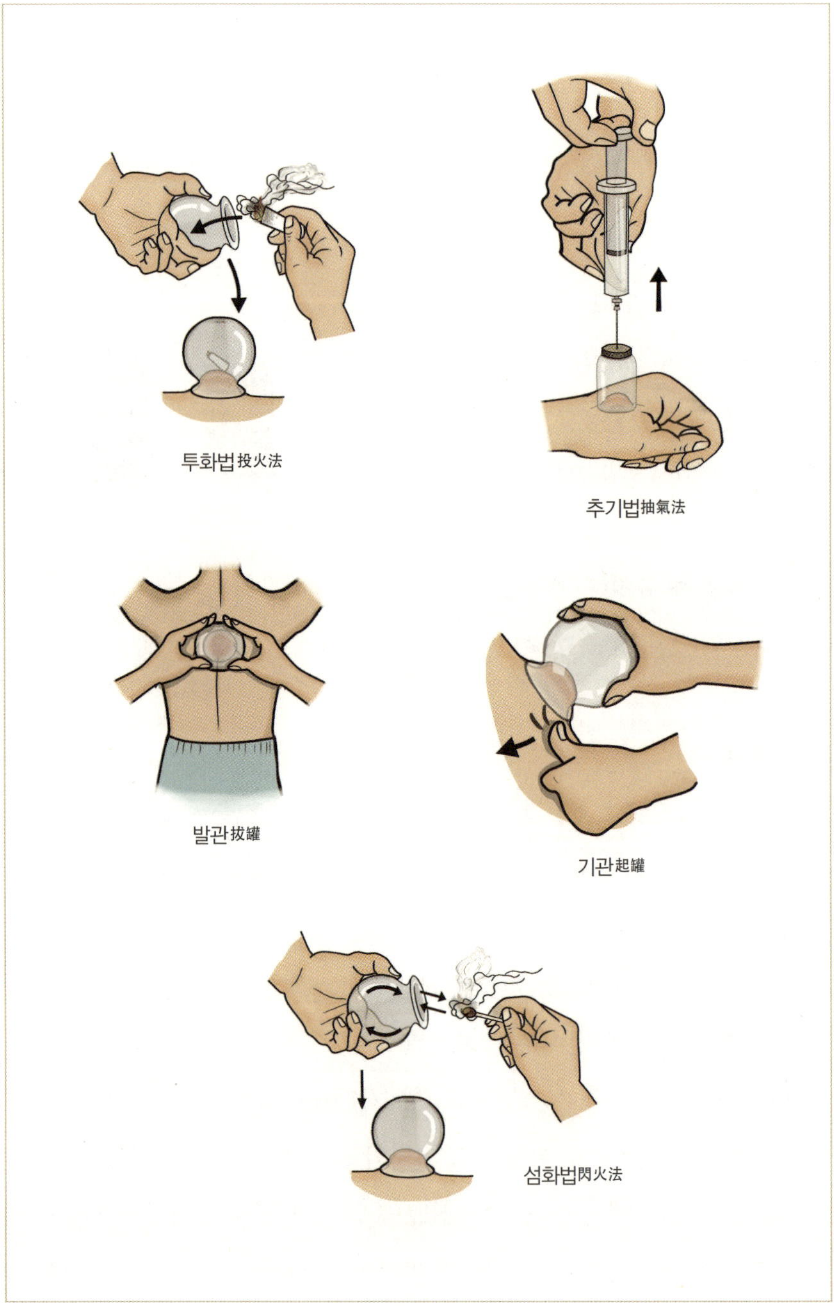

그림34

즉시 화관내벽火罐內壁을 한 바퀴 돌린다. 다만 주의해야 할 것은 환자의 피부가 화상을 입을 수 있으므로 입구에 알코올 솜을 접촉하는 것은 피해야 한다. 이렇게 알코올을 관내罐內에서 연소한 후(공기를 모두 소진시킴)에 신속하게 목화솜을 꺼냄과 동시에 즉시 발화관拔火罐이 필요한 피부 상면에 놓는다. 이런 방법은 '섬화법閃火法'이라고 부른다(그림34).

발화관拔火罐의 적당한 부위와 질병

발화관拔火罐요법은 비록 많은 질병에 적용할 수 있지만, 특정한 발화관에 적합한 부위를 선택하느냐에 따라서 가장 좋은 치료효과를 보일 수 있다는 것에 주의해야 한다. 아래에서는 각기 다른 질병에 따라서 분류한 것이다.

- 두통, 현훈과 일반적으로 감기와 풍한風寒으로 발병하는 경우에는 머리, 가슴, 등, 엉덩이 혹은 대퇴면大腿面(근육이 비교적 두꺼운 곳을 선택)에 발관拔罐을 진행한다. 만약 두통이 앞이마 부위에 있으면 가늘고 작은 화관발火罐拔을 앞이마 부위에 사용하고, 통증이 머리의 양측에 있으면 통상 태양혈太陽穴 부근에 발화관한다.
- 해수咳嗽, 기천氣喘인 경우 배부背部에 발화관한다.
- 복통이나 장명腸鳴, 혹은 찬 음식의 섭취로 인하여 설사를 하거나 불규칙한 식습관에 의한 설사인 경우에는 상복부上腹部, 중완혈中脘穴 주위에 발화관한다.
- 요배산통腰背痠痛은 허리 양쪽 '요안腰眼' 부위에 발화관한다.
- 월경통(월경 시작 전이나 월경 초기 소복부小腹部의 통증을 가리킨다)은 배꼽 양방과 허리 부위에 교차하며 발화관한다.
- 신장염은 배부背部에서 신장 부위에 해당하는 곳에 발화관한다. 발화관을 할 때에 가장 좋은 화력은 조금 큰 것인데 부항 시술 시 국소 부위가

발홍충혈發紅充血할 때까지 시술하면 효과가 더욱 좋다.

- 사지관절통증, 경항통, 근육 풍습병風濕病과 염좌 등은 모두 통증이 있는 곳에 발화관한다.

기관起罐의 시기

기관起罐 즉, 부항을 떼는 시기는 반드시 병정病情에 따라 정해야 한다. 일반적으로 10~20분 정도 한다. 만약 환자가 통증이 있어 비교적 참기 힘들 때라면 빼는 시기를 앞당겨야 한다. 그러나 환자가 편안함을 느끼거나 부항의 흡입력이 크지 않거나 특히 국소 부위의 근육이 비교적 풍부한 경우에는 시간을 조금 늘려야 한다.

기관起罐을 하는 방법은 한 손으로 관자罐子를 가볍게 잡고 약간 한 방향으로 기울여준다. 다른 한 손으로는 화관火罐을 기울인 반대쪽 화관구火罐口 부근의 근육을 손가락으로 천천히 눌러서 부항과 피부 사이에 틈을 남겨두고 공기가 이 공간을 통해서 관罐 안으로 들어가게 하면 흡입력이 소실되면서 화관火罐은 자연히 떨어진다.

발화관拔火罐 치료 시 주의사항

발화관拔火罐은 많은 질병에 두루 치료할 수 있지만 어떤 상황에서는 이 방법을 사용하는 것이 적절하지 않을 수도 있다.

- 오랜 기간 질병에 걸려 허약해져 전신이 극도로 소수消瘦하고 피부 탄력을 잃은 환자.
- 환자가 발광發狂하거나 번조불안煩躁不安하고 혹은 추축抽搐이 있는 경우.
- 환자가 혈우병과 피부병을 앓거나 혹은 피부가 과민한 경우.
- 종양이 있는 부위나 임신한 여성의 소복부小腹部 등.

• 심부전과 전신부종이 있는 경우에는 발화관을 통한 치료는 적절치 않다.

특히 주의해야 할 것은 발화관을 통하여 시술하는 사람이 환자의 상황을 정확하게 인지해야 하며, 특히 심한 질병을 앓고 있는 환자에게 시술할 경우에는 절대 경솔하게 시행해서는 안 된다.

이 외에 발화관을 시행할 때에는 환자가 어떻게 느끼는지 물어야 한다. 발열이나 쪼이는 느낌, 따뜻한 기운 등을 느끼는 것은 모두 정상현상에 속하지만 심하게 긴장되고 통증을 견디기 어렵다면 즉시 기관起罐해야 한다.

발화관拔火罐치료는 반드시 치료과정을 나눌 필요는 없다. 2~3차례 하고 심지어 한 차례씩만 해도 곧 좋아지는 예도 있다. 일반적으로 만성인 경우에는 매일 시술할 필요가 없고 격일로 한 차례씩 한다. 혹은 4~5일에 한 번씩 하는 것이 좋다. 급성이나 위중한 질병에는 당연히 다른 치료법과 배합하면서 보조적인 시술로 생각하는 것이 좋다.

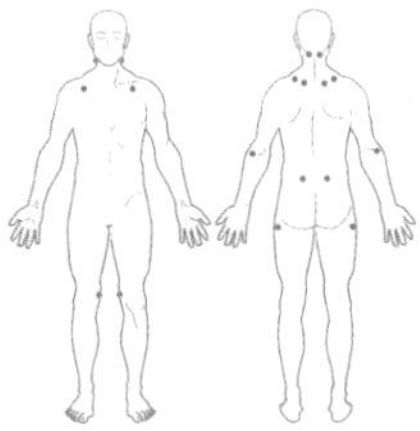

3

애구요법

(뜸)

애구艾灸요법의 장점은 사용하는 혈위가 많지 않고 치료범위가 넓으며 방법이 간단하다는 점이다. 애융으로 만든 애주艾柱를 일정한 혈위에 놓고 훈구薰灸하면 된다. 체내 면역력을 높이는 방면과 질병을 예방하는 데 모두 좋은 효과가 있다(그림35).

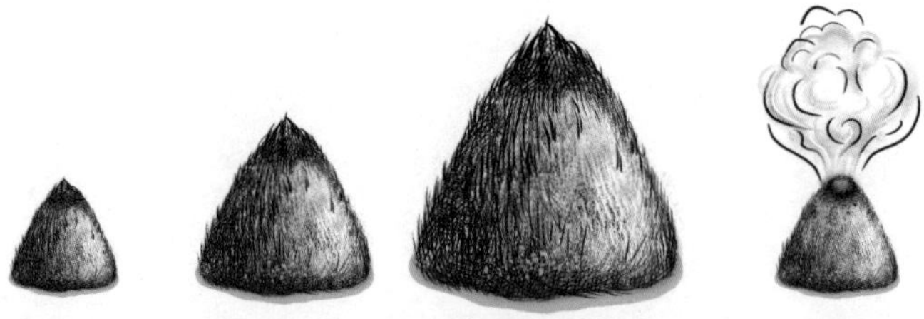

그림35 애주艾柱

애구艾灸의 종류는 매우 많다. 일반적으로 반흔구瘢痕灸와 비반흔구非瘢痕灸라는 두 종류로 분류한다. 반흔구는 직접구라고 부르는데, 피부를 작상灼傷하므로 종종 화농이 생길 수도 있다. 그래서 이 구법灸法은 과거에 비해 근래에는 비교적 적게 활용하는데, 아직도 일본에서는 많이 활용되고 있다. 비반흔구非瘢痕灸는 애주구艾炷灸, 애조구艾條灸, 격강구隔薑灸, 격산구隔蒜灸 등등으로 나뉜다. 애조구艾條灸와 애산구艾蒜灸는 직접구에 속하고 다른 것들은 간접구에 속한다(그림36).

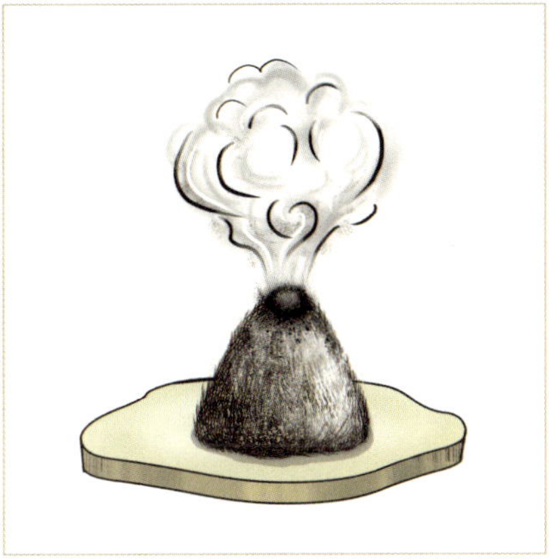

그림36 격강구隔薑灸

- 애조구艾條灸, 현구懸灸: 즉 애융으로 초지草紙를 말아 만든 애조艾條에 불을 붙여서 환자의 혈위를 자극한다. 애조艾條와 피부의 거리는 약 1촌寸 정도로 환자가 편안함을 느끼는 정도가 기준이 되고 훈기熏氣가 피부에 섭촉하여 홍윤작열紅潤灼熱하면 그친다.
- 애주구艾柱灸: 가공된 깨끗한 애융을 부드럽게 꼬아서 위는 뾰족하고 아래는 넓고 둥근 원추형 애주艾柱를 만들어 뜸을 뜰 혈위에 둔다. 그러한 후에 불을 붙여 천천히 뜸을 뜬다. 환자가 통증을 느낄 때는 타다 남은 애주를 집어 제거하고 다시 새로운 애주로 바꿔서 뜸을 뜬다. 일반적으로 뜸을 뜬 부위에는 수포가 생기지 않는 것이 좋다. 매번 뜸을 뜰 때 하나의 애주를 1장壯이라고 부르는데 이것은 침구치료에서 쓰는 용어다.
- 격강구隔薑灸: 얇게 썬 생강 1편片을 뜸을 떠야 하는 혈위에 두고 그 위에는 애주를 두고 불을 붙인 다음 천천히 향을 쏘인다. 환자가 작통灼痛을

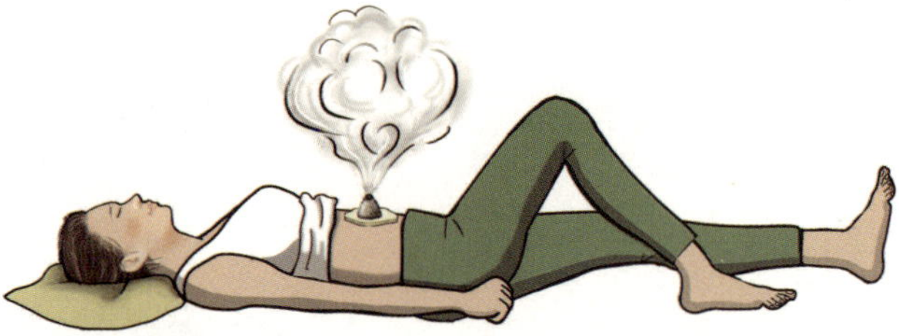

격염구 隔鹽灸

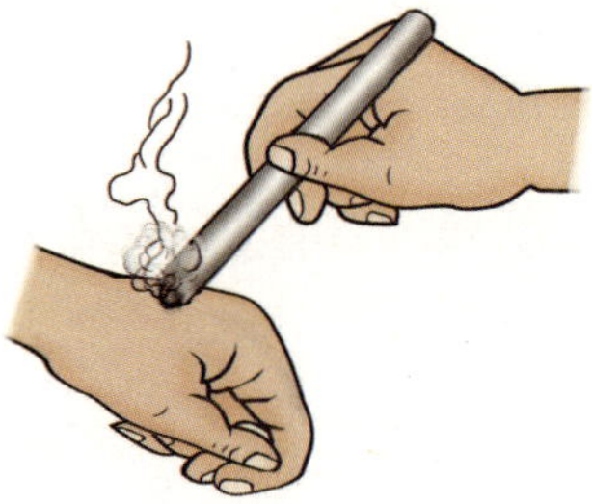

온화구 溫和灸

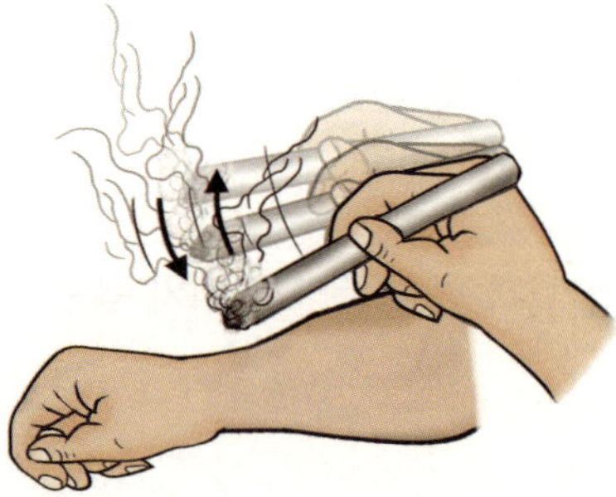

작훼구 雀喙灸

그림37 **각종 애구요법**

느끼면 즉시 제거한다. 생강 편片은 너무 두꺼워서는 안 되는데 너무 두꺼우면 침으로 몇 개의 구멍을 만들어 열이 통과할 수 있게 해야 한다(그림36).

- 격산구隔蒜灸: 마늘을 벌려 단일한 면이 있으면 더 좋다. 겉껍질을 벗겨내고 얇게 썰어서 1편片을 취해 뜸을 떠야 할 곳에 놓는다. 그러한 후에 마늘 편片 위에 애주艾柱를 놓고 불을 붙인 후 환자가 작통灼痛을 느끼면 즉시 제거한다.
- 격염구隔鹽灸: 소금으로 배꼽 위를 채운 후에 애주를 둔다. 방법은 격산구隔蒜灸와 같다.

구법灸法의 작용

구灸로 각종 질병을 치료하는데, 우선 혈액 중의 백혈구수치를 점진적으로 늘려주고 면역성을 향상시키며 동시에 혈액에 포함된 칼슘과 혈당도 점점 늘려준다. 이런 백혈구 증가는 약을 복용하거나 주사치료와 효과가 비슷할 수 있다. 하지만 화학약품을 통한 치료는 인체에 종종 부작용을 유발할 수 있으나 구치灸治는 직접 신경을 자극하여 병변의 부위도 변화시키고 체내의 질병에 저항할 수 있는 대사물질을 스스로 만들어 내도록 유도하여 치료할 수 있게 된다. 구灸를 이용하면 자연치유 능력을 올릴 수 있다.

애구艾灸를 상용하는 혈위는 많지 않다. 여기에서는 비교적 상용하는 혈위를 소개하겠다.

곡지曲池

해표거풍解表祛風, 청열리습清熱利濕, 조화영위調和營衛, 강장명목強壯明目.

안과 방면의 병증을 잘 치료하기 때문에 곡지曲池에 뜸을 뜨면 눈을 맑게

할 수 있다. 본혈은 피부병에 대한 치료에도 상용한다. 통증 방면에서도 상지부의 각종 통증과 치통, 편도선염, 두통, 혈압항진, 반신불수 등을 치료한다.

음릉천陽陵泉

청간리담淸肝利膽, 제습사除濕邪, 강근장골強筋壯骨, 건위제산健胃除酸.

간담질환, 위산과다, 변비, 고혈압, 반신불수 등을 치료하는 데 상용한다. 편두통, 늑간신경통, 슬관절통, 좌골신경통, 견관절통을 치료하는 경우에 상용한다.

삼음교三陰交

삼음교三陰交는 족삼음경足三陰經의 교회혈交會穴로 비脾, 간肝, 신腎, 세 장臟의 작용을 치료하나 중점은 비脾에 있다. 건비화위화습健脾和胃化濕, 소간익신疏肝益腎, 조경혈생식調經血生殖.

본혈은 소화계통의 질병을 잘 치료하여 비뇨생식기질환, 신경쇠약, 고혈압, 월경통, 하지 내측 신경통과 피부병 등을 치료한다.

족삼리足三里

본혈은 족양명위경足陽明胃經의 합혈合穴로 비위脾胃를 다스리고 조혈調血하여 소화를 주관하고 보허약補虛弱하는 효과가 있다. 증강체력增強體力, 소제피로消除疲勞, 만성병(기천氣喘, 다뇨多尿, 이명耳鳴, 조설早泄 등과 같은)에 도움이 된다. 아울러 신경쇠약, 반신불수, 하지무력, 고슬산통股膝痠痛, 두통, 과민성질병 등을 치료한다. 그러나 30세 이전에는 족삼리足三里에 뜸을 뜨는 것이 적합하지 않다. 고서에서는 오히려 다른 질병이 쉽게 생긴다고 지적한 경우도 있다.

중완中脘

본혈은 위경胃經의 모혈募穴이고 육부六腑의 회會로 모든 장부병을 치료할 수 있고 조위화중調胃和中, 보허익기補虛益氣, 납곡화습納穀化濕, 강역지구降逆止嘔하는 효과가 있다. 기허氣虛로 인한 전신기능의 약화와 위장에 발생하는 각종 병을 잘 치료하고 위통胃痛에도 효과가 더욱 좋다.

관원關元

임맥任脈에 속하고 태양소장太陽小腸의 모募가 되며 온몸의 원기元氣가 있는 곳이다. 생화生化의 근원이고 남자는 정精을 보관하고 여자는 혈血을 기르는 곳이다. 또 족태음비경足太陰脾經, 족소음신경足少陰腎經, 족궐음간경足厥陰肝經과 임맥任脈의 회會로 속명은 단전丹田이다. 또 충맥衝脈, 독맥督脈, 임맥任脈이 시작되는 곳으로 배신고본培腎固本, 조기회양調氣回陽의 효과가 있다.

본혈은 비뇨생식기와 관련된 질병을 치료하는 데 효과가 매우 좋다. 예를 들어 신장염, 고환염, 방광염, 발기부전, 조루, 유정, 월경불순, 백대하, 불임 등은 모두 이곳에 뜸을 떠서 치료한다. 만성 설사, 복창腹脹 치료에도 효과가 있다. 이 외에 전신허약에도 관원關元에 뜸을 뜨면 체질을 좋게 할 수 있다.

소골공小骨空

본혈은 소지배면小指背面 제2지관절횡문第二指關節橫紋의 중점에 있다. 본혈에 뜸을 뜨면 안통眼痛과 수관절통手關節痛을 치료할 수 있다.

중천中泉

혈은 수배완상手背腕上(양지혈陽池穴과 양계혈陽溪穴 중간)에 있다. 본혈에 뜸을 뜨면 수통手痛, 복통을 치료할 수 있다.

견봉肩峰

혈은 견肩의 튀어나온 곳에 있다. 즉 팔을 들었을 때 골첨骨尖의 우묵한 곳이다. 본혈에 뜸을 뜨면 오십견과 나력瘰癧을 치료할 수 있다.

학정鶴頂

슬중상연膝中上緣에 있다. 본혈에 뜸을 뜨면 슬통과 하지무력을 치료할 수 있다.

상술한 혈위를 제외하고도 '내관內關'에 뜸을 떠서 심통心痛이나 구토, '합곡合谷'으로 치통, 두통, 견비통肩臂痛, '환도環跳'로 요퇴腰腿 통증, '삼음교三陰交'로는 월경통, 월경불순을 치료한다. '대추大椎'는 해수咳嗽, 효천哮喘, 경항두통頸項項痛 등을 치료하는 데 모두 효과가 있는 혈위이다.

구灸는 인체에 온화작열溫和灼熱한 감각을 더해준다. 온통경락溫通經絡하고 조화기혈調和氣血하여 인체에 혈액이 잘 돌게 한다. 그래서 애구艾灸가 치료목적에 도달하는 것을 돕는다.

구灸는 매우 좋은 보조요법으로 어떤 약물로도 쉽게 치유되지 않는 만성질병을 구법灸法을 빌리면 상당한 치료효과를 거둘 수 있다.

구법灸法을 응용하는 데 다음 몇 가지를 주의해야 한다.

신체허약으로 인한 기능 감퇴의 허한증에는 뜸을 뜨는 시간이 많아야 하며, 신체가 장성하거나 기능항진의 실열증에는 시간이 적어야 한다. 겨울에는 뜸을 뜨는 시간과 차수는 많아야 하고 여름에는 줄이는 것이 좋다. 애조구艾條灸는 매번 5~10분 정도 하고, 애주구艾柱灸는 매번 3장壯 뜸을 뜬다. 배부背部, 요부腰部, 복부腹部에 뜸을 뜨는 시간은 조금 길고 장수壯數도 많고 사지와 가슴 부위에 뜸을 뜨는 장수壯數는 조금 적다.

애구艾灸요법에서 특히 주의할 것은 뜸을 뜨고 즉시 애회艾灰를 제거하여 피부의 심한 통증과 물집이 생겨서 화농이 되는 것을 막아야 한다. 만약 수포가 생기면 눌러서 터트리지 말고 이미 농으로 변했으면 화상약을 바른다.

경면흉부頸面胸部와 모발이 있는 부위(백회百會는 제외)에는 애구艾灸해서는 안 되고, 심장부위, 체표혈관이 비교적 많은 곳과 임산부의 아랫배에도 모두 구灸를 금한다. 만약 동시에 두 곳의 혈위에 뜸을 떠야 할 때는 인체의 상부 혈위에 먼저 뜸을 뜨고, 그다음 하부 혈위에 뜸을 뜨는 것이 원칙이다.

애주艾柱를 사용해서 뜸을 뜰 때에는 우선 산즙蒜汁이나 강즙薑汁을 피부에 바르고 애주艾柱를 그 위에 붙여 애주가 떨어져 피부가 상하는 것을 피해야 한다. 애목艾木을 사용해서 구灸 할 때는 뜸을 뜬 후에 철저하게 불을 꺼서 화재를 예방해야 한다.

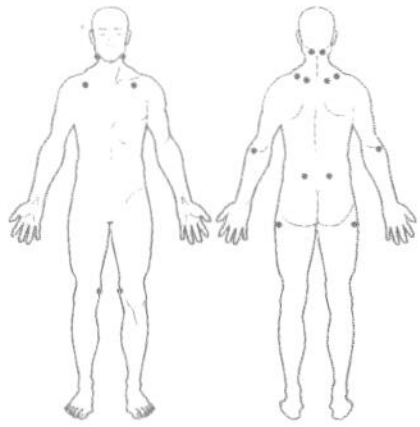

4

온찜질

온찜질은 민간에서 상용하는 치료법 중의 하나로 보통 '열부熱敷'라고도 통칭한다. 조작방법이 매우 간단하고 부작용도 크게 없다. 물론 적절한 온도를 조절하지 못하면 피부에 화상을 유발시킬 수 있다. 그러나 온찜질의 치료효과는 매우 신속하고 분명해서 의료보건기능으로 가치가 있다.

온찜질을 시술할 때 한 가지 약물을 사용하거나 각기 다른 병정病情에 적합한 재료를 가하여 포장하는데, 그중에서 거즈포장이 좋고 다시 열처리를 가하여 신체의 통증 부위나 반응혈구反應穴區에서 진행하며, 상하좌우를 반복하거나 선전旋轉하여 계속 이동하며 위熨하는 방식이다. 상용하는 체위로는 앙와仰臥, 부와俯臥, 측와側臥, 정좌正坐와 같이 네 종류가 있다. 본법은 반드시 온도를 적절히 조절하여 환자가 편안함과 상쾌함을 느낄 수 있게 해야 하며, 아울러 소경활락疏經活絡, 온중산한溫中散寒, 통리기기通利氣機, 거풍제습祛風除濕, 소종거어消腫祛瘀하여 진통에 대한 치료효과를 보일 수 있다.

온찜질의 치료원리는 재료를 직접 가열해서 열이 재료가 있는 포包 안에 있게 하고, 아울러 환자의 일정 부위에 위탕熨燙을 반복한 후 재료가 담긴 포에서 나온 열과 약성이 인체의 피부를 경유해서 흡수되고 온통경락溫通經絡, 조화기혈調和氣血시켜 신체의 기혈순환을 개선해준다. 또한 위熨를 시행한 부위의 모세혈관이 충혈됨과 동시에 내장의 충혈은 줄이게 되면서 병변이 있는 기관을 개선시켜 질병을 치료하는 목적에 도달한다.

온찜질에는 염위鹽熨, 총위葱熨, 초위醋熨, 수위水熨, 약위藥熨 등 여러 종류가 있다. 각종 온찜질은 각각 다른 곳에서 각기 다른 재료를 선택하여 사용하는 것이 필요하기에 적절한 약재의 약성도 다르다. 그래서 치료효과 또한 다르다. 아래에서 분류하여 설명하겠다.

염위법鹽熨法

거친 생염生鹽 1그릇(대략 300~450g)을 솥 안에 넣고 센 불로 볶는다. 볶은 후에 포布로 싸서 환부에 계속해서 열위熱熨한다.

이러한 위법熨法은 아래의 각종 병을 치료할 수 있다.

- 위장이 허약하여 발생한 설사, 심기통心氣痛, 복통 등의 질환. 전흉胸前, 복부 혹은 요배부腰背部에 돌아가며 열위熱熨를 진행한다.
- 계안雞眼: 걷는 자세가 부정하거나 기타 원인으로 족저足底 부위에 단단한 덩어리가 생겨 걸을 때 통증이 있는 병증이다. 이때에 환부를 열위熱熨하는데, 시술 시에 환자가 참을 수 있는 최대의 열을 한계치로 삼으면 치료효과가 빠르고 분명하다.
- 허한虛汗, 두훈안화頭暈眼花: 앞이마에 열위熱熨한다.
- 풍한風寒으로 인한 요통이나 복통, 소복냉통, 관절통

총위법葱熨法

신선한 총백葱白 약 300~600g을 찧어서 솥에 넣고 볶는다(약간의 생염生鹽을 함께 볶아도 좋다). 볶은 후에 포대에 넣고 꽉 묶어 환부에 위熨한다.

이러한 위법熨法은 다음과 같은 질병을 충분히 치료할 수 있다. 소변불통, 복창腹脹, 두복한통肚腹寒痛, 월경통, 산후 요배통, 가벼운 타박상.

강위법薑熨法

생강生薑(연피連皮째 사용)을 약 300g 정도 사용한다. 더러운 것을 씻어 찧고 짜서 강즙薑汁을 내고 용기에 담아둔다. 생강을 볶아서 포布로 잘 싸두어 환부에 반복해서 열위熱熨한다. 만약 생강이 차가워지면 다시 생강 찌꺼기에 약간의 강즙薑汁을 더하여 볶고 다시 위熨한다.

이러한 위법熨法은 다음의 병들을 치료할 수 있다. 환자가 흉격 사이에 창색감脹塞感을 느낄 때(고대 의가들은 한결寒結, 열결熱結, 식결食結, 담결痰結, 비결痞結 등으로 나눈다)나 한습비통寒濕痺痛은 모두 이 위법熨法을 선택한다.

초위법醋熨法

우선은 거친 소금 약 300g 정도를 솥에 넣어 볶는다. 오래된 초醋(오래되면 오래될수록 좋다)를 작은 그릇의 반 정도를 넣고 소금을 뿌리는데, 변두리부터 뿌리면서 골고루 볶는다. 식초를 다 뿌린 후에 다시 몇 번 볶아서 포布로 잘 싸서 환부에 위熨한다.

- 월경통: 배꼽 주변 양측과 배꼽 아래, 그리고 허리 아래(팔료혈八髎穴 부근)에 위熨한다.
- 종아리에 쥐가 잘 나는 환자와 허증의 관절염의 환자는 환부에 반복해서 위熨한다.

수위법水熨法

위법熨法 중 가장 간편하다. 좋은 유리병이나 뜨거운 물주머니를 사용하고 뜨거운 물을 준비하여 병(주머니)의 입구를 잘 막아 새지 않게 한다. 적당한 온도로 환부를 위熨한다. 일반적인 복통이나 요배산통腰背痠痛, 사지마비산통四肢麻痺痠痛뿐만 아니라 오랜 보행 후 다리가 피곤할 때도 응용할 수 있다.

약위법藥熨法

위법熨法 중에서 약위법藥熨法은 범위가 비교적 넓고 효과가 좋다. 이런 위법熨法은 병정病情과 증상에 적합한 약재를 사용해야 하고 증자蒸煮하거나 초열炒熱한 후에 포包로 싸서 환부를 위熨해야 한다. 아래에서는 상용하는 약위재료藥熨材料와 방법을 소개하겠다.

- 만잠사위방晩蠶砂熨方: 만잠사晩蠶砂 약 150g과 황주黃酒나 도수가 비교적 낮은 술 75g을 사용한다. 만잠사와 황주를 골고루 잠깐 담가 쇠로 만든 솥에 넣고 볶는다. 만약 담갔다가 남은 황주가 있으면 볶으면서 솥 안에 뿌린다. 그러한 후에 나누어 두 포包로 만들어 환부에 위熨한다. 또한 약을 나누어 두 포包로 만들어서 시루에 찌거나 솥에서 열로 찌고 환부를 위熨하는데 몇 차례 한다. 이러한 위법熨法은 습열濕熱에 의한 신통身痛, 담탁痰濁에 의한 두통, 허증과 감기로 야기한 하지관절통증 혹은 사지마비를 치료할 수 있다.
- 오수유위방吳茱萸熨方: 오수유吳茱萸 적당량을 갈고 황주黃酒를 골고루 더하여 잠깐 담근 후에 다시 증열蒸熱하거나 초열炒熱하여 포布에 싸서 반복해서 환부를 열위熱熨한다. 이러한 위법熨法은 다음에 적용한다.

❶ 토사복통吐瀉腹痛.

❷ 어혈작통瘀血作痛: 환부에 위熨한다.

❸ 신체허약, 두훈頭暈, 안화眼花: 앞이마 부위에 위熨한다.

❹ 신체허약성 월경통(월경곤란): 소복부少腹部와 제하臍下에 위熨한다.

- 구채위법韭菜熨法: 신선한 구채韭菜 300~600g을 깨끗하게 씻고 진흙처럼 찧어 환부에 붙이고 상면에는 다시 뜨거운 물주머니를 더하여 열위熱熨한다. 위熨한 후에는 찧은 부추를 계속해서 환부에 붙여둔다. 타박 손상 후에 생긴 종창통腫脹痛에 적당하다.
- 노봉방위법露蜂房熨法: 노봉방露蜂房(안에 유충이 있는 것이 더 좋음) 150~300g를 찧어서 가루로 만들어 솥에 넣고 볶는다. 포布에 넣어 포장하고 환부를 위열熨熱한다. 풍습風濕에 의한 통증, 유통乳痛과 무명종독無名腫毒이 야기한 통증을 치료할 수 있다.
- 국화위법菊花熨法: 야국화野菊花(건조한 것이나 바로 채취한 것 모두 좋다) 300~400g을 증열蒸熱한 후에 포布에 넣고 포장한 뒤 환부를 열위熱熨한다. 상용하여 협륵脇肋 통증을 치료한다.

온찜질은 간편하므로 옛날부터 민간에서 광범위하게 사용됐다.
근래에도 임상에서 효과가 있다는 보고가 상당히 많다.

- 위완통, 허한성 위통을 치료하는 데 포강炮薑, 사인砂仁, 화초花椒, 소회향小茴香, 진피陳皮를 모두 갈아 가루로 만들고 볶아서 사포紗布에 담아 완脘 부위에 두는 경우도 있다. 어떤 경우에는 한습통비寒濕痛痺를 치료하는 데 한방기漢防己, 위령선威靈仙, 생창출生蒼朮 각 5전錢, 마전자馬錢子, 생천오生川烏, 생초오生草烏, 남성南星 각 2전錢, 노생강老生薑 6전錢, 당귀當歸, 목과木瓜, 천우슬川牛膝, 장뇌樟腦, 홍화紅花, 방풍防風 각 5전錢, 생반하生半夏 2전錢, 포부자泡附子 3전錢, 계지桂枝 3전錢을 모두 갈아 가루로 만든다. 적당량의 약 가루에 대국주大麯酒(중국식 소주)와 적당량의 끓인 물을 섞어 포대 안

에 넣고 봉한 후 환부에 둔다. 그 외에 데운 물주머니를 더하여 열위熱熨한다.

최근 중국 대륙에서는 열위熱熨요법에 대해 깊은 연구가 이루어지고 있다. 치료할 수 있는 병증도 매우 많으면서 비교적 유효하다는 보고가 많다.

- 골관절통: 울홍열위제鬱紅熱熨劑(울금鬱金, 홍화紅花, 천오川烏, 독활獨活, 창출蒼朮, 강황薑黃, 세신細辛, 장뇌樟腦, 박하薄荷, 애엽艾葉, 백개자白芥子, 송절松節, 유향乳香, 천궁川芎 등의 한약과 화학발열제를 배합하여 만든 가루 물질을 이중의 비닐봉지에 넣어 사용할 때 외층의 비닐봉지를 찢어 조금 주물렀다가 환부에 붙이면 즉시 발열한다)를 압통점이 분명한 부위에 두어 요추간판탈출증, 과로성 요각통, 습관성 허리염좌, 요추골절, 오십견 등 50사례를 치료했는데, 분명한 효과를 본 사례는 18례, 호전된 경우는 32례로 모두 100%의 치료율을 보였다.
- 연부조직의 통증: 전술한 울홍열위제鬱紅熱熨劑는 연부조직의 통증치료에도 분명한 치료효과가 있었다.
- 족근통: 유향乳香 3냥兩, 몰약沒藥 3냥兩, 홍화紅花, 혈갈血竭, 삼칠三七, 토별충土鱉蟲, 천오川烏, 초오草烏, 당귀當歸, 두충杜沖, 천단川斷, 투골초透骨草 각 1냥兩반, 마전자馬錢子 2전錢, 사향麝香 3푼分을 모두 갈아 가루로 만들어 이중의 사포대紗布袋에 넣어 황주黃酒 2kg에 이틀 동안 담갔다가 사용한다. 이것으로 족근통足跟痛을 치료하면 만족스러운 효과를 거둘 수 있다.

온찜질은 시술 방법이 비교적 간단하지만, 아래의 몇 가지 사항을 주의해야 한다.

- 응용물품을 준비해야 한다. 쇠로 된 솥, 난로, 포대, 더운물 주머니, 치료용 그릇, 약물, 재료

- 환자의 병정病情에 따른 위熨 부위(누운 자세, 엎드린 자세, 옆으로 누운 자세, 똑바로 앉은 자세) 등 환자가 편안함을 느낄 수 있는 자세를 찾는다.
- 수법手法은 적당한 빠르기, 힘은 적당한 세기로 한다. 일반적으로 열이 날 때는 위熨를 빠르게 하고 힘은 가볍게 하며, 열이 줄어들 때는 위熨를 천천히 하고 힘을 조금 세게 한다. 적당한 온도를 조절하여 환자가 참을 수 있는 것을 기준으로 삼는다.
- 위포熨包는 두 개를 준비하여 번갈아 가며 교체해서 위熨하게 하고 가능한 한 위열熨熱을 시술할 때에는 중단되는 일이 없도록 한다. 열위熱熨를 시술하는 시간은 일반적으로 한 차례에 15~30분 정도이다.
- 열위熱熨를 시술하는 물건을 감싼 포대를 수시로 검사하여 새는 곳이 없는지 확인한다. 약재가 새서 환자가 화상을 입는 일을 피해야 한다.
- 수시로 피부에 붉은 수포가 있는지 관찰하고 만약 화상이 있다면 즉시 열위熱熨를 중지하고 아울러 화상 국소 부위에 화상약물을 바른다.
- 열위熱熨요법은 반드시 한성寒性 환자에게만 적용한다. 보통 열증熱證을 앓거나 혹은 피부과민, 피부염증 등의 열증熱證 환자는 열위熱熨요법을 사용하는 것이 적합하지 않다. 잘못 사용하면 불에 기름을 붓는 것과 다름이 없을 정도로 병정病情이 심해진다. 반드시 기억해야 할 것이다.

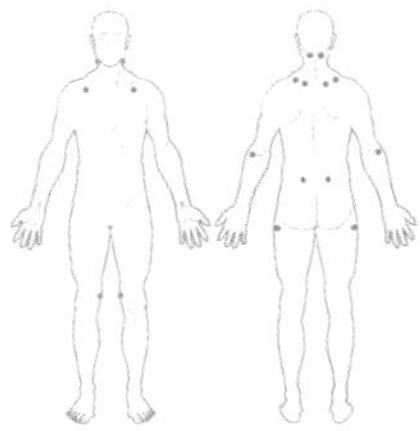

5

추나요법

(안마요법)

추나推拿요법은 수기手技를 통해서 운용하는 것으로 환자의 피부와 근육에 안마를 하여 질병을 치료하는 방법이다. 침약鍼藥을 사용하지 않기 때문에 비교적 간단한 편이다.

안마요법의 운용은 중국에서는 이미 2000~3000년의 역사를 가지고 있다. 《소문素問 · 혈기형지편血氣形志篇》에서는 "形數驚恐, 經絡不通, 病生於不仁, 治之以按摩醪藥"이라고 했고, 《소문素問 · 거통편擧痛論》에는 "寒氣客於背兪之脈則泣, 脈泣則血虛, 血虛則痛, 其兪注于心故相引而痛, 按之則熱氣至, 熱氣至則痛止矣."라는 말이 있다.

안마수법按摩手法

질병을 치료하는 안마수법按摩手法의 종류는 매우 많고 다양하다. 그중에서 안按, 마摩, 추推, 나拿, 곤滾, 겹掐, 발撥, 유揉, 진振, 말抹, 찰擦, 차搓, 날捏, 차扯, 탄彈, 고叩, 박拍, 추捶, 신伸, 굴屈, 요搖, 두抖, 인신引伸, 채踩, 단端, 제提 등이 있으며 일일이 나열할 수 없을 정도다.

- 안법按法: 진정, 진통시키는 방법으로 안按은 누른다는 뜻으로 손바닥이나 손가락을 사용하여 신체의 특정 부위 혹은 혈위를 일정 시간 동안 누른다는 뜻이다. 점차 힘을 써서 깊게 누르는 수법手法이다. 다시 장안법掌按法, 지안법指按法, 주안법肘按法으로 나눌 수 있다(그림38).

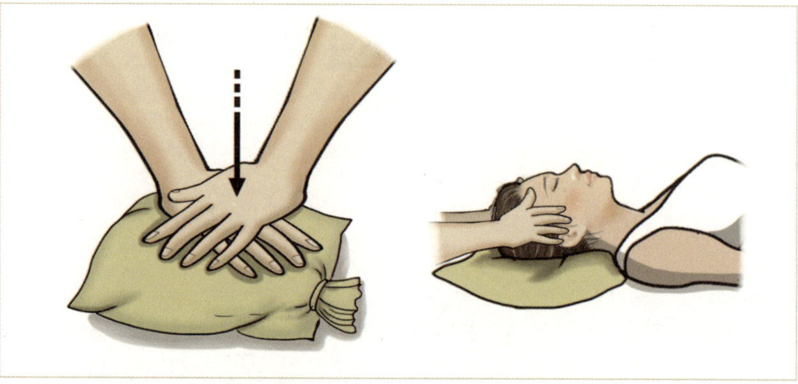

그림38 **장안법**掌按法(좌) **쌍장대안법**雙掌對按法(우)

- 마법摩法: 산어소종散瘀消腫시키는 방법이며, 마摩는 문지른다는 뜻으로 손바닥이나 손가락면을 일정 부위에 붙여서 손목과 팔을 함께 돌리면서 규칙성 있게 문지르는 동작으로 마법摩法이라고 부른다. 지마법指摩法, 장마법掌摩法, 장근마법掌根摩法으로 나눌 수 있다(그림39).

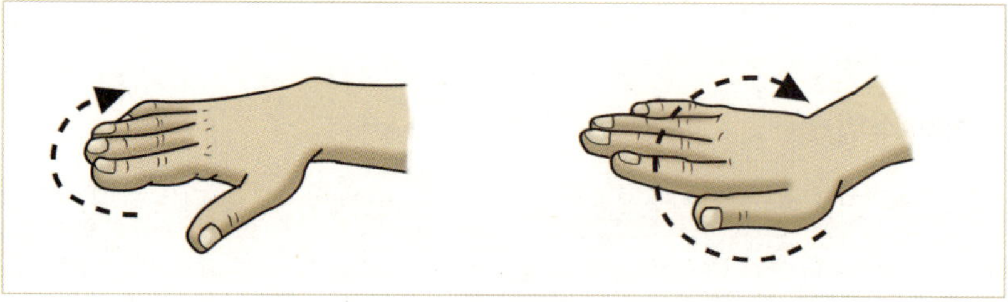

그림39 **마법**摩法

• 추법推法: 소통복위법疏通復位法이다. 이것은 손을 앞으로 혹은 바깥으로 힘을 내어 이동시키는 방법이다. 모지평추법拇指平推法, 모지측추법拇指側推法, 모지첨추법拇指尖推法, 장평추법掌平推法, 장근추법掌根推法으로 나눌 수 있다.

• 나법拿法: 해경통락지법解痙通絡之法이다. 나拿는 한 손이나 혹은 두 손의 손가락으로 근육을 제장提拿하는 수법으로 나법拿法이라고 부른다. 삼지나법三指拿法, 오지나법五指拿法, 두동나법抖動拿法으로 구분할 수 있다(그림40).

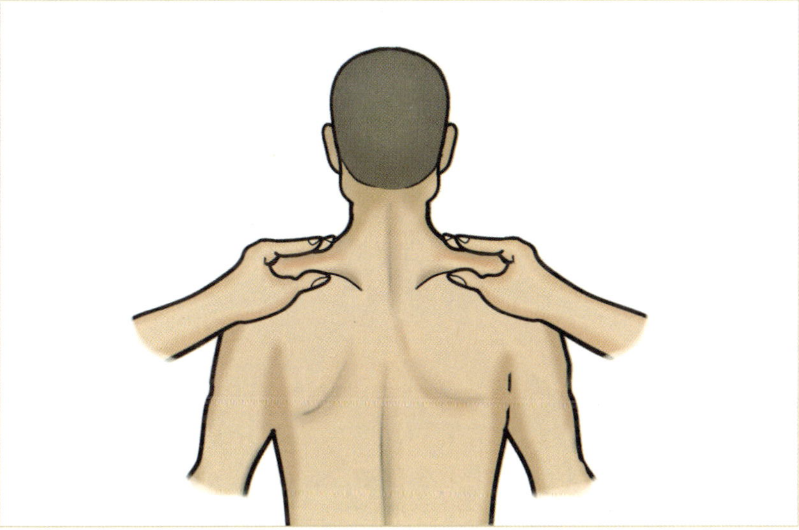

그림40 견정혈肩井穴 부위의 나법拿法

• 유법揉法: 활산活散시켜 진통하는 방법이다. 유揉는 손으로 방향을 돌려 누르고 어루만진다는 뜻이다. 엄지를 사용하고 여러 손가락이나 손바닥 부위에 힘을 주어 일정한 부위 혹은 혈위에 가볍거나 깊은 부드러운 회선동작回旋動作을 하여 자극을 해당 위치의 피하조직에 도달시키는 방법으로 유법揉法이라고 부른다. 지유법指揉法, 장유법掌揉法으로 나눌 수 있다(그림41).

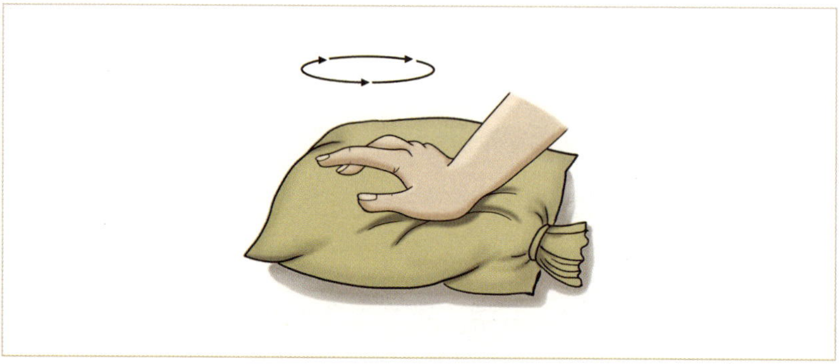

그림41 **장근유법**掌根揉法

- 곤법滾法: 활혈산어活血散瘀하여 피로를 덜어주는 방법이다. 손등의 척측尺側 부위를 시술하는 부위에 붙여서 손목을 사용하여 굽히고 펴며 외선外旋하여 연속으로 흔들어 마찰한다. 생성된 힘은 지속적으로 시술하는 부위에 작용하니 곤법滾法이라고 부른다(그림42).

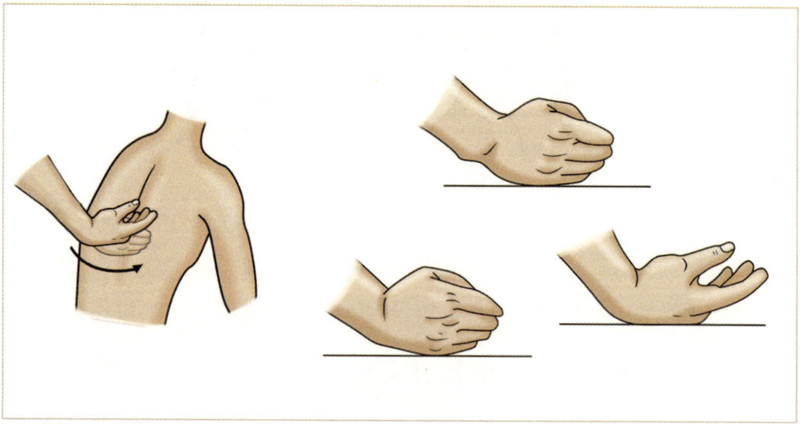

그림42 **곤법**擦法

- 발법拔法: 분근진통分筋解痛시키는 법이다. 발拔은 추동推動이나 도동挑動의 의미다. 이는 손가락이나 팔꿈치를 일정 부위 혹은 혈위에 두고 천천히

힘을 주어 아래로 압박하여 동창감疼脹感이 있을 때까지 하는데, 환자가 참을 수 있는 정도가 기준이 된다. 다시 근육섬유를 수직방향으로 반복 추동椎動하여 근육섬유가 손가락이나 팔꿈치로부터 활동滑動하는 수법을 발법拔法이라고 한다.

- 일지선추법一指禪推法: 통비산한通痺散寒시키는 방법이다. 엄지손가락의 지문 혹은 엄지 외측外側을 일정한 부위나 혹은 혈위에 힘을 주어 손목을 흔들어 엄지를 움직이게 하는 추혈법推穴法이다. 일지선법一指禪法 또는 '일지선공一指禪功'이라고 한다.

추나推拿의 치료 원리

한의학적인 이론으로 보자면 안마는 조리음양調理陰陽, 서근통락舒筋通絡, 활혈화어活血化瘀, 통리관절通利關節, 연견산결軟堅散結, 박리점연剝離粘連, 정복이위整復移位 등의 작용이 있으며 다음의 작용 역시 갖고 있다.

- 신경조절 기능: 사람은 하나의 통일된 전체로 기혈진액氣血津液 등의 기본 물질로 구성되어 있다. 신경은 장부를 통과하여 각 계통으로 전달된다. 이러한 기본 물질은 다시 음양陰陽이라는 두 종류로 나눌 수 있다. 음양은 서로 평형을 이루고 있기 때문에 인체의 정상적인 생리기능을 유지한다. 즉 《내경內經》에서 말하는 음평양비陰平陽祕, 정신내치精神乃治이다. 만약 외인, 내인의 영향으로 신경기능실조가 야기되고 흥분이나 억제를 조절하지 못하면 음양이 평형치 못한 상태로 인해 병이 발생한다. 즉 《내경》에서 말하는 "陰勝則陽病, 陽勝則陰病', '陰陽離決, 精氣乃絕"의 치병致病원리와 같다. 그래서 치료할 때에 반드시 전체적인 관점으로 인체의 기능을 조절하고 음양, 기혈, 장부, 신경 등을 조절하고 평형을

회복시켜야 한다. 즉《내경》에서 말한 "護察陰陽所在而調之, 以平爲期"이다.

추나推拿의 조절기능은 '양방향 조정기능'이고 한의학의 경락학經絡學적인 관점으로 보면 그 작용은 경락을 경유하여 전달되며 먼 곳까지 그 영향이 도달한다. 혹은 서로 장부와 관련이 있고 표리表裏에 근거하여 서로 교차하며 음양과 기혈을 조절하는 작용에 도달한다. 게다가 안마의 역량은 한 가지가 아니고 방향도 다르다. 만약 특정 혈위에 상당한 자극을 준다면 조절기능에 도달할 수 있는데, 어떤 연구자의 발견에 따르면 엄지손가락을 사용하여 양측의 비수혈脾兪穴과 위수혈胃兪穴을 안마하면 위胃의 연동운동을 증강시키고, 족삼리혈足三里穴을 안마하면 위의 연동을 억제시킬 수 있었다. 그리고 위胃에 공복시간에 수축이 나타났을 때 비수혈脾兪穴과 위수혈胃兪穴에 똑같이 추유안마推揉按摩하면 즉시 위장의 연동운동이 억제가 되었다. 이런 쌍방향 조절기능은 실제로는 인체의 병리특징에서 진행되는 양성조절로 만약 환자가 흥분하면 억제시킬 수 있고, 환자가 억제하면 흥분시킬 수 있다. 이러한 기능을 이용하여 각종 신경기능실조의 병증을 치료한다. 예를 들어 두면頭面의 혈위를 안마하거나 전신을 안마하면 삼차신경통, 신경성 두통, 불면, 신경쇠약 등을 치료할 수 있고 배후背後의 혈위를 안마하면 근골신경통, 흉통 등을 치료할 수 있다.

• 신체 저항력 증강:《내경》에서 "正氣存內, 邪不可干", "邪之所湊, 其氣必虛"라는 말은 외사外邪가 인체에 침입하여 질병을 야기할 수 있다는 설명이다. 그 내재적인 요인은 사람의 정기허약正氣虛弱이다. 안마요법은 인체의 기혈을 모두 잘 순환하게 해주고 음양을 조화롭게 한다. 장부가 생기왕성生機旺盛하게 되는데, 장부가 왕성하면 기혈생성氣血生成이 충족

되고 정기正氣가 왕성하면 기체機體의 면역력이 강해지고 사람은 병에 쉽게 걸리지 않는다. 그래서 안마按摩는 신체의 저항력을 증강시킬 수 있다고 할 수 있다.

- 혈액순환을 촉진한다. 안마按摩를 하면 직접 기표肌表에 작용해서 기리肌裏에 도달한다. 얕은 곳에서 깊은 곳으로, 가까운 곳에서 먼 곳까지 기와 혈을 촉진시키고 혈액을 잘 통하게 하기 때문에 활혈화어活血化瘀, 소통경락疏通經絡의 효과가 있다. 이른바 "不通則痛, 通則不痛"이니, 곧 이 원리이다.

  또한 추나推拿는 각종 탄탄癱瘓이 야기한 근육위축筋肉萎縮에 대하여 장력張力이 회복되도록 촉진하고 근육의 기능을 증강시키고 또한 각종 원인으로 유발된 경직된 관절에 추나수법推拿手法을 응용하여 관절의 활동도를 증가시킬 수 있다.
- 조직 회복을 가속시킨다. 신체의 조직이 손상되면 본 신체는 자신을 보호하려는 기능이 있게 되고 만약 각종 안마수법을 경험한 후로는 기체機體의 회복 능력을 가속시킬 수 있다.

추나요법의 임상응용

추나요법은 임상에서 적용하는 질병이 매우 많다. 서근활락舒筋活絡, 선통기혈宣通氣血, 활혈산어活血散瘀하므로 소종진통消腫鎭痛이나 경련완화 등에 많이 상용할 수 있으며 임상에서는 요통, 관절염, 인대염좌 통증, 좌골신경통, 위통胃痛, 두통, 불면, 고혈압, 풍습성 관절염, 낙침, 염좌 등에 모두 치료효과가 있다.

- 요통: 요추추간원판탈출증, 류머티즘성척추염, 허리 부위의 손상, 기타 각종 만성요통 등은 모두 안마요법 치료에 적합하고 구체적인 시술법은

다음과 같다.

❶ 송근鬆筋: 시술자는 먼저 요추 양측 척추인대와 둔臀 부위에 회선回旋의 유법揉法을 시행하고 위에서 아래, 다시 아래에서 위로 반복하여 3~4차례 진행한다. 명문수命門兪, 팔료八髎, 환도環跳, 위중委中, 비양飛揚, 승상承上, 곤륜崑崙 등의 혈을 취한다. 가장 나중에는 환자의 허리와 넓적다리 부위를 위에서 아래로 곤법滾法을 실시하여 근육을 방송放鬆하여 한번 풀어준다.

❷ 인신引伸: 환자를 옆으로 눕게 하는데 아픈 쪽을 위로 하고 반요법扳腰法을 실시한다. 시술자는 적당한 힘을 사용하여 허리를 풀어준다.

• 경추병: 일반적인 수법과 순서

❶ 환자를 앉히고 시술자는 환자의 몸 뒤쪽에 서서 우선은 엄지손가락으로 양쪽 어깨와 상배부上背部를 평평하게 민다. 환자에게 편안하고 이완되는 느낌을 느끼게 한다.

❷ 계속해서 엄지, 검지로 양쪽 목 뒤 근육군을 유나揉拿하고 풍지혈風池穴에서 근육을 따라 아래로 내려가 아픈 쪽의 견정肩井(득기得氣를 기준으로 삼는다)에 이르고 환자의 경부근육군頸部筋群이 풀어지면 그친다.

❸ 요경법搖頸法도 사용하는데, 목을 흔들 때 통증이 생기는 것을 피해야 하고 폭은 작게 해야 한다. 흔들면서 환자로 하여금 경부頸部가 풀어지게 하고 환자의 목 주변 근육이 확실하게 풀어질 때까지 기다렸다가 정교하게 목 부위를 발동拔動한다. 나중에는 다시 경후근군頸後筋群을 2~3차례 유나揉拿한다.

❹ 만약 관절에 탈위脫位와 명확한 손상이 의심될 때에는 요경법搖頸法을 사용해서는 안 되고 당연히 제경법提頸法을 사용해야 한다.

• 견관절 주변 염증: 일반적인 수법과 순서

❶ 환자를 앉히고 양어깨를 아래로 늘어뜨려 풀어놓게 한다. 우선은 손가락으로 문지르면서 엄지로 양쪽 견배부肩背部를 평행하게 한 후에 손바닥으로 유마揉摩하거나 아픈 견배부肩背部에 곤법滾法을 실시한다. 수법手法은 가볍게 시작하여 점차 무겁게, 얕은 곳에서 깊게 하고, 국소 부위가 따뜻해지고 근육이 풀리는 느낌을 가질 때까지 추나推拿한다.

❷ 동시에 풍지風池, 견정肩井, 결분缺盆, 견료肩髎, 곡지曲池, 수삼리手三里, 주료肘髎, 합곡合谷 등의 혈을 취할 수 있다. 부드럽지만 정교한 힘으로 날법捏法을 시행하는데 손가락으로 주무르거나 털어내는 등의 수법과 결합하여 견부肩部 아래에서 상비上臂에 이르게 하고 여러 차례 반복한다.

❸ 그러한 후에 다시 어깨 부위에서 경박법輕拍法을 사용하고 동시에 요두법搖抖法, 찰한법擦汗法 등의 수법을 사용하여 어깨의 정상적인 활동을 이루도록 한다.

• 염좌: 추나推拿를 통하여 염좌로 인한 손상을 치료하는 경우에는 외상시기가 다르면 시술방법도 다르다.

염좌가 급성기일 때는 다음과 같이 한다.

❶ 급성증상이 매우 분명할 때로 다친 부위를 편안한 위치에 두고 추나推拿를 진행한다.

❷ 손상 부위에서 상하좌우로 추推, 마摩, 유揉 등의 수법을 사용하여 응체소산凝滯消散하고 주위 혈액순환을 개선하여 마지막에는 외부外敷 약물을 사용하여 종창腫脹이 사라지게 한다.

염좌 후기는 염좌 2~3일 후에 통증과 종창腫脹이 이미 사라져 호전되었거나 염좌 후 비교적 긴 시기인데도 여전히 종창腫脹이 남아 있거나 활동장애가 있는 경우다.

❶ 손상 주위에 추나推拿를 진행한다. 만약 종창腫脹이 여전히 심하거나 아울러 지압흔적指壓痕이 있을 때에는 종창腫脹 부위에 삼릉침三稜鍼을 사용하여 방혈放血하며 다시 수법手法을 사용하여 추나推拿를 시도하여 종창腫脹을 소실시킨다.

❷ 만약 연축攣縮이나 그 외에 유착성 병변에 의해 지체 활동장애가 있을 때는 정교하게 요搖, 신伸, 굴屈 등의 수법을 사용하여 유착을 풀어주는 목적을 이룬다.

이상 비교적 자주 보이는 네 가지 병증을 간단하게 소개하였다.

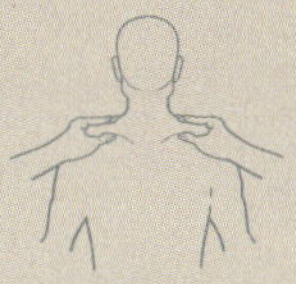

8장

통증의 온천요법과 목욕요법

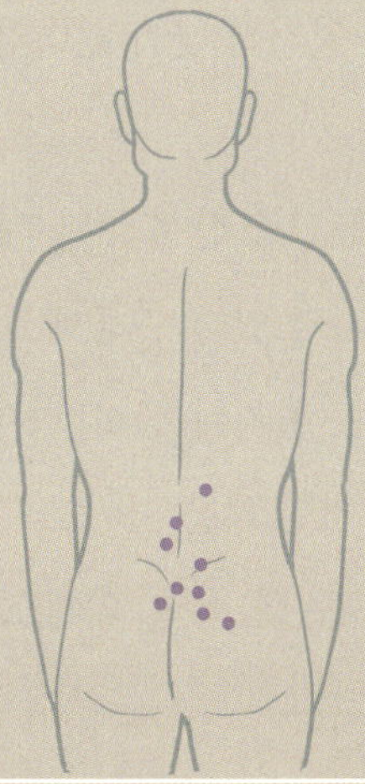

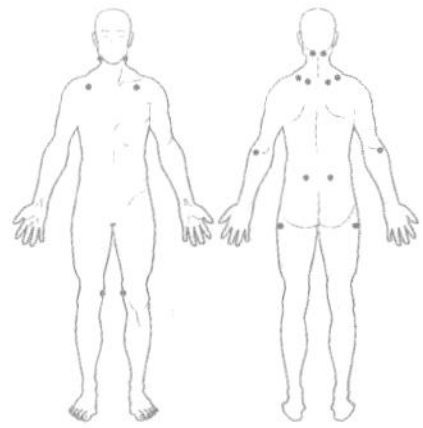

1

온천요법

온천은 오래전부터 민간에서 통증을 포함하여 각종 질병을 치료할 수 있다고 여겨왔다. 최근에도 온천의 물리작용(즉 목욕할 때 신체의 온열현상溫熱現象, 부력浮力 등), 화학작용(온천에 녹아 있는 화학물질의 신체반응)과 요양에 효과 있는 지역의 기후 및 온천치료 이후 정신에 미치는 영향까지 깊이 연구되고 있다. 온천의 치료 기제機制의 모든 방면을 완전히 이해한 것은 아니지만, 피해야 할 것만 주의하면 온천이 병을 치료하고 특히 통증을 치료하는 것은 대부분 일정한 효과가 있다. 설령 완전히 낫지 않더라도 완화시키는 것에는 확실히 긍정적이다.

온천의 종류는 매우 많은데, 그중 산성천酸性泉을 제외한 몇 가지 온천은 신경통 치료에 모두 일정한 효과가 있다. 그중에서도 단순천單純泉은 신체가 허약하여 강렬한 자극을 못 받는 환자나 장시간 치료를 받은 환자에게 적합하다. 단순천單純泉은 온천 중에 가장 많은 편이고 그다음이 식염천食鹽泉이다.

온천은 각종 질병을 치료하는데, 목욕 외에도 음용飮用과 흡입吸入요법 등을 포함한다.

- 목욕치료: 온천요법의 효능은 혈액순환과 신진대사를 촉진하고 신체 온도를 높여 발한시키는 것에 있다. 온천 속의 화학물질은 피부에 흡수되어 신체의 독소를 제거하고 신체 관절을 유연하게 하고 정신을 안정시켜준다. 통증이 있는 환자가 온천에 몸을 담그면 신체의 긴장감이 풀어지고 완화된다.
- 음용치료: 온천물을 마셔 효과 있는 성분을 위장에 직접 흡수하는 것이다. 신경통 환자가 미네랄이 포함된 온천을 마시면 효과가 좋다는 보고가 있다.
- 증기흡입치료: 어떤 온천은 마시기에 적합하지 않고, 혹은 환자의 위장이 직접 온천을 마시기에 적합하지 않기 때문에 증기흡입요법을 활용한다. 이 방법을 활용하는 것은 온천증기를 흡입하는 것으로 유익한 물질이 체내의 환부에서 발휘된다.

온천요법은 비록 간단하여 쉽게 행할 수 있으나 또한 일정한 금기사항이 있다. 일본과 유럽의 많은 온천구역에는 온천치료사가 있다. 반대로 온천치료사의 허가를 받지 않는 곳도 있으며, 절대 온천물을 마실 수 없는 곳도 있다. 온천 목욕도 때로는 금지할 때가 있다. 이하에서는 간단하게 온천치료에 대한 수칙을 소개하겠다.

❶ 몸에 급성병, 발열, 전염병, 결핵, 암에 걸렸거나 혹은 쇠약한 상태이면 모두 온천목욕을 할 수 없거나 주의해야 한다. 또한 심장병, 신장병, 중추신경질환, 중풍, 뇌출혈, 뇌압이 높은 사람이나 월경기, 임산부도 온천요법을 할 수 없다.

❷ 신경통 환자는 온도가 비교적 낮은 온천에서 장시간 목욕하는 것이 효과가 있다. 온천요법은 보통 장시간의 치료를 해야 하는데, 온천치료는 체질을 개선하는 치료이기 때문이다.

❸ 온천요법을 시행할 때에는 우선 충분히 휴식을 취해야 하고 지나치게 굶거나 바로 식사한 상태에서 시행해서는 안 된다. 밥을 먹은 지 두 시간 후에 들어가는 것이 좋다.

❹ 온천요법은 하루에 1~3차례씩, 매번 5~6분이 적당하다.

❺ 목욕이 끝난 후에 마른 수건으로 몸을 닦고 깨끗한 물로 다시 씻어내는 것은 좋지 못하다. 왜냐하면 온천 속의 효과 있는 성분이 충분히 피부에서 일정한 작용을 할 수 있기 때문이다. 목욕이 끝난 후에는 안마를 하면 온천요법의 효과를 높일 수 있다.

❻ 온천에서 나온 후에 충분히 휴식을 취하는데, 바로 냉기가 강한 곳에 가서는 안 된다.

❼ 온천욕을 진행한 후 어떤 사람은 2~3일 후에 전신이 적응하지 못하는 현상이 나타날 수도 있다. 특히 유황온천과 같이 성분이 비교적 강렬한 온천에서 목욕했던 사람은 더 쉽게 적응하지 못하는데, 신경통과 풍습병風溼病 환자에게는 쉽게 이러한 현상이 나타난다. 이러한 경우에 목욕의 차수와 시간을 줄이거나 혹은 2~3일 정도 목욕을 중단하면, 이러한 부적응 상태에서 벗어날 수 있다. 이후에는 치료효과가 점점 분명해진다. 온천을 잘못 선택해도 이러한 부적응 현상이 나타날 수 있는데 이때는 온천치료사에게 전문적인 상담을 받아야 한다.

❽ 음용요법飮用療法은 공복 시에 하는 것이 가장 좋다. 그러나 온천의 종류와 마실 사람에 따라서 음용하기에 적합하지 않은 경우도 있는데, 예를 들어 위산과다, 위장관의 경련, 신장염 등의 질병에는 절대로 염천鹽泉을 음용해서는 안 된다. 내부 장기에 이상이 있는 사람은 절대로 비소砒를 포함한 녹반천綠礬泉을 음용해서는 안 된다. 그리고 유황천硫黃泉은 어떠한 상황에서도 음용하는 것을 금기한다.

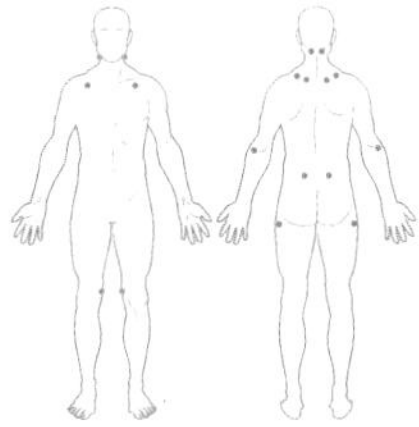

2

목욕요법

목욕은 기본적으로 많은 통증에 활용할 수 있다. 여기에는 요통, 섬요閃腰, 견갑강경肩胛僵硬, 오십견 등이 포함된다. 물론 심한 통증은 전문 의료진의 상세한 검사와 치료가 필요하지만, 아주 가벼운 경우에 목욕은 간단하게 시행할 수 있어 가벼운 통증이나 치료에 대한 보조적인 요법으로 매우 실용적이라고 할 수 있다.

- 요통: 목욕할 때의 온열자극은 요통 부위의 염증을 완화시킬 수 있다. 온열자극이 야기한 혈관반응은 충혈현상을 없애고 아울러 통증을 경감시킬 수 있다. 목욕 시에는 대략 20~30분, 온도는 40°C 전후로 진행한다. 씻고 말린 후에 안정을 유지하고 충분히 휴식을 취해야 한다.
- 섬요: 섬요閃腰인 경우 우선 38°C 정도의 온수에 몸을 적신 후에 다시 42°C로 올린다. 매우 뜨겁다고 느끼면 욕조에서 나온다. 또한 반신욕을 하여 섬요閃腰로 인한 요통을 완화할 수 있는데, 대개 42°C 정도의 뜨거운 물로 환자가 욕조에 앉아서 허리 부위를 10~20분간 담근다. 물에 등

피橙皮, 레몬, 유자피柚子皮 등을 더하면 효과가 더욱 좋다.

- 어깨 뭉침: 온도가 40~42°C 되는 물로 장시간 목욕하면 뭉쳐서 굳어버린 견갑부를 풀 수 있다. 또한 국부에 침을 놓을 수도 있고 통증 부위에 뜨거운 물을 뿌려 딱딱해진 견갑부를 자극한다. 목욕할 때에는 동시에 어깨와 함께 목과 팔까지 유연하게 하고 목욕 후에 바로 안마를 하면 치료효과를 높일 수 있다.
- 오십견: 40~42°C 전후의 뜨거운 물에 목 부위까지 담그고 동시에 물의 부력을 이용해서 팔을 위아래로 운동하면 효과가 매우 좋다.

주의해야 할 점은 40°C 전후의 온수는 진통효과가 매우 좋으나 온도가 일단 42°C 이상 넘을 정도로 지나치게 뜨거운 물에서는 오히려 통증을 가중시킨다는 점이다. 또한 혈압이 과도하게 높거나 내과적인 질병이 있는 환자의 경우에는 너무 긴 시간, 지나치게 뜨겁게 목욕하는 것을 금한다.

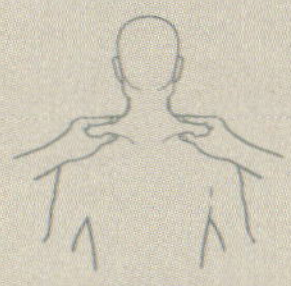

9
장

통증 예방법

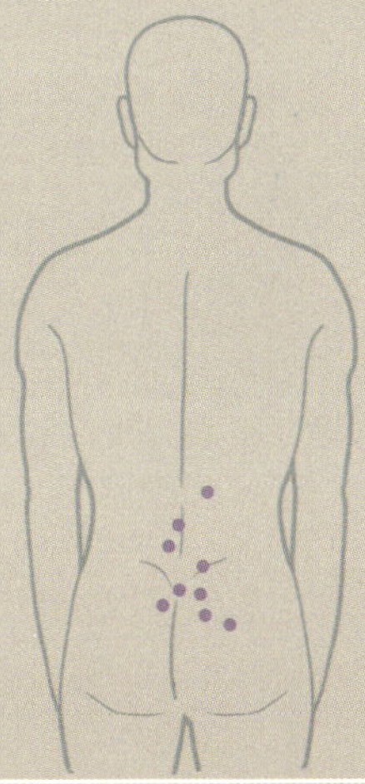

'예방은 치료보다 우선이다.'라는 말이 있다. 한의학에서도 "가장 좋은 치료는 병이 생기지 않도록 하는 것이다."라고 강조한다. 합리적인 일상생활은 통증의 발생을 방지하는 데 일정한 작용을 한다. 다음의 몇 가지 원칙은 통증의 발생과 진행을 방지하는 방면에 도움이 되고 동시에 또 다른 질병을 예방하는 것에 관한 방침이 된다.

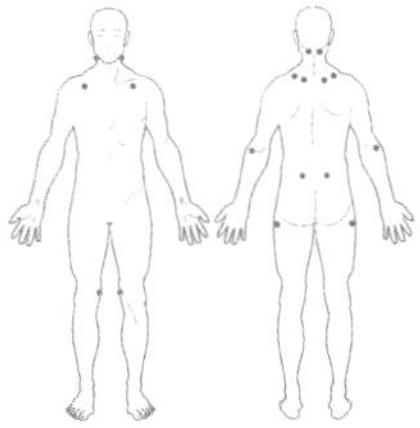

1

과도한 피로를 피한다

양생養生의 도는 피로를 줄이는 것을 매우 중요시한다. 피로는 만병의 근원으로 한의학에서는 심한 과로로 인한 발병을 중시한다. 진시황은 집정한 지 33년 동안 매일 과로가 반복되었는데, 그날 일을 끝마치지 못하면 휴식을 취하지 않았다. 게다가 방로房勞도 절제하지 못해서 더욱 피로가 가중되었으니 끝내 병에 걸려 49세에 사망하였다. 또한 유명한 전략가였던 제갈량은 "몸이 병들고 죽은 후에야 일을 그만두겠다."라고 하였는데, 그는 일을 반드시 직접 하고 정신을 수고롭게 하여 54세에 사망하였다.

과로는 체력을 쇠퇴시키고 면역기능을 저하시키며 저항력을 약하게 하여 각종 질병에 이르게 한다. 저자는 일찍이 요독尿毒, 간경화肝硬化, 종양 환자를 포함한 백여 명의 중환자를 검진한 적이 있는데, 발병 전에 모두 과로했던 과거력이 있었다. 긴장과 정신적인 압박이 더욱 심해지는 현대사회에서 극심한 과로는 의사가 중병重病을 진단할 때 가장 우선시하는 병인病因이다.

일은 자신의 역량을 헤아려서 절대 힘을 완전히 소진하는 지경에 이르러서는 안 되고 연속으로 피로가 누적되게 해서는 안 된다. 일을 한 후에 적당한 휴식을 취해야 하고 일하는 동안에는 잠깐이라도 쉬는 것이 매우 중요하다. 일이 심하게 재미있거나, 반대로 절박하게 완성해야 할 필요가 있는 상황일지라도 만약 잠깐의 시간을 내어 지체肢體를 펴거나 작업에서 잠시라도 벗어난다면 기분도 전환되고 더 큰 활력을 찾아서 계속해서 일할 수 있다.

일을 피곤하게 한 후에는 특히 지나치게 방로房勞해서는 안 된다. 더 몸을 해치게 된다. 만약 요통, 좌골신경통나 각근통脚跟痛이 있으면 가장 좋은 것은 방사房事를 일정 기간 멈추는 것이 빠른 회복에 도움이 된다.

신체의 과로를 제외하고 심사과다心事過多와 정신부하精神負荷에 의한 과로도 역시 정서와 수면에 영향을 끼치고 또한 피로에 영향을 준다. 노심자勞心者가 지속적으로 집중적인 신경을 많이 쓴 후에는 반드시 정신을 풀어주는 것을 연습해야 하는데, 산책이나 간단한 운동을 하는 것이 좋다.

과도하게 한 부분만을 사용하면서 운동을 집중하는 것도 노손勞損으로 야기되는 병의 원인이 된다. 예를 들면 테니스엘보, 건초염 등이다. 당연히 가장 좋은 것은 충분한 휴식인데, 정신적인 것과 육체적인 피로를 모두 한 번에 없앨 수 있다.

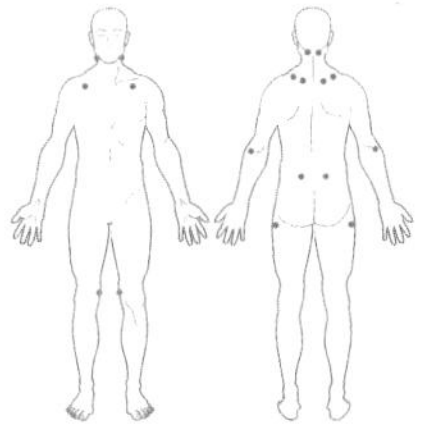

2

음식습관과 균형에 주의한다

폭음과 폭식을 하지 않고 지나치게 빨리 혹은 천천히 먹지 않아 위장에 부담을 주어서 위장병이 생기는 것을 피한다. 가장 좋은 것은 일정하게 정해진 시간에 정량을 먹는 것이다. 아울러 음식물의 균형을 주의해야 하는데 음식은 다양하게 먹어야 한다. 현재까지 인류는 어떤 음식이 인체의 수요를 가장 잘 만족시킬 수 있는지 정확하게 모르는 편에 가깝다. 그러므로 각종 음식물을 골고루 섭취하여 필요한 영양분을 얻을 기회를 늘려야 한다.

비타민B_1은 신경세포의 중요한 영양분으로 다른 A, C, D 등도 모두 없어서는 안 되지만, 특히 비타민B군이 중요하다. 인공적인 비타민이나 무기질을 먹는 것은 어느 정도 인체의 수요를 만족시킬 수 있으나 가장 이상적인 방식은 역시 천연적인 음식물에서 섭취하는 것이다. 곡류와 보통 음식물에도 모두 비타민과 무기질이 있다.

염분의 섭취를 제어해야 한다. 비록 소금이 건강에 중요하지만, 소금의 과다 섭취는 체내 수분을 저류시켜 고혈압을 유발시킬 수 있다. 진통제나 관절염약 등도 체내 수분 저류를 야기하기 때문에 소금을 제어하는 것은 통증질환에 매우 중요하다.

과다한 당과 지방을 섭취해서도 안 된다. 안전한 범위 내에서 인체는 매일 35g의 당을 흡수한다. 당을 많이 먹으면 신체 기능이 이상해지고 많은 질병을 유발시킨다. 고기를 많이 먹는 것은 심혈관질환에 매우 큰 영향을 끼친다. 게다가 영양 불균형과 대사문란을 야기할 수 있다. 반드시 살을 빼야 하는 경우에는 특히 중요하다. 통계에 따르면 단것을 많이 먹는 사람은 일반인과 비교하면 풍습성 관절염에 잘 걸리며, 또한 동물성 단백질과 지방의 섭취가 많은 사람일수록 신경통을 주의해야 한다. 화학가공식품과 첨가제, 방부제 등을 적게 먹고 이 외에 통풍환자는 퓨린이 포함된 음식을 제한해야 한다.

한의학에서는 지나치게 짜게 먹으면 상혈傷血, 상신傷腎하고 단 음식이나 고기를 많이 먹으면 상비傷脾하여 몸에 습濕이 쌓이고 지나치게 지방질을 많이 섭취하면 담痰을 생성하고 응혈凝血시켜서 결국 어혈을 조성한다고 인식한다. 차가운 음식은 기혈의 운행에 영향을 끼치고 찹쌀 같은 체기滯氣할 수 있는 음식물은 통증에 영향을 주어 낫기 어렵게 할 수 있다.

어린 나이부터 균형 잡힌 음식습관을 기를수록 좋으니 유아기부터 시작하는 것이 이상적이다. 아울러 어려서부터 칼슘을 보충하여 노년기의 골다공증을 막아야 한다.

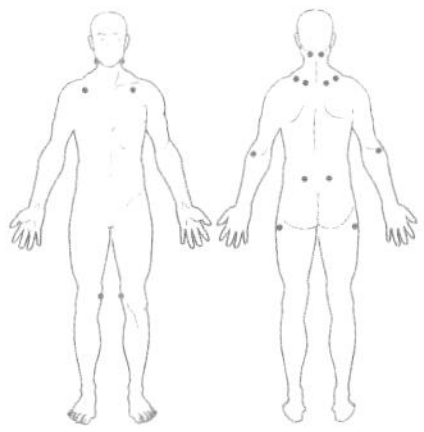

3

일찍 자고 일찍 일어나며 정해진 시간에 잔다

속설에 "수면은 의료보다 낫고, 잘 자면 10년은 젊어진다."라고 하였다. 수면은 피로를 없앨 수 있고 대뇌세포의 손상을 줄일 수 있다. 체력이나 정신적인 노동에 시달리는 사람도 충분한 숙면을 이루면 보다 더 나은 성취를 이룰 수 있으며 생기가 넘쳐흐르고 유쾌한 사람이 될 수 있다.

수면부족은 중추신경계통에 좋지 못한 영향을 끼친다. 즉각 신체를 손상시키지는 않지만, 장기간 지속되면 신체의 피로, 쇠퇴, 조로화를 야기하고 장기간 수면부족이거나 밤을 새우는 사람은 두통, 고혈압, 위궤양 등의 병변이 쉽게 발생한다. 특정 질병에 의하여 통증이 심한 사람이 밤을 새우는 일이 반복되고 불면증이 지속되면 회복이 느린 것은 자명하다.

반대로 과도하게 수면을 취하거나 장시간 침대에 누워 있으면 각 기관에 변화가 발생하고 장벽腸壁의 긴장도를 약화시키고 변비, 체지방, 지나친 근육 이완을 초래하여 신체의 면역력에 영향을 끼친다.

건강한 사람은 매우 빠르게 잠이 들고 깊게 잔다. 그러나 어떤 사람은 오랫동안 잠이 들지 못하고 항상 깨어 있으며 아침에 일어나지 못한다. 또한 휴식이 충분하지 못하기 때문에 피로함을 감당하지 못한다.

거의 모든 사람들이 적든 많든 불면증을 경험하게 되는데 그 원인은 매우 많다. 아마 근심, 통증을 비롯한 몇몇 병증으로 인한 불편함, 새로운 환경의 부적응 등등 때문이다. 이런 것들은 모두 일시적이지만 장기간 불면이 이어지면 의사를 찾아야 한다. 아래의 몇 가지는 수면에 도움이 된다.

- 규칙적으로 일하고 쉬며 같은 시간에 자고 일어나는 습관을 기른다. 이것은 몸에 이로운 조건반사를 형성하여(습관) 매우 빠르게 잠이 들 수 있다.
- 저녁밥을 먹은 후에 커피나 차 등 자극적인 음료를 마시지 않는다. 늦게 먹더라도 최소한 잠들기 2시간 전에 먹는다. 만약 야간에 지나치게 과식하거나 소화하기 힘든 음식을 먹으면 소화계가 정상수면을 방해하는 신호를 뇌에 보낸다. 수면에 들기 4시간 전에는 술을 마시지 않는 것이 좋다.
- 편안한 수면환경을 만든다. 편안한 침대, 베개, 이불, 빛, 음향, 온도와 통풍 관련 등을 점검한다.
- 자기 전에는 심한 활동을 피하고 너무 무거운 주제의 책이나 TV 프로그램을 보는 것도 숙면에 방해가 된다.
- 하루에 적절한 운동을 충분히 한다.
- 가능한 한 낮잠을 자는 것은 금하며, 밤에도 너무 일찍 잠자리에 들지 않고 항상 일정하게 자던 시간을 기다렸다가 졸음이 오면 그때 침대에서 휴식을 취해야 오히려 쉽게 수면에 들 수 있다.
- 잠들기 전에 따뜻한 물로 목욕하는 것은 신체를 풀어주고 숙면을 돕는다.
- 가장 중요한 것은 긴장을 풀고 번잡한 일을 생각하지 않는 것이다.

상술한 방법이 효과를 보지 못할 때는 하고초夏枯草 5전錢, 반하半夏 5전錢을 끓여 마시면 불면에 어느 정도 효과가 있다. 가벼운 경우에는 1~2회를 마셔도 효과를 볼 수 있고, 심할 때는 여러 차례 복용할 수도 있다. 이 외에 따뜻한 우유나 계원차桂圓茶(용안육을 끓인 차)를 마시면 수면에 도움이 된다.

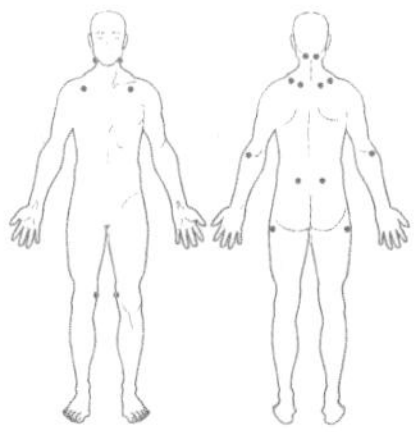

4

정서를 적절히 안정시키고 심리적인 답답함을 해소한다

많은 사람들은 병정病情이 종종 정서가 안정되지 못해서 악화되는 것을 잘 알지 못한다. 보도에 따르면 진찰을 받은 환자들 중 정서적인 긴장으로 질병이 생긴 경우가 76%를 차지했다.

근육筋肉, 혈관, 내장, 내분비계 모두 정서에 따라서 영향을 받는데, 분노, 초조, 슬픔, 억울함 등의 불쾌한 감정은 종종 인체의 기관, 근육筋肉 혹은 내분비선을 자극하고 건강에 해를 끼친다. 예를 들어 화가 났을 때 위장의 유문부는 갑자기 긴장되고 수축되어 위장 안의 내용물을 배출시키지 못해서 경련을 일으킨다. 이 때문에 많은 사람들은 갑자기 화가 났을 때 당시 혹은 조금 후에 복통을 느낄 수 있다. 어떤 사람들은 매우 화가 났을 때 중풍에 이르기도 하며 관상동맥이 긴축緊縮되어 협심증이 생기기도 한다.

불쾌한 정서는 또한 근육의 긴장을 조성하는데, 오래되거나 재차 반복되면 부분적으로 근육에 자통刺痛이 생기고 풍습통風濕痛이나 섬유조직에 염증이 발생한다. 대부분의 사람들이 모두 산통酸痛, 자통刺痛을 경험하는데, 근육의 긴장은 가장 자주 보이는 병인의 하나이다. 이런 통증은 어깨나 목의 근육이나 가슴근육에서 발생한다. 후두통은 많은 경우 경항부의 질환으로 진행되는데 이 중 85%가 정서적인 긴장과 관련이 있다.

위胃는 정서적인 부분과 가장 관련성이 깊은 내장기관으로 마음이 편하면 식욕이 좋고 마음이 편치 않으면 식욕도 없어진다. 위궤양으로 인한 통증으로 고생하는 사람의 50%가 정서적인 원인으로 생긴 위장의 근육통 때문이다. 정서적인 원인으로 발생하는 장질환도 매우 많다. 이른바 과민성장증후군으로 통칭된다.

인체의 모든 근육은 정서의 영향을 받을 수 있는데, 특히 혈관벽의 근육도 그러하다. 머리 쪽 혈관은 정서의 자극에 매우 민감한데, 많은 두통은 정서적인 자극으로 유발된다. 혈관은 정서반응에 더 분명하다. 피부 표피의 내층 모세혈관은 항상 정서에 반응하고 혈관벽을 수축시켜 표피조직에 '신경성피부염'을 발생시킬 수도 있다.

과도하게 흥분하고 긴장한 후에는 매우 쉽게 전신의 근육에 산통酸痛이 생긴다.

병정病情이 이미 발생한 사람은 더 쉽게 정서적인 영향을 받고 병정病情이 악화된다. 통증환자는 매우 쉽게 우울감을 호소하고 우울하면 할수록 통증을 더 느낀다. 우울감을 없애는 것이 통증을 경감시키는 상황에 큰 도움이 되는데, 아래의 몇 가지 항목은 우울감을 없애면 일정한 도움이 된다.

- 주변 사물에 흥미를 갖는다.
- 늙어서 병이 생길까 염려하지 말고 작은 병증이나 통증에 너무 집중하는 것도 해롭다. 즉 과하게 긴장하지 않고 확대하여 해석하는 것을 피한다.
- 친구들을 두루 사귀고 종종 방문하여 스스로 고립되지 않게 해야 한다.
- 매일 일정 시간의 체육활동을 한다.

• 일정한 일을 계획하고 완성했는지 확인을 자주 한다.

가장 중요한 것은 자기의 존재 가치를 중시해야 한다. 또한 자신의 주위에 있는 사물에 관심을 가지고 미래의 목표를 세워서 신뢰하고 실천하면 점차 좋아질 것이다.

홀가분하고 유쾌한 정서를 유지하면 내분비적인 균형을 이룰 수 있다. 좋은 정서의 의료적인 가치는 측정할 방법이 없지만 적당한 정서의 절제와 처리는 매우 중요한 사항이다.

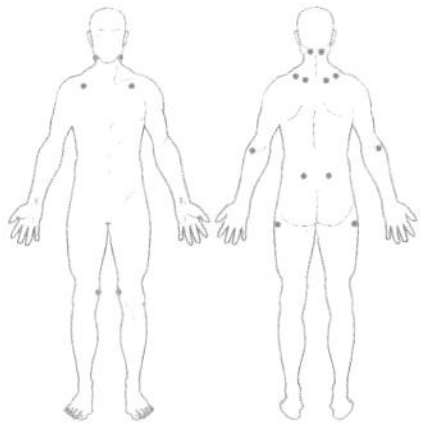

5

적당한 운동을 유지한다

속설에 "생명은 운동에 달려 있다."라고 하였다. 건강과 관련한 운동의 의미를 담은 고대의 기록이 적지 않다. 후한시대 화타華陀는 오금희五禽戲라는 의료체조를 만들어 신체를 튼튼히 하여 질병을 예방하였고, 당나라 손사막은 "人欲勞於形, 百病不能成", "養生之道, 常欲小勞."라는 명언을 남겼다. 모두 운동이 병을 없애고 병을 막는 중요한 요인임을 말하였다.

장기간 앉아 있는 생활과 편안한 생활방식의 추구는 인체의 총운동량을 위험한 수준으로 감소시켰고, 체력활동의 감소는 '근육의 기아飢餓'를 촉진시켰다. 체력저하와 각종 기관기능의 감퇴는 현대문명에 병을 더 쉽게 발생시켰다.

왜 '생명은 운동에 달려 있는가'? 잘 뛰어다니는 야생 토끼의 평균수명은 15년이나 되지만 집에서 기르는 토끼는 고작 4~5년을 산다. 스코틀랜드의 양을 치는 개의 수명은 27년인 데 반해 보통 집에서 키우는 개의 경우는 평균 13년이다. 이것들은 모두 생명에 운동이 필요하다는 예이다. 야생동물의 수명이 비교적 긴 원인은 그들이 음식을 얻고 스스로 보호하기 위해 적들을 피하면서 끊임없이 움직여야 하기 때문이다.

자료에서 보여주듯이 운동에는 몇 가지 효능이 있다.

- 운동은 심장을 뛰게 하는 데 효과가 있다.
- 운동은 저밀도 콜레스테롤의 수치를 낮추고 HDL콜레스테롤의 수치를 증가시킨다는 것이다. 이러한 콜레스테롤은 동맥을 깨끗하게 하는 기능이 있고, 각종 동맥에 있는 해로운 콜레스테롤을 제거하는 방면으로 큰 도움이 된다.
- 운동은 인슐린의 민감도를 촉진할 수 있다. 과체중이고 후천적인 당뇨병이 있는 성인의 75%가 운동으로 체내 지방을 없앨 수 있으며 인슐린 민감도를 높일 수 있다.
- 운동은 근육의 유연성을 증강시키고 관절의 활동성을 개선한다. 골격 안의 칼슘 함유량을 증가시키고 노년에 발생하는 골다공증과 쇠약성 골절을 방지한다.
- 운동은 부녀자의 에스트로겐의 작용을 낮추고 유방암과 생식계통의 암에 걸릴 확률을 줄인다.
- 운동은 신체의 면역력을 높인다.
- 운동은 또한 성기능을 증강시키고 노화를 늦춘다. 이 외에 운동은 천연적인 진정제이자 항우울제이다. 운동을 좋아하는 사람은 분명히 자신감이 있다.

운동은 반드시 오랫동안 꾸준히 해야 하며, 매번 연속으로 15~30분 동안 운동하고 중간에 쉬하지 않는다. 일주일에 반드시 3~4차례 운동을 한다. 반드시 연속으로 몇 개월 운동해야 비로소 점차 단련되어 인내심이 생기고 1~2주 잠시 중단되어도 다시 시작할 수 있다. 주말에만 운동하는 사람들은 테니스, 수영, 조깅, 골프 등을 막론하고 쉽게 몸이 상한다. 사람들은 건강한 몸을 오랫동안 유지하는 것을 계획하나 실제로는 큰 도전이다. 운동은 매우 무미건조하고 힘이 들 수도 있지만, 운동은 사람에게 희열을 불러일으키고 도전성을 가지게 한다. 운동을 시작하고 유지하기 위해서는 아래의 몇 가지가 중요하다.

- 자기가 좋아하는 운동을 고른다.
- 시작부터 큰 기대를 하지 않는다.
- 함께할 동료를 찾는다.
- 일정한 목표와 자신을 장려할 방법을 정한다.
- 운동하면서 지루할 때는 운동을 바꾸거나 조깅할 때에 라디오를 듣거나 헬스용 자전거를 탈 때는 음악을 듣는 등 대책을 마련한다.

산책은 가장 간단하고 행하기 쉬운 운동으로 리듬감 있고 조용한 보행은 사람의 다리근육뿐만 아니라 복근, 흉근, 심근까지 모두 튼튼하게 한다. 걸을 때 폐활량은 증가하고 소화샘 기능이 촉진되어 위장의 연동을 촉진한다. 또한 산책은 비만한 사람들에게 매우 유익하다. 보행을 매일 30분에서 한 시간 정도 한다면 매우 성공적인 운동이 될 수 있다. 어떤 연구에서는 "매주 45~50킬로미터를 보행한 사람은 심장병으로 죽을 확률이 50% 이하로 떨어지고 매주 3차례 45분의 보행운동을 하면 골다공증을 방지할 수 있다."고 보고하고 있다.

아침체조는 근육의 유연성을 증강시키고 관절의 기능을 개선한다. 또한 정력을 왕성하게 하고 활동능력과 면역력을 증강시키는데, 특히 호흡기관에서의 감염병에 강하게 된다. 아침체조는 신전伸展, 호흡연습과 전문적인 의료보건연습이 포함되고(의사가 제안한 것에 근거하여 실시하는 것이 좋음), 매일매일 아침체조를 유지하면 신진대사를 촉진한다. 태극권을 연습해도 동일한 효과가 있으며 중년과 노년에게 더욱 적합하다.

다음과 같은 유산소 운동이 있다. 조깅, 자전거 타기, 줄넘기, 테니스, 유산소댄스, 수영, 계단 오르기 등은 심폐기능과 혈관작용을 증진시키고 하지 근육에 리듬감을 주면서 강한 수축과 이완을 일으킨다. 일정 시간 내에 일정한 속도로 활동을 진행하면 체온을 높이고 호흡, 심박수 그리고 땀의 분비를 촉진하여 심폐기능과 혈관의 작용에 큰 영향을 끼친다. 특히 수영은 훌륭한 운동법 중 하나다.

35세 이상이면서 만성질병이 있거나 가족들 중 심장병을 앓고 있는 사람은 운동을 진행하기 전에 먼저 체격검사를 받고 전문가의 제안에 근거하여 강렬한 운동을 해도 되는지 정해야 한다. 우선은 걷다가 서서히 뛰기 시작한다. 안전을 위해 아래의 몇 가지를 살펴야 한다.

- 음식을 주의한다. 배부르게 밥을 먹고 2시간 후에야 비로소 강한 운동을 할 수 있다. 너무 굶어도 운동할 수 없다.
- 운동하기 전에 몸을 따뜻하게 하는 것이 필요하다. 편안한 상태에서 갑자기 긴장하면 허혈상태가 되기 쉽고 자칫 다칠 수 있다.
- 운동을 과하게 하는 것은 물론 금지한다. 근육이 아프거나 호흡이 현저하게 빨라지면서 장시간 피로를 유발할 수 있는 상황은 피해야 한다. 운동 후 5분 정도는 운동 전과 비교하여 편하다고 느껴야 한다.
- 운동은 천천히 끝내야 하는데 몇 분은 안정하면서 오심, 추축抽搐과 기타 심각한 문제를 피해야 한다.

"생명은 운동에 달려 있다."라고 했다. 노쇠함을 미루고 많이 활동하고 싶다면 되도록 보행을 많이 하고 운동을 해야 한다. "이 세상의 어떠한 좋은 약물도 운동의 좋은 작용을 대체할 수는 없을 것이다."

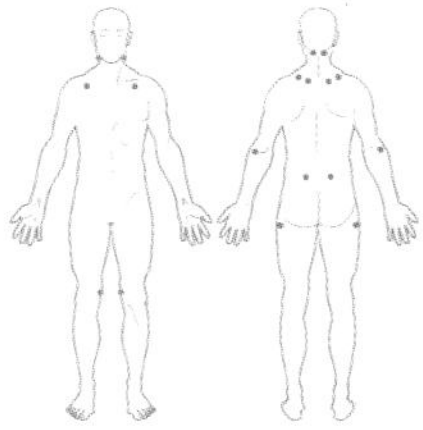

6

정확한 자세와 일상생활에 주의를 기울인다

일상생활에서 일하는 방법과 적절하지 않은 자세로 인하여 발생하는 병증의 사례는 다 헤아리기 힘들 정도이다. 이러한 상황에 많은 사람들은 일종의 습관과 무관심에 장시간 반복적인 시간이 지체되면 결국 신체의 불균형을 야기하고 각종 병증과 통증이 유발된다. 따라서 우리는 평소 자신의 자세에 많은 주의를 기울여야 하고 가능한 한 자신의 잘못된 습관은 바로잡아야 한다.

경추와 견배통의 문제는 대부분 머리를 굽혀 낮추거나 오랫동안 같은 자세를 유지할 때 발생한다. 그러므로 견배통이나 경항통을 피하기 위해서는 장시간 머리를 굽혀서는 안 되고 일정 시간 일한 후에는 머리를 위로 향하거나 좌우 양쪽으로 돌려주는 것이 필요하다. 이 외에 어깨 부위의 근육을 풀어주기 위해서 자주 두 어깨를 위나 뒤를 향해 천천히 수차례 돌려주어 장시간 압력을 받은 조직을 풀어주는 것이 필요하다. 운전할 때는 갑자기 브레이크를 밟거나 급회전하여 목의 인대가 다치는 것을 피해야 한다.

대부분의 요통과 좌골신경통도 모두 평소 좋지 못한 근무습관이나 환경에 근원하는 경우가 아주 많다. 장시간 허리를 굽혀서 일하거나 자주 허리의 힘만으로 무거운 물건을 들면 쉽게 요통이 유발된다. 허리 부위의 압력을 줄이기 위해 가장 좋은 것은 다리를 굽혀서 허리만 굽히는 것을 대체하거나 의자에 앉아서 물건을 집고 아니면 원래 낮은 곳에 있던 물건은 아예 높은 위치에 두는 것이 좋다. 무거운 물건을 들 때는 신체를 가능한 한 물건 가까이에 붙여서 들어 올리고 절대 허리의 힘만 사용하는 것을 피한다. 우선 심호흡을 하여 허리와 배에 있는 근육을 수축하고 무릎을 굽혀서 다리 힘을 이용하면서 물건을 들어 올린다. 가령 옷이 더러워지는 것이 싫어서 물건을 가까이에서 들지 않고 억지로 들어 올리면 쉽게 허리를 다친다. 그러므로 일을 할 때는 다치는 것을 피하기 위해 옷을 갈아입는 것이 가장 좋다.

장시간 앉아서 일할 때 가장 좋은 자세는 허리 부위를 곧게 유지하는 것으로 만약 의자가 허락한다면 가능한 한 몸을 등받이에 기댄다.

손목에서의 건초염은 대부분 도구를 잘못 잡아서 야기되는데, 특히 글자를 쓸 때 힘을 주어 필기구를 너무 꽉 쥐면 손목이 쉽게 피곤해지기 때문이다.

장시간 서서 일하는 사람은 서 있을 때 허리를 곧게 펴고 턱은 아래로 거두며 두 다리는 어깨만큼 벌리고 양발은 평행을 이루게 한다. 그러한 후에 체중을 두 다리에 골고루 분배하면서 중심은 배꼽 아래에 두는 것이 좋다. 가급적 높은 신발을 신지 말고, 양말이나 레깅스를 신어 두 다리가 종창腫脹하는 것을 줄이는 것도 좋다. 퇴근하여 집에 돌아온 후에 두 다리를 높은 곳에 두어 휴식을 취하고 발을 가볍게 움직여서 이완시켜준다.

장시간 운전하는 사람은 구부정한 허리를 방지하기 위해서 깔개를 운전석의 허리 부위에 두어 허리가 곧게 펴지도록 하는 것이 좋다. 아래턱은 조금 안쪽으로 하고 두 어깨를 풀어 등은 펴고 가볍게 핸들을 잡는다. 이렇게 해야 쉽게 피로해지지 않는다.

주부가 청소할 때에도 몇 가지 주의를 해야 한다. 바닥을 닦을 때는 되도록 긴 자루의 밀대를 사용하여 서서 일을 해야 하고, 가급적이면 꿇어앉는 자세는 좋지 않다. 이러한 자세는 허리, 무릎 모두 나빠지기 쉽다.

예를 들어 담장을 칠하는 작업을 할 때도 목을 장시간 고정된 자세로 유지하는 것은 좋지 못하다. 매번 일정 시간 머리와 목 부위에 스트레칭을 해주고 아울러 어깨와 팔의 근육도 움직여 산통酸痛이나 피로한 느낌을 줄여야 한다.

정확한 자세와 함께 적당한 보조기구를 활용하여 통증의 발생을 막을 수 있다. 허리를 곧게 펴고 의자의 등받이에 붙일 때는 등받이가 너무 부드럽거나 깊고 높은 의자에 앉는 것은 좋지 않다. 보통 일할 때의 의자는 기본적으로 등받이가 있는데, 등받이의 높이는 허리 이상이 되어야 등의 피로를 줄일 수 있다. 만약 요추 부분에 적절한 깔개가 있어 요추의 본 모양을 유지해준다면 더욱 이상적이다. 요통을 방지하기 위해 비교적 딱딱한 침상을 골라야 하며 소파에서 자는 것은 좋지 않다. 경추병을 방지하기 위해서 지나치게 높은 베개를 사용하는 것도 좋지 못하다. 각통脚痛을 방지하기 위해서는 반드시 나쁜 신발은 버려야 한다.

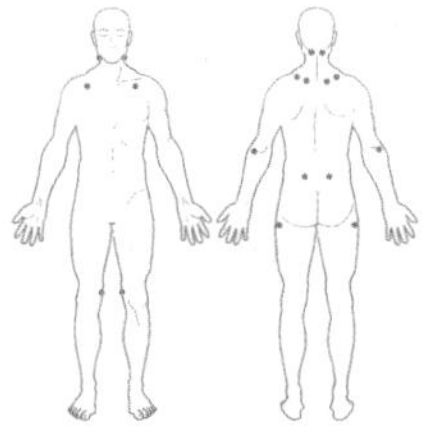

7

변비를 피해야 한다

대변이 통하지 않으면 많은 독소를 없애는 것에 문제가 생기는 것뿐만 아니라 많은 병변을 야기한다. 또한 각종 병증이 더욱 악화될 수 있다. 변비를 예방하기 위해서 우선 정해진 시간에 대변을 보는 좋은 습관을 길러야 한다. 또한 섬유소가 풍부한 음식, 곡류, 콩류, 옥수수, 사과, 감자, 토란, 셀러리 등을 많이 먹는다. 과일도 적당하게 먹는 것이 좋다. 설사약을 가급적 사용하지 않는 것이 필요한데, 반복적으로 설사를 시키면 오히려 대장이 무기력해진다. 그러므로 약에 의존하게 되는 일은 없도록 해야 한다. 충분한 체력활동과 정서적인 안정, 걱정을 덜어버리는 것이 변비의 예방과 치료에 좋은 방법이다.

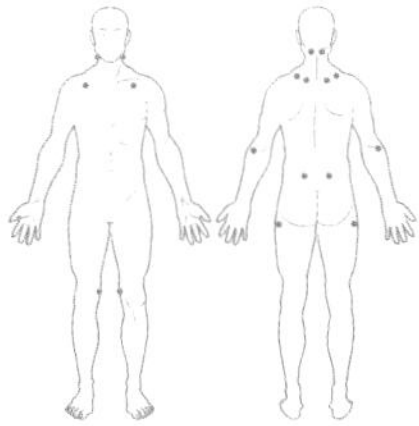

8

체중을 조절한다

비만의 해악은 매우 많은데, 예를 들어 당뇨병, 고지혈증, 통풍, 고혈압, 뇌혈관질환, 협심증, 심근경색, 지방간, 담낭염, 담석증, 췌장염, 호흡기능부전, 추간판탈출증, 골다공증, 퇴행성 관절염, 월경이상, 불임, 유방암 등이 있다. 모두 비만한 사람에게 쉽게 나타나는 질병들이다. 살을 빼는 것은 건강에 필수적이라 몸을 젊게 해주며 정력을 왕성하게 해주고 행동을 민첩하게 한다. 더욱 중요한 것은 쉽게 질병에 걸리지 않게 하여 수명을 연장시킨다는 점이다.

살을 빼는 방법으로 일정한 방식이 따로 있지 않지만, 아래의 방법은 참고할 만하다.

- 의지를 다지고 식습관을 바꾸어 오래 유지한다.
- 자신의 몸무게가 초과된 원인을 분석하여 효과적인 방법을 채택해야 한다. 음식과다가 문제라면 절식이 가장 중요하다. 만약 음식을 많이 먹어서가 비만이 된 경우가 아니고 활동량이 매우 적어서라면 의식적으로

활동량을 늘려야 한다.

- 저당, 저지방 음식을 먹어야 한다.
- 채소, 과일, 커피 혹은 차와 같은 저열량 음식으로 과거에 선호하던 간식과 단 음식을 대체해야 한다.
- 살을 빼는 속도가 너무 빨라서도 안 된다. 신속한 감량은 실제 수분이 감소하는 것이지 절대 지방이 감소되는 것은 아니다.
- 배고프지 않으면 먹지 말고 배가 고파야 비로소 먹는다.
- 지나치게 빨리 먹지 않는다. 포식반응은 먹는 속도에 비해 느리게 나타나므로 약간의 배부름을 느끼고 먹는 것을 멈추면 이미 너무 많은 것을 먹은 이후일 경우가 많다.
- 많이 운동한다. 가장 중요한 것은 적게 먹는 것을 유지하면 체중은 반드시 준다는 것이다.

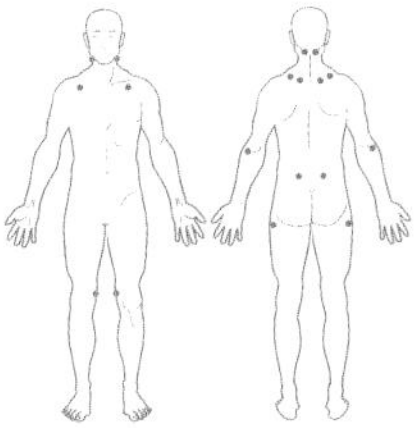

9

담배와 술을 절제한다

흡연과 지나친 음주는 생활에서 가장 자주 보이는 나쁜 습관 중 하나다. 이것은 건강을 해치고 신경통을 악화시킨다.

흡연의 니코틴은 인체의 영양성분을 파괴하고 비타민의 흡수를 막는다. 또한 각종 질병을 유발할 수 있다. 체내에 흡입된 연기와 술은 호흡기관, 소화기관을 자극하고 위궤양과 십이지장궤양, 호흡기의 염증을 유발한다. 심지어 구강, 설, 식도, 폐암을 유발한다. 니코틴은 혈관을 수축시키고 심지어 혈관을 경련시켜 노인들에게는 더욱 안 좋다. 흡연은 일산화탄소를 발생시켜서 쉽게 심교통과 심근경색을 유발한다. 통계에 따르면 동일 질병에 대해 흡연자의 사망률이 비흡연자보다 매우 높았다.

과량의 음주는 알코올중독을 야기할 수 있고 심지어 사망에 이른다. 만성 알코올중독은 분명하게 신체와 심리기능의 실조를 나타낸다. 자주 술을 마시면 저항력이 떨어지고 쉽게 각종 전염병에 걸린다. 또한 병정病情이 비교적 심하다. 과음은 소화기능(위장점막을 자극한다), 간 기능, 심혈관 계통에 모두 유해하고 신경계통의 위해는 더욱 크다. 예를 들어 정서가 불안정하며 주의력이 떨어지고 외부 자극에 대한 반응이 약해지고 스스로 조절하는 능력이 저하된다. 음주는 불임을 유발할 가능성도 크며, 임신 중의 음주는 태아에게 악영향을 끼쳐서 발육이 불량하고 신체가 허약하고 쉽게 질병에 걸리게 할 수 있다.

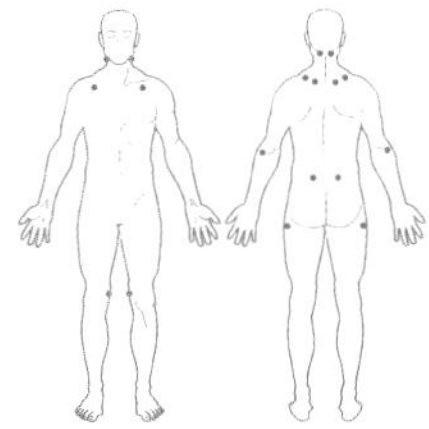

⑩

외부 기온의 변화에 유의한다

가급적 찬 바람에 직접 노출되지 않는 것이 좋다. 한랭한 기운은 인체를 자극해서 질병을 유발시키고 악화시킬 수 있다. 특히 심근경색, 중풍, 기관지염 등이 여기에 해당한다. 허리에 냉기를 받으면 쉽게 신경통이나 풍습통風濕痛뿐 아니라 부인과 질병 등과 같은 병증도 발생할 수 있다. 바람을 맞거나 비에 젖는 것을 피해야 하며 날이 더워서 땀이 나면 직접 선풍기 바람을 장시간 쐬지 말고, 오랫동안 찬 기운에 노출되는 것도 좋지 않다. 비가 내리거나 습한 날씨에는 외부활동을 줄이고 날씨가 맑을 때는 햇볕을 적절하게 쬐는 것이 좋다. 아울러 지나치게 땀이 많이 나는 것도 막아야 하는데, 땀이 난 후에는 마른 수건으로 피부를 닦아내고 목욕을 한 후에 옷을 바로 갈아입는다. 평소에 개인 위생과 외부 환경에 주의해야 한다.

상술한 몇 가지 원칙에 주의하고 아울러 최선을 다하여 스스로 실천한다면 각종 병증과 통증의 발생을 최소한으로 줄일 수 있을 것이다.

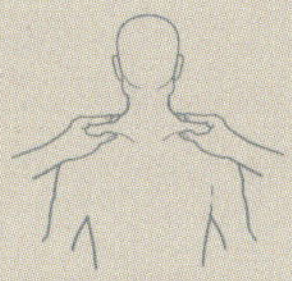

10
장

통증의 정신요법

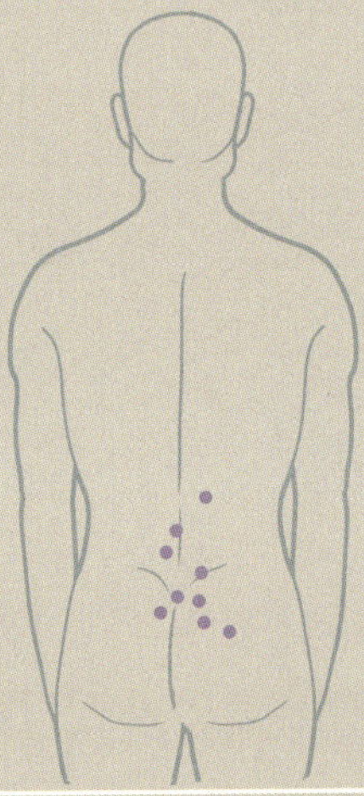

통증의 발생은 심리요인, 정서변화와 밀접한 관계가 있다. 진통이나 안정과 관련된 효과만을 중시하고 심리요법을 소홀히 하면 완치가 어려울 때가 있다. 또한 약물의 진통효과에 영향을 미칠 수 있다. 한의학은 심리치료 방면에 장점이 있고 역대 의가들은 풍부한 이론과 경험을 축적해왔다. 한의학의 심리요법을 연구하면 진통효과를 높이는 데 도움이 된다.

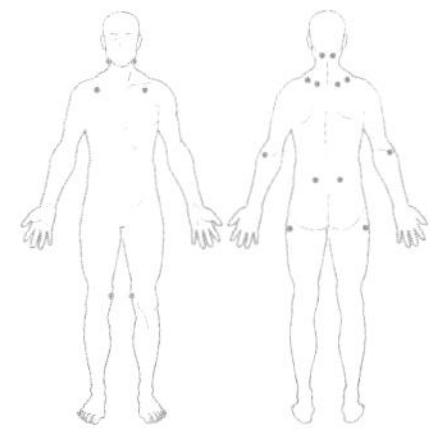

1

심리정서와 통증

한의학에서는 '칠정내상七情內傷'의 병기病機를 매우 강조한다. '칠정七情'은 곧 희喜, 노怒, 우憂, 사思, 비悲, 공恐, 경驚 등 과격한 정서변화로 기혈역란氣血逆亂, 장부실조臟腑失調, 평형실상平衡失常을 야기하고 각종 질병을 유발한다.

한의학에서는 기혈조체氣血阻滯, 운행불창運行不暢이 실증實證의 '불통즉통不通則痛'을 조성한다고 인식한다. 기혈운행氣血運行이 무력하면 경락을 유양濡養하지 못하고 허증虛證의 '불영즉통不榮則痛'을 조성한다. 《내경內經》에 일찍이 "百病生於氣也, 怒則氣上, 喜則氣緩, 悲則氣消, 恐則氣下, 寒則氣收, 驚則氣亂, 思則氣結."이라고 하였다. 여기에서 노怒, 경驚, 사思가 초래하는 기상氣上, 기란氣亂, 기결氣結은 기체혈어담결氣滯血瘀痰結 등의 실증성 통증을 조성하고, 희喜, 비悲, 공恐이 야기한 기완氣緩, 기소氣消, 기하氣下는 기허氣虛, 혈조불영血阻不榮 등의 허증성 통증을 조성한다.

사려과도思慮過度, 정지실조情志失調뿐 아니라 과도하게 화를 내거나 심한 우울감은 쉽게 심구통心口痛, 위통胃痛과 협통脇痛을 야기한다. 이러한 사항은 비교적 많은 사람들이 인식하고 있는 사실인데, 한의학에서는 간肝과 위胃를 자주 소통하게 하여 위통胃痛과 협통을 치료하면, 대개 효과가 좋다. 심리병기心理病機가 병인 중에 소홀히 할 수 없는 부분임을 알 수 있다.

심리요법은 바로 정신요법으로 '의료意療'라고도 부른다. 역대 명의들은 모두 의료意療를 사용하여 효과를 보았다. 《고금의통古今醫統》에서 "以五志誘之, 然後藥之, 取效易……先定其心志, 然後濟之以藥, 是得治之要也."라고 하였다.

의사가 환자를 만났을 때 대화를 통한 진료는 곧 심리치료를 포함한다. 의사의 연령, 경력, 태도, 옷차림, 행동거지 등은 모두 환자에게 어느 정도 심리적인 영향을 준다. 일부러 그랬든 아니든 진료과정 중에 이미 심리요법이 존재하는 것이다.

《영추靈樞 · 사부편師傅篇》에서 "人之情, 莫不惡死而樂生, 告之以其敗, 語之以其善, 導之以其所便, 開之以其所苦, 雖有無道之人, 惡有所不聽者乎?"라고 하였는데, 곧 의사는 언어와 기타 방법으로 환자의 심리적인 문제를 극복하는 방식으로 병증에 대처해야 한다.

따라서 의사는 환자에 대해 열정적으로 책임감을 느끼고 병력을 깊이 이해해야 하며, 병정病情을 파악하여 질병이 생리와 심리요인에 끼친 영향을 연구해야 한다. 아울러 가정, 사회와 전면적인 주변 환경을 총괄적으로 인식하여 가정과 사회가 환자에게 끼친 영향요인도 탐색해야 한다. 그러한 후에 환자의 체질 병정病情에 따라 치료를 하면 보다 효과적일 수 있을 것이다.

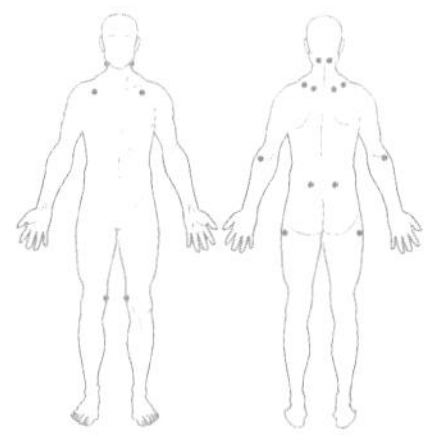

2

통증의 심리적인 진통 방법

한의학이론과 현대의학을 결합한 몇 가지 효과 있는 방법을 소개하니 참고할 만하다.

- **희락요법**喜樂療法: 《소문素問 · 거통론擧痛論》에 "喜則氣和志達, 營衛通利." 라고 하였다. 희락요법은 환자가 정신을 유쾌하고 정서를 명랑하게 하는 것이다. 이를 통해 환자는 기혈이 조화롭게 되어 비애우사悲哀憂思 등의 정지情志로 발생한 통증을 누그러뜨린다. 근육긴장성 두통, 위통, 흉협통 등이다.
- **암시치료**暗示治療: 암시는 정서가 진정되도록 유도하는 것으로 속임수가 아니다. 함축적이고 간접적인 말, 표정, 손짓, 동작으로 환자의 정지情志를 바꿀 수 있도록 한다.
- **인도경소**引導傾訴: 안정된 환경과 부드러운 분위기 속에서 환자는 마음을 움직이고 사적인 비밀을 말하면서 진심을 토로할 수 있다. 그리하여 심리적 압박과 부담을 해소하여 병증을 감소시킬 수 있다. 예를 들어 심정

불창心情不暢이 야기한 흉협통은 가슴속 깊은 고민을 토로한 후에 대부분 완화된다.

- 조정의념調整意念: 조용하게 앉거나 홀로 조용한 곳에 있는 방식으로 마음속의 걱정을 잊는 방식이다. 잡념을 없애고 정신을 조용하게 안정시키고 혹은 기타 의념을 이용해서 환자의 정서를 조정한다. 꽤 좋은 진통효과가 있다.
- 이정역성移情易性: 환자의 주의력을 분산시켜 생각의 초점을 옮기고 모종의 생각을 엉켜 있는 것 중에서 끄집어낸다. 아울러 좋지 못한 생활습관을 바꾼다. 많은 통증은 이러한 이정역성移情易性의 과정 중에 완화된다. 독서, 음악 듣기, 서예, 회화, 운동, 수영 등은 모두 성정을 안정시키면서 주의를 분산시키는 매우 좋은 방법이다.
- 순기의원順其意願: 환자의 뜻이나 정서에 맞추어 심평기화心平氣和하고 심리 부조화가 유발한 통증을 없앤다.

심리적인 인자는 통증에 큰 영향을 끼치고 통증의 정도를 가중시킬 수도 있고 줄일 수도 있다. 심리요법으로 인한 진통은 임상적으로 진통효과를 높이는 데 큰 도움을 줄 수 있다.

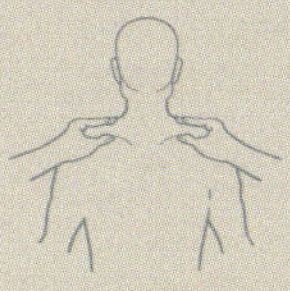

11
장

상견통증의 조리와 금기

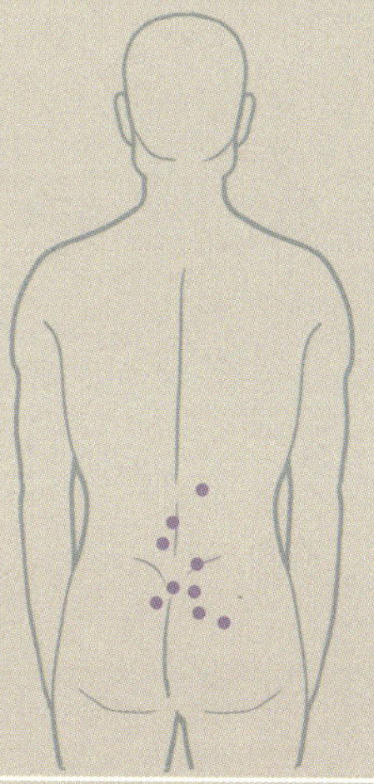

통증의 증상과 특성에 근거하여 간호원칙을 밝히고 상응하는 간호를 진행해야 진통효과를 높일 수 있다. 아래에서는 자주 보이는 통증과 관련된 간호방면을 소개하여, 환자와 가족들에게 참고가 되었으면 한다.

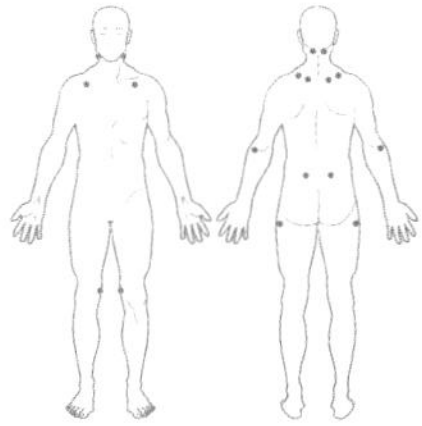

❶

두통

외감두통

일반적으로 발병이 비교적 급하고 통증이 심하다. 통증은 외감外感이 제거됨에 따라 사라진다. 외감外感두통은 자주 발열, 오한을 겸하는데, 체온을 측정해보면 보통 환자들은 치료를 받은 후에 체온이 점점 내려가고 두통도 점차 완화된다. 만약 신열身熱이 지속되고 해소되지 않으면서 두통이 심해지거나, 심지어 정신혼몽精神昏蒙, 신지불청神智不淸하면 심각한 상황이다. 외감두통 환자는 식욕부진, 오심, 창만, 설사나 변비 등 증상이 동반될 수도 있다. 이것들은 모두 외감이 사라짐에 따라 호전된다. 만약 구토가 분명하고 두통이 심하며 경항부에 강직이 함께 온다면 중증의 두통이다.

외감두통의 간호는 아래의 몇 가지를 주의해야 한다.

- 병실은 조용하고 깨끗하며 공기는 신선해야 한다. 오한이 심할 때는 병실이 따뜻해야 한다. 고열일 때 병실의 온도가 지나치게 높아서는 안 된다.

- 환자의 정서가 안정되어야 하며 심리적인 번뇌가 심하거나 노우상怒憂傷은 병정病情을 악화시킨다.
- 담백한 음식, 소화되기 쉬운 음식을 섭취해야 하며 과식해서는 안 된다. 고량진미나 과음 등 자극적인 것을 피한다. 겨울에 발생한 감기로 인한 두통에 오한이 심하면 두시豆鼓, 생강홍당수生薑紅糖水(흑설탕을 넣은 생강차), 호초胡椒 등의 열성식품을 섭취하는 것이 좋다. 여름에 발생한 감기로 인한 두통에 발열이 심할 때는 녹두, 여주, 동과冬瓜, 수박, 능우菱藕 같은 과일·채소를 섭취하여 청열해독에 도움이 되도록 한다.

감기로 인한 두통이 나은 후에는 저항력이 저하되었기 때문에 한온寒溫을 주의하여 다시 감기에 걸리는 것을 피해야 한다. 또한 생활규칙, 식습관에 주의하여 과로와 잘못된 식습관으로 반복되는 것을 방지해야 한다.

내상두통

내상內傷두통은 일반적으로 만성 두통을 의미하는데, 병세가 비교적 느리며 두통의 성질은 증상과 관계가 있다. 간양상항형肝陽上亢型 두통의 증상은 창통脹痛 양상을 보이며, 두훈頭暈, 목현目眩을 겸하고, 기허두통형氣虛頭痛型은 사람들이 시끄럽게 떠들면 더 고통스럽고, 어혈두통은 대부분 자통刺痛, 둔통鈍痛으로 야간에 더욱 아프다. 담탁두통痰濁頭痛은 자주 두중창통頭重脹痛이 보이고 심하면 구토를 한다.

내상두통의 간호는 병실을 조용하고 깨끗하게 하며 공기를 신선하게 해야 한다. 정서를 안정시키며 평소에 적당한 운동을 하고 피로가 가중되지 않도록 주의해야 한다. 음허양항陰虛陽亢(고혈압, 불면)인 경우에는 술, 담배, 맵고 자극적인 것을 피하고 아울러 시원한 음식을 섭취한다. 혈허血虛라면 용안육, 대추, 양고기처럼 온보溫補한 것을 먹는다. 피로로 인한 두통이라면 양념이 자극적이며 비감후미肥甘厚味한 육식을 금하고 목이버섯, 유제품, 살코기, 산약山藥(마), 연자蓮子처럼 보비익위補脾益胃하는 식품을 섭취하는 것이 좋다.

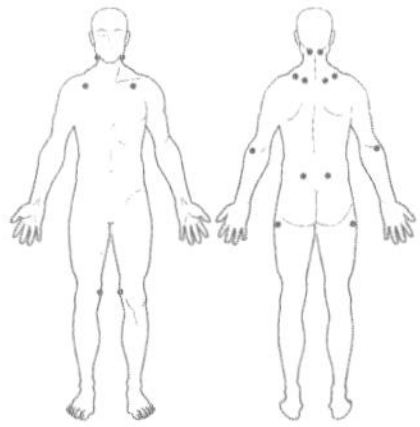

2

흉통

흉통胸痛은 흉비胸痺 통증을 가리킨다. 곧 현대의 관심병冠心病이나 심교통을 말한다.

관심병冠心病 환자의 병실에는 햇볕이 충분히 들게 하고 공기는 신선하게 온도와 습도는 적당하게 한다. 환경을 안정시키고 시끄럽게 떠드는 것을 금기한다. 중증의 환자는 면회하는 방문자를 최대한 줄이고 수면을 충분하게 하며 아울러 보온에 주의하고 감기를 예방해야 한다. 심통心痛이 자주 발작하거나 혹은 심근경색이 발작하면 반드시 누워서 충분히 휴식을 취하게 하고, 발작이 가라앉기를 기다렸다가 통증이 줄면 비로소 적절한 활동을 시작한다.

정신, 정서는 흉통발작에 영향을 주는 중요한 요인으로 간병인이 환자의 심정心情을 안정시키는 것은 매우 중요하다.

본병에 적합한 음식은 담백해야 하고 지나치게 짜거나 매운 음식이나 동물성 지방을 많이 섭취해서는 안 된다. 진한 차나 커피를 적게 마시고, 신선한 채소와 과일과 같은 섬유소가 많은 음식(배변에 도움을 주어 배변을 볼 때에 힘을 주어 유발되는 흉통을 피하게 해줌)과 마늘, 버섯, 양파, 다시마, 셀러리, 옥수수 등을 주로 섭취한다. 담배를 피우지 않고 술을 마시지 않으며 정시에 정량을 먹고 적게 여러 번 섭취하여 과식을 피한다.

흉통이 발작했을 때에는 니트로글리세린 정제를 혀 아래 두면 즉시 통증이 멈춘다. 만약 15분 정도 통증이 있고 완화되지 않으면 즉시 의사를 찾아가 치료를 받아야 한다.

뚱뚱한 체형이라면 특히 달고 기름진 음식을 금기하며, 계피나 곡기생桑寄生, 초결명草决明을 물로 끓여서 차 대신 마신다. 아울러 음식을 제어하여 체중을 줄여야 한다. 체질이 비교적 차가운 경우는 날것과 찬 것이거나 한량寒凉한 음식을 금기하고 과일 중에서 냉한 과일을 제한하며 소량의 곡주는 마셔도 무방하다. 야간에 발작이 비교적 심하면서 혀 주변에 어자瘀紫가 있는 경우에는 어혈로 인한 병증이므로 활혈작용이 있는 목이버섯이나 양파 등을 자주 섭취한다.

적절한 육체적인 활동은 심폐기능을 증진시키고 아울러 상기도감염, 고혈압, 고지혈증, 당뇨병 등 관련 질병을 치료한다.

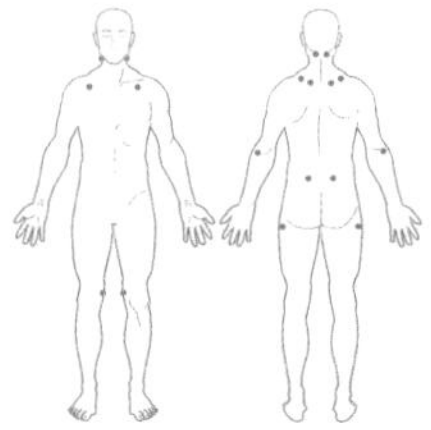

3

위통

위통胃痛은 음식, 정서, 기후와 관계가 있다. 위통의 간호에는 몇 가지 주의해야 할 방면이 있다.

- 정서를 안정적, 낙관적으로 유지한다. 정서가 자극을 받거나 유쾌하지 않다면 위통을 발작시키고 악화시킨다. 낙천적으로 생각하면서 우사뇌노憂思惱怒를 피하고 아울러 긴장을 풀어줘야 한다.
- 방한과 보온에 신경을 써서 날씨가 추워질 때 통증이 악화되는 것을 피해야 한다.
- 식단관리

❶ 부드러우면서 거칠지 않은 음식을 익혀서 먹고 적게 자주 먹는 것이 원칙이다. 너무 딱딱하거나 시큼한 음식, 맵고 짜고 기름진 음식, 특히 기름진 음식은 비위脾胃를 자극하고 위기胃氣를 더욱 손상시키므로 당연히 피해야 한다. 식단관리의 원칙은 환자가 먹은 후에 편안함을 느끼거나 통증이 완화되는 것에 집중해야 하며, 식후에 통증이 악화

되는 것은 반드시 피해야 한다.

❷ 감자나 고구마 등은 쉽게 장내 가스를 유발시키고 체기滯氣가 유발될 수 있으니 피해야 한다.

❸ 달고 기름진 음식이나 석쇠에서 굽는 음식은 쉽게 소화되지 않으니 위통을 앓는 사람에게는 적당하게 제한할 필요가 있다.

❹ 어떤 환자는 산성 음식을 먹으면 통증이 악화될 수 있지만, 경우에 따라 식체로 인한 위통이나 위음허胃陰虛한 경우에는 섭취 후에 오히려 편안함을 느낀다. 그러므로 환자가 섭취한 이후에 반응에 따라 섭취 여부를 결정할 필요도 있다.

❺ 음식치료: 개인의 증상이 다르므로 반드시 각각의 차이에 따라 적당한 음식이 필요하다. 예를 들어 기체증氣滯症은 마늘, 파, 버섯, 당근, 감귤 등 행기行氣시켜 개위開胃하는 음식 위주의 식단이 필요하다. 혈어증血瘀症인 사람에게는 산사열매나 가벼운 음주는 건비활혈健脾活血할 수 있다. 식체증食滯症에는 관중이기소식寬中理氣消食하는 음식을 이용한다. 예를 들어 무, 귤, 산사열매 등이다. 허한증虛寒症에는 보중익기온위補中益氣溫胃하는 음식(연자, 호두, 밤, 용안육, 대추, 소고기, 닭고기, 계란 등) 위주의 식단이 필요하다. 음허증陰虛症에는 토마토, 배, 연근, 밤, 살코기, 계란, 목이버섯 등과 같은 윤조생진潤燥生津하는 음식이 필요하다.

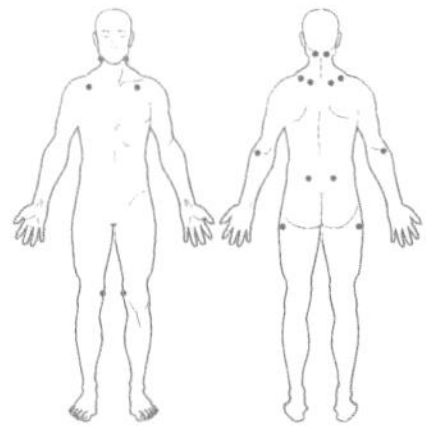

4

복통

복통腹痛의 유발원인은 매우 많은데 추위, 음식, 스트레스, 과로 등과 관계가 있다. 예를 들어 한통寒痛은 한기寒氣, 열통熱痛은 대부분 열기熱氣, 식체食滯는 음식부절飮食不節, 기체氣滯는 스트레스, 허통虛痛은 과로 때문에 유발된다. 그러므로 간호할 때에도 반드시 이하의 몇 가지를 주의해야 한다.

- 적절한 휴식: 복통이 비교적 심할 때는 침대에 누워서 쉬어야 한다.
- 적당한 활동: 체력과 병정病情의 상황에 따라 적당한 활동을 하면 기혈의 소통과 통증완화에 도움이 된다.
- 정신력 강화: 환자가 질병과 싸울 자신감을 가질 수 있도록 격려한다.
- 식단관리

❶ 음식부절飮食不節은 복통을 일으키는 중요한 원인이므로 합리적인 식단을 관리해야 한다.

❷ 복통이 심하거나 구토를 수반한 경우에는 잠시 금식하고 증상이 완화되기를 기다린 후에 최대한 덜 자극적인 식사를 시도하다가 점차

섭취할 수 있는 음식을 늘리는 것이 필요하다.

❸ 음식은 가급적 부드럽게 조리하여 환자가 먹은 후에 편안함을 느끼는 것이 좋다.

❹ 음식치료: 위통胃痛과 유사하여 다만 부위의 차이만 있으므로 음식치료는 위통을 참고한다.

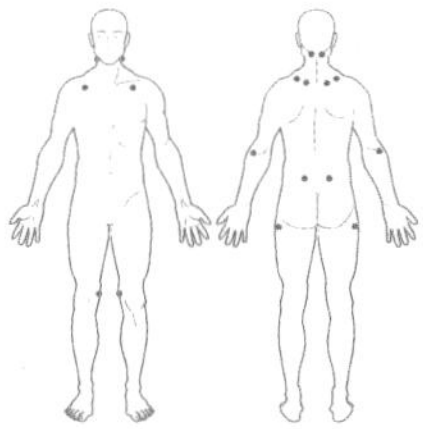

5

협통

협통脇痛은 대부분 간기肝氣와 관련되어 발생하는 병증으로 관리하려면 반드시 다음의 요인에 주의해야 한다. 이하에서 나누어 서술하겠다.

- 스트레스를 많이 받는 환자는 우려뇌노憂慮惱怒의 심리를 해소하여 생각을 안정시키고 간기肝氣가 조달條達하게 해야 한다.
- 규칙적인 생활습관을 가져야 하고 일찍 잠들고 일찍 일어나는 습관을 기르며 밤을 새우는 등의 음기陰氣를 손상하게 하는 모든 행위는 금한다. 즉 심한 노동을 금하고 충분한 휴식을 취한다.
- 음식은 담백하고 영양이 풍부하며, 과즙 등의 수분과 진액을 보충하기 위한 음료를 적절하게 마시는 것이 좋다.
- 날것과 찬 것이나 박과 열매, 고량후미, 매운 음식, 담배, 술 등을 피하여 체기응혈滯氣凝血하는 것을 막는다.

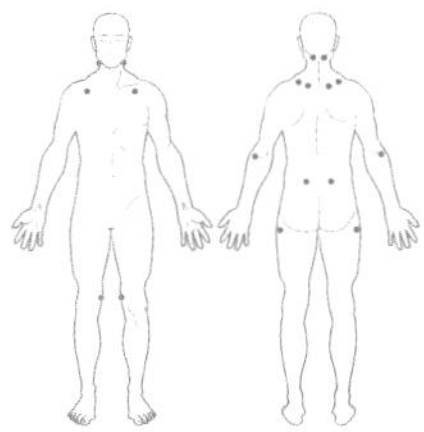

❻

요통

요통腰痛을 관리하려면 다음의 몇 가지 요인에 주의해야 한다.

- 환자가 사는 집은 반드시 청결하고 건조하며 편안하고 햇볕이 충분하며 온도가 적당해야 한다. 아울러 요통이 있는 환자는 나무 침대에서 자고 이불을 조금 두껍게 하는 것이 적당하고 심하게 부드러운 침대에 누워서는 안 된다.
- 급성 발작기에는 무리한 운동으로 병정病情이 심해지는 것을 피해야 한다. 만약 만성요통으로 통증이 심하지 않은 경우에는 적당히 허리 활동을 진행하여 근락筋絡을 편안하게 하고 기혈이 통하게 하여 통증을 완화시킬 필요가 있다.
- 보통 요통 환자의 음식은 특별히 제한을 두지 않고 환자가 좋아하는 음식을 준비한다.
- 음식치료는 증상에 따라 분류한다. 예를 들어

❶ 한습寒濕요통에는 생랭한 음식이나 습濕이 많은 음식을 피한다. 쌀을

비롯한 곡물, 신선한 과일과 채소, 기장, 옥수수, 양파, 된장, 계란 등이 적당하다. 여기에 율무, 팥과 같은 이습利濕할 수 있는 음식을 배합한다. 또한 생강이나 후추 등 온열한 조미료를 적절히 활용해서 한기寒氣를 벗어나게 하는 것도 좋다. 적당한 음주도 열을 발생시켜 온경활락通經活絡할 수 있으니 제한하여 활용할 수 있다.

❷ 습열濕熱요통은 청열소리淸熱疏利할 수 있는 음식을 위주로 식단을 준비하고 맵고 자극적인 음식은 피한다. 오이, 녹두, 참외, 수박 등을 적절히 섭취하는 것이 필요하다.

❸ 신허腎虛요통은 보신補腎, 활혈活血, 산어散瘀 등의 작용을 하는 식품을 선택하여 사용한다. 옥수수, 밤, 연자蓮子, 검은콩, 돼지콩팥, 양간羊肝 등은 약물이 보신補腎하는 상황에 도움을 줄 수 있다.

❹ 어혈瘀血요통은 홍화주紅花酒를 복용하거나 국부적으로 안마를 하여 활혈거어活血祛瘀를 통한 진통을 시도한다.

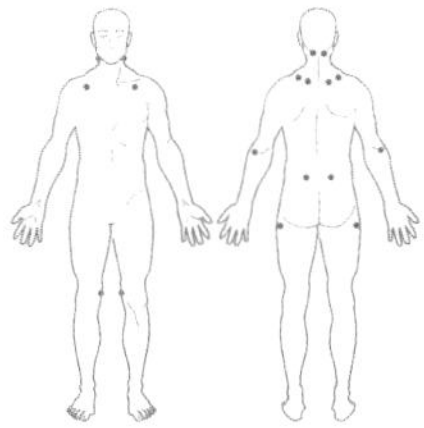

7

풍습관절통

풍습관절통風濕關節痛은 위치와 성질에 따라 분류할 수 있는데, 증상이 매우 다양하다. 그러나 병인病因으로 말하면 풍한습열風寒濕熱을 벗어나지 않는다. 간호할 때는 반드시 몇 가지 요인에 집중해야 한다.

- 병실은 깨끗하고 건조하게 하며 햇볕이 충분이 들고 습도를 적당하게 하며 바람을 직접 맞는 것은 피한다.
- 체위를 주의한다. 환자는 침상에 누워서 휴식을 많이 취하고 몸과 침상 간의 접촉을 줄인다. 편안하게 누운 자세를 골라서 환자의 통증을 줄인다. 통증이 완화되기를 기다린 후 적당한 시기에는 침상에서 내려와 적절한 재활을 통하여 관절기능을 회복한다.
- 기후변화에 주의한다. 기후변화와 병정病情에 따라 적당한 의복을 착용한다.
- 정신력 강화: 환자가 질병에 지치지 않고 이겨낼 수 있도록 격려한다.
- 식단관리: 급성기에는 특히 발열이 자주 발생하는데, 음식은 담백한 것을

위주로 해야 한다. 병이 오래되어 허증으로 변하면 자보滋補에 신경을 써야 한다.

- 음식치료: 증상에 따라 4가지로 나눌 수 있다.

❶ 행비行痺는 온성식품溫性食品을 자주 섭취하고 생랭한 음식을 피한다. 한습寒濕 요통을 참고한다.

❷ 통비痛痺는 온열한 것이 좋고 생랭한 음식을 피한다. 생강과 후추 등을 잘 활용하고 적당량의 술도 도움이 된다.

❸ 착비著痺는 율무, 팥, 장어 등과 같이 조습燥濕시키는 음식을 많이 배합하여 활용한다.

❹ 열비熱痺는 청열소리淸熱疏利 식품을 위주로 하고 맵고 자극적인 음식을 피한다. 습열濕熱 요통을 참고한다.

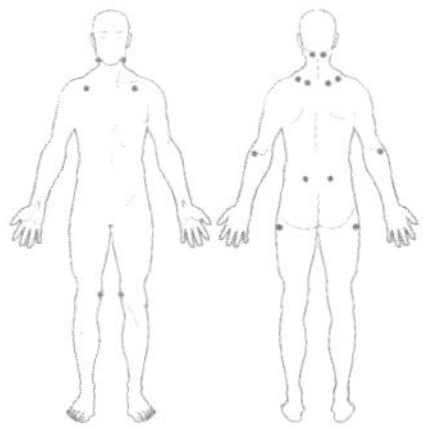

8

월경통

월경통月經痛의 조리는 반드시 아래 사항을 주의해야 한다.

- 월경통이 발생하는 시간을 관찰하여 월경 전과 월경 후 또는 월경기임을 인식해야 한다. 통증이 심하면 오심·구토가 있고 혹은 얼굴색이 창백해지며 식은땀이 나는 등의 증상이 있다.
- 통증이 심할 때는 누워서 휴식을 취하고, 삼음교三陰交, 합곡혈合谷穴 등을 안마하고 복부에 온찜질을 시행하여 통증을 완화시킨다.
- 월경 초기에는 배를 따뜻하게 하고 두 발은 냉수가 닿지 않게 하여 한사寒邪의 침습을 방지한다.
- 음부를 청결하게 유지하고 월경 중에는 욕조에서 목욕하는 것을 피하며 깨끗한 물로 외음부를 매일 한 차례씩 깨끗하게 씻는다.
- 월경 전후에 너무 찬 음식이나 시큼한 음식, 조개 등의 한성寒性 음식을 금기한다.
- 월경기에는 절대로 방사房事를 금한다.

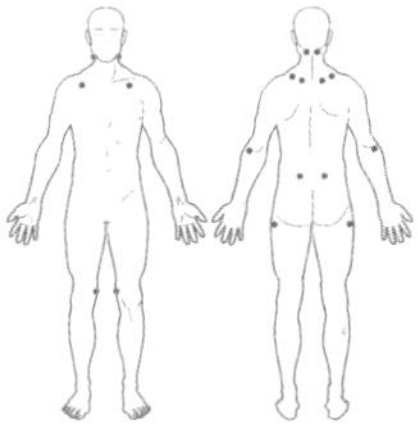

9

산후복통

산후에는 몸이 매우 허한 상태이므로 외사外邪의 침입을 쉽게 받는다. 그러므로 몸조리를 잘해야 한다. 아래 몇 가지를 주의해야 한다.

- 누워서 휴식을 취하고 정신을 안정시키며 환자의 두려운 마음을 없애야 한다.
- 산후에는 온갖 맥이 허하니 몸을 따뜻하게 하고 한랭한 기운을 받아서는 안 되며 복부에 온찜질을 시행하면 좋다.
- 오로惡露의 양, 색택色澤의 변화, 아랫배의 긴장과 이완, 통처痛處의 거안拒按 여부를 관찰하고 기록한다.
- 시큼하거나 찬 성질의 음식, 소화하기 어려운 음식은 피한다.

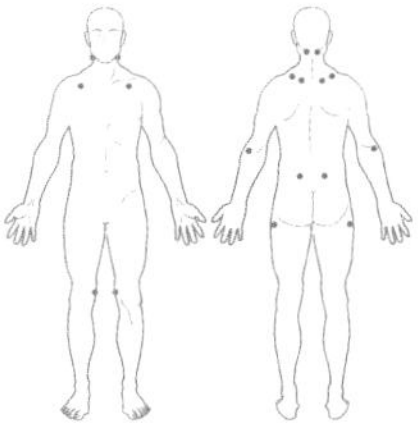

10

암통

종양은 주위조직에 침습하여 압박을 주거나 혹은 전이로 인해 통증이 쉽게 발생할 수 있다. 그러나 통증의 부위와 성질은 종양이 있는 부위와 유형에 따라 다르다. 또 그 정도는 종양의 진행상태에 따라 모두 다르게 나타난다. 그러므로

- 암증癌症 환자의 정황은 반드시 자세히 관찰하여 기록하고 아울러 의사에게 제때 진료를 받아야 한다.
- 환자에게 설명을 충실히 해주고 정신상의 안정과 지지를 해주어 환자의 긴장된 정서를 없애준다.
- 지나치게 독성이 강한 약물, 혹은 쉽게 중독될 수 있는 진통제는 신중하게 사용한다.
- 또한 반복해서 심리치료나 침구鍼灸 등과 같은 각종 진통방법을 활용하여 통증을 완화시켜야 한다.

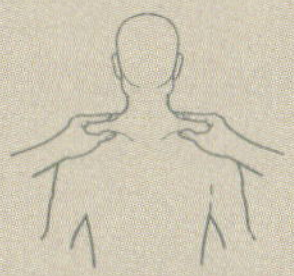

12
장

통증에 대한 양생과 식이요법

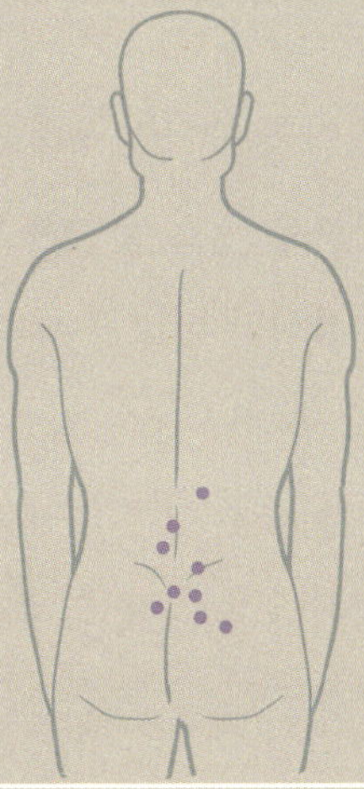

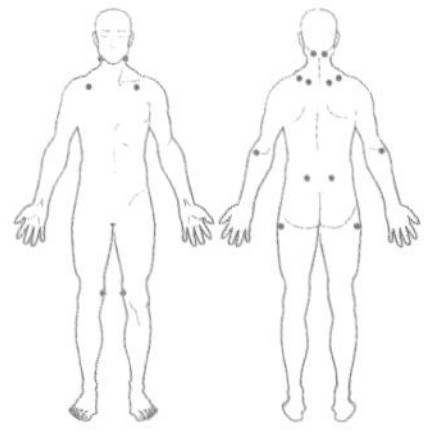

1

바르지 않은 자세가 통증을 불러온다

정확한 자세와 적합한 도구의 사용은 통증의 발생을 예방하고 피로를 줄이므로 근무능력을 향상시킬 수 있다.

일상생활 중에 작업의 방식과 부정확한 자세 때문에 발생하는 통증은 이루 헤아릴 수 없다. 이러한 상황을 많은 사람들은 습관으로 여기고 그냥 넘어간다. 하지만 상당한 시간이 지난 후에 좋지 않은 작업 방식과 자세는 신체 불균형을 야기하고 신체의 정상적인 유지에 영향을 끼치며 각종 통증을 유발할 수 있다. 이 때문에 평소 우리는 자세에 신경을 써야 하고 가능한 한 자신의 잘못된 지식을 바로잡아 통증이 발생하는 것을 방지해야 한다.

요통과 좌골신경통의 대부분은 평소 불량한 자세 혹은 작업 과정상에 좋지 않은 습관에서 유발된다. 장시간 허리를 굽혀서 작업하거나 자주 허리의 힘만으로 무거운 물건을 들어 올리면 매우 쉽게 요통이 발생한다. 허리 부위의 압력을 줄이기 위해서 가장 좋은 것은 자세를 낮출 때 다리를 굽혀서 허리 굽히는 것을 대체하는 것이다. 의자에 앉아서 물건을 집거나 원래 낮은 곳에 있던 물건을 아예 높은 곳에 두는 것도 좋은 방법이다. 또한 무거운 물건을 들 때는 신체를 최대한 물건 가까이에 붙여서 들고 허리의 힘만을 사용하는 것을 피한다. 가장 좋은 것은 심호흡을 하여 허리와 복부에 힘을 주고 무릎을 굽혀 꿇어앉아 다리 힘을 이용하여 물건을 들어 올리는 것이다. 가령 옷이 더러워지는 것이 싫어서 물건을 가까이에서 들지 않고 억지로 멀리 손을 뻗어 들게 되면 쉽게 허리를 삔다. 그러므로 일을 할 때는 다치는 것을 피하기 위해 적절한 의복을 착용하거나 옷을 종종 갈아입는 것이 가장 좋다.

경추頸椎와 견배肩背의 문제는 대부분 머리를 오랫동안 구부린 상태로 책을 보거나 컴퓨터 모니터를 볼 때 발생하는데, 어깨와 경항부의 산통酸痛을 피하기 위해서는 장시간 머리를 굽혀서는 안 되고 일정 시간 일한 후에는 가볍게 목을 스트레칭해야 한다. 또한 어깨 부위의 근육을 풀어주기 위해서 자주 두 어깨를 위를 향하거나 뒤를 향하게 천천히 수차례 돌려주어 장시간 압력을 받은 조직을 풀어준다. 운전을 할 때는 졸아서는 안 되는데 갑자기 브레이크를 밟거나 급회전하면 목 부위의 인대가 다칠 수 있다.

손목 건초염은 대부분 필기구를 잘못 잡아서 야기되는데, 주원인은 글자를 쓸 때에 힘을 주어 연필의 본체를 꽉 쥐어 손목이 쉽게 피곤해지기 때문이다. 또한 건반을 두드릴 때 지나치게 힘을 쓰면 쉽게 피로를 유발하게 된다. 필기구나 건반을 사용하는 데 지나치게 힘을 쓰거나 오래하지 않는 것이 중요하다.

기침이나 위장병 심지어 간병생활이 오래되면 모두 나쁜 자세를 유발시키고 병정病情을 가중시킨다. 등을 구부리다 보면 가슴이 압력을 받아 흉강 용적이 작게 되고, 폐 용량도 작게 변하며 폐 부위에 흐르는 혈액량도 실제 감소할 수 있다. 이런 식의 좋지 않은 상태가 계속되면 호흡기계통도 손상될 수 있다. 책상에 오래 앉아 있고 만약 오른손을 습관적으로 사용하여 자세가 자주 오른쪽으로 기울게 되면, 간이 횡격막의 압박을 받고 간肝의 혈류가 좋지 않게 되며 간기능에도 좋지 못한 영향을 끼친다. 이 때문에 일을 할 때에 등을 굽혀 오래 책상에 앉아 있는 것을 금하며, 신체도 지나치게 오른쪽으로 기울인 상태는 좋지 않다.

정확한 자세는 통증을 방지하는 데 도움이 될 뿐 아니라 피로를 줄이고 근무능력을 상승시킬 수 있다. 길을 걸을 때는 머리를 들고 가슴을 편 상태에서 발끝이 걸어가는 방향을 향하게 한다(바깥이나 안을 향하지 않게 한다). 걸을 때 힘은 발뒤꿈치에서 외측을 따라 새끼발가락에 이르고 다시 엄지발가락으로 옮겨 준다. 또한 비교적 긴 시간 앉아서 일하는 경우에는 허리를 곧게 유지하는 것이 필요하고, 만약 의자에 앉는 자세라면 가능한 한 몸을 등받이에 최대한 지지해주는 것이 좋다.

장시간 서서 일하는 사람은 서 있을 때 허리를 곧게 펴고 턱을 아래로 당기고 양다리는 어깨너비만큼 벌리며 발끝은 평행을 이룬다. 그러한 후에 체중을 두 다리에 골고루 나누고 중심은 단전에 둔다. 높은 신발을 착용하는 것은 금물이고, 양말이나 레깅스를 신어 두 다리가 종창腫脹되는 것을 예방하는 것이 좋다. 퇴근하여 집에 돌아온 후에는 두 다리를 높은 곳에 들어 올린 상태에서 휴식을 취하고 발바닥을 가볍게 움직여 피로함을 푼다.

장시간 운전하는 사람은 깔개나 작은 베개를 허리 부위에 두어 허리가 곧게 펴진 자세를 유지하는 것이 좋다. 아래턱은 조금 안쪽으로 당기고 두 어깨를 풀어서 등은 펴고 가볍게 핸들을 잡는다. 이렇게 해야 쉽게 피로해지지 않는다.

주부가 바닥을 닦을 때에는 되도록 손잡이가 충분히 길게 되어 있는 밀대를 사용하여 서서 일을 하는 것이 좋은데, 꿇어앉아서 일을 진행하는 것을 금기한다. 그렇지 않으면 허리, 무릎에 모두 안 좋을 수 있다. 담장을 칠할 때에도 목을 장시간 한 자세로 고정하여 유지해서는 안 된다. 매번 일정 시간 목을 스트레칭하고 또한 어깨와 팔도 움직여 산통酸痛과 피로한 느낌을 줄여야 한다.

탁자를 닦거나 옷을 다릴 때에는 팔꿈치 부위가 지나치게 펴지면서 손상되는 것을 피해야 하며 손은 앞뒤로 움직이는 게 좌우로 움직이는 것보다 낫다.

정확한 자세와 함께 적당한 보조 기구들로 통증의 발생을 막을 수 있다. 허리를 곧게 의자 등받이에 붙이는 경우에 너무 부드럽거나 깊고 높은 의자에 앉는 것은 좋지 않다. 보통 일할 때의 의자는 기본적으로 등받이가 있어야 하는데, 이렇게 되어야 배부背部의 피로를 줄일 수 있고 등받이의 높이는 허리 이상이어야 한다. 만약 요추 부분에 솟은 깔개가 있어 요추의 모양을 잘 유지해준다면 더욱 이상적이다. 요통을 방지하기 위해 비교적 딱딱한 침상에서 수면을 취하는 것이 좋으며, 소파에서 자는 것은 좋지 않다. 경추병을 방지하기 위해서 지나치게 높은 베개를 사용하는 것은 매우 좋지 못하다. 또한 흉통을 방지하기 위해서는 반드시 헐거나 나쁜 신발은 폐기해야 한다.

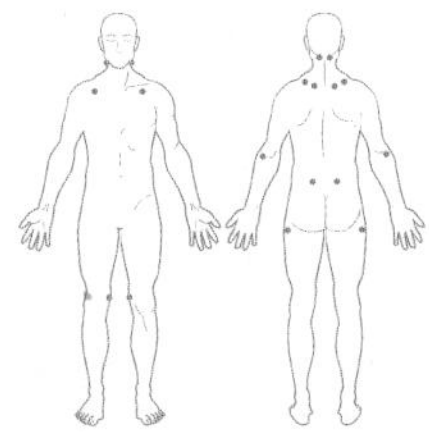

2

섬요閃腰와 낙침落枕은 어떻게 판별하는가?

섬요와 낙침을 적극적으로 치료하려면 소파나 스프링 침대에서 수면을 취해서는 안 된다. 즉각 치료를 시행하지 않고, 반복하여 발작하면 매우 쉽게 경추병과 좌골신경통이 발생할 수 있다. 섬요閃腰와 낙침落沈은 모두 돌발적인 손상성 통증으로 많은 사람들이 경험한다. 섬요閃腰는 이른바 허리에서 발생한 염좌로 청장년에게 많이 나타나고 육체노동자나 평소 잘 활동하지 않다가 갑자기 일을 하거나 급작스럽게 운동을 하는 사람에게 자주 발생한다.

무거운 물건을 옮길 때는 힘이나 자세가 적당해야 하는데, 갑자기 몸을 돌릴 때, 갑자기 큰 힘을 주거나 적당한 자세가 아닌 상태에 돌발적인 기침이나 재채기만 잘못해도 모두 허리의 근육, 관절, 인대, 활막을 손상시키고 급성적인 염좌상이 발생한다.

허리의 염좌는 대부분 '우지직' 소리를 듣는 경우가 많으며, 허리 부위에 극심한 통증이 갑자기 발생한다. 힘을 전혀 쓸 수 없고 활동을 하면 통증이 악화되고 휴식을 취해도 통증이 쉽게 사라지지 않는다. 다음 날에는 국소적인 미세출혈이나 울혈로 인하여 종창腫脹하게 되어서 요통은 더욱 심해지고 침대에서 일어나지 못하게 되면서 몸을 뒤집기도 힘들어진다. 기침이나 재채기, 크게 이야기하는 것만으로도 모두 심한 통증이 발생한다. 어떤 경우에는 허리신경이 지배하는 둔臀 부위, 대퇴부 뒤쪽, 사타구니 모두에 통증이 있다. 또한 어떤 사람은 비교적 큰 동작을 취하거나 허리에 크게 무리를 준 것도 아닌데, 만약 밤을 새우거나 심하게 피로할 경우에 당시에는 분명한 통증을 느끼지 못한 상황임에도 불구하고 다음 날에 허리통증을 느끼는 경우도 있다. 이러한 경우에는 서 있을 때 허리가 딱딱해지므로 자주 두 손으로 허리를 안마해야 하고 의자에 앉았을 때에도 두 손으로 자주 받쳐주어야 한다.

허리의 염좌에 한의학적인 치료는 효과가 비교적 좋고 방법도 다양하다. 추나推拿, 안마按摩, 부약敷藥, 모두 각기 묘한 효과가 있으며 침구鍼灸치료는 특히 효과가 좋다. 침鍼을 무서워하는 사람은 한약을 내복하여 낫게 할 수 있다. 대부분 몇 첩만 복용하여도 부드러워지는 것을 느끼거나 심지어 완쾌될 수도 있다. 보통 성인에게 적용되는 분량은 다음과 같다. 목향木香, 산갑山甲, 소회小茴 각 2전錢, 진피陳皮, 원호元胡 각 3전錢, 백축白丑(흑축黑丑도 괜찮다) 1전錢, 초두충炒杜沖 3전錢을 더하면 더욱 좋다. 한약으로 외부外敷를 시행하여도 치료효과가 역시 좋다. 생강生薑 몇 편片을 즙을 내서 적당량의 분조粉調를 더한 후 호상膏狀을 만들어 염좌 부위에 붙인다. 16시간 동안 붙여놓고 낫지 않으면 다시 한 차례 한다.

이 외에 환자는 딱딱한 침대에 누워 휴식을 취하고 가능한 한 활동을 줄여 빨리 낫도록 해야 한다.

허리 염좌를 예방하는 원칙은 다음과 같다.

- 무거운 물건을 옮길 때에는 반드시 다리 힘을 위주로 옮기는 자세를 취해야 하고 허리의 힘만을 사용해서는 안 된다.

- 장시간 허리를 굽혀서 일을 할 때에는 정시에 허리를 펴는 활동을 반드시 시행한다.
- 허리를 돌리거나 물건을 들어 올리는 경우에는 어느 정도 준비를 하고 들어야지 갑자기 들어서는 안 된다.
- 허리와 등 근육을 단련하여 강화시켜야 한다.
- 충분히 수면을 취해야 하며 만약 수면이 부족하여 새벽에 허리가 시큰거리면 속히 안마하고 열부熱敷하거나 미리 고약을 붙여서 허리 염좌를 방지해야 한다.

낙침은 겨울에 자주 발생하는데, 이 증상은 상당히 자주 보이는 목 부위의 연부조직의 손상성 병증으로 주로 아침에 일어날 때 목 옆 부분의 강경強硬, 산통痠痛과 함께 회전불리를 느낀다. 종종 산통痠痛이 어깨와 등까지 확산된다.

낙침의 주요 원인은 다음과 같다.

- 수면자세가 좋지 못하거나 베개가 지나치게 높거나 낮은 경우에 국소 부위의 근육이 긴장되어 통증과 함께 가동범위가 축소된다.
- 따뜻한 곳에서 수면을 취하지 않고, 풍한風寒이 기표肌表에 침습하면 경락이 막히고 기혈이 통하지 않게 되어 본병이 생긴다. 낙침에 대한 치료로는 침구鍼灸가 가장 효과가 있다. 몇 분간 침을 놓으면 통증은 즉시 사라진다. 한약을 복용하는 것도 치료효과가 매우 빠른데, 계지桂枝, 백작약白芍藥, 마황麻黃, 생강生薑, 시호柴胡, 방풍防風 각 3전錢, 자감초炙甘草 1전錢, 갈근葛根 5전錢, 홍조紅棗 5매枚를 수전水煎하여 나누어 두 차례 복용한다. 1~2첩으로 나을 수도 있고 열부熱敷와 배합하면 더욱 좋다.

낙침을 예방하기 위해서 베개는 중간 정도로 부드러워야 하는데, 베개를 압축한 이후의 높이가 10~15cm여야 한다. 또한 따뜻하게 해야 한다. 평소 경항부의 근육을 단련시켜서 근력을 강화하고 재발을 막아야 한다. 반복적으로 발병하는 경우에는 경추의 문제인지 아닌지 확실히 알아봐야 한다.

일단 낙침이거나 허리 염좌인 경우에는 초기에 적극적으로 치료해야 하고 소파나 스프링 침대에서 수면을 취하는 것은 좋지 않다. 즉시 치료하지 않거나 치료를 철저하게 하지 않으면 반복해서 발작하여 매우 쉽게 경추병과 좌골신경통이 발생한다. 그렇게 되면 치료가 더 힘들어진다.

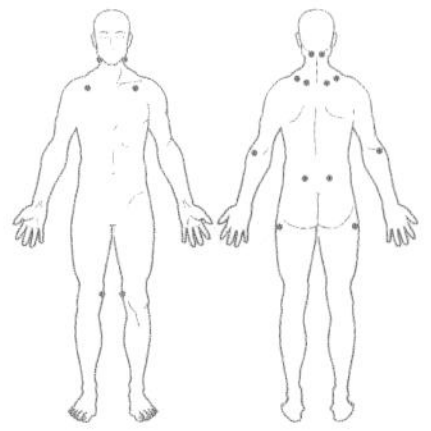

3

식욕을 참아 통풍을 예방한다

통풍의 발생은 음식과 밀접한 관계가 있다. 주요 원인으로는 혈액 내 요산의 증가 때문이고 음주, 과로와 외상外傷은 모두 통풍의 발작을 촉진시킬 수 있다. 통풍 발작 시에 당귀점통탕當歸拈痛湯은 효과가 매우 좋다.

대만의 경우에는 사면이 바다라 해산물을 많이 섭취하고 풍부해서 통풍환자가 해마다 늘고 있고 연령층도 점차 내려가고 있다. 30세 전후에 발병하는 경우도 적지 않다. 소식을 하는 사람들 중에도 콩 제품을 많이 섭취하여 통풍에 걸리는 경우도 적지 않다.

통풍의 발생은 확실히 음식과 밀접한 관계가 있다. 주로 혈액 내 요산수치 상승과 관련이 있다. 요산은 단백질과 퓨린대사의 산물인데, 혈액 중 요산이 야기되는 원인은 다음과 같다.

- 체내의 요산생산이 지나치게 많다.
- 체내 요산량은 정상적이지만, 신장에서 배설이 지나치게 적은 경우, 혈액에 요산농도가 포화상태를 초과하면 요산염 결정은 관절, 활막, 연골,

신장과 피하조직 등에 쌓여 결국 염증을 만들게 된다.

통풍의 급성발작을 일으키는 원인은 많지만, 그중에서도 음주는 통풍발작을 촉진시키는 유력한 원인이며, 특히 맥주가 그러하다. 그다음으로는 과로와 외상이다. 보행 시 엄지발가락에 큰 압력을 받으면 쉽게 외상이 생기고 통풍이 가장 쉽게 발생하는 부위가 된다. 장거리 운전할 때 오른쪽 무릎, 재봉 일을 하는 사람의 복사뼈 등은 모두 통풍이 쉽게 발생하는 부위이다. 또한 요산이 높은 사람이 수술을 받은 후에 통풍이 생길 가능성도 있다. 그리고 출혈, 감염, 고량후미를 포식한 후이거나 혹은 어떤 약물을 복용하였을 때 등등 모두 통풍을 일으킬 가능성이 있다.

통풍은 임상에서 보통 세 단계로 나눌 수 있다. 첫 번째 단계는 무증상기인데, 대개 이 시기에 혈중 요산수치가 상승하지만 별로 증상이 없는 상태이다. 이 시기는 여러 해 동안 지속될 가능성이 있다. 두 번째 단계는 통풍발작기이다. 통풍이 갑자기 발작하는 시기로 통증이 매우 심한데, 보통 매번 한 개의 관절에만 손상을 받거나 어떤 경우에는 2~4개의 관절에서 볼 수 있다. 엄지발가락 안쪽이 가장 호발하는 부위이며, 그다음으로는 무릎, 복사뼈, 발등, 발바닥 등이다. 어깨, 손목, 팔꿈치나 귓바퀴같이 상체에도 나타날 수 있으나 적게 보이고, 주로 하지下肢에서 발생한다. 병변 부위에는 열이 나고 홍종紅腫이 생기며 분명한 압통이 있고 움직이는 데 제한을 받는다. 발작은 몇 시간이나 하루 이틀 사이에 사라지는데, 심한 경우에는 며칠 혹은 몇 주 지속된다. 어떤 사람은 일생에 한 번 정도 발작하지만, 어떤 사람들은 5~10년을 간격으로 재발하며 자주 발작하는 사람은 매해 5~6차례 발작한다. 세 번째 단계는 만성적인 관절염기이다. 축적된 요산이 많아지고 통증 발작이 자주 있으며 간헐기가 단축된다. 관절의 기형적인 강경僵硬이 나타나기 시작하며(평균 10년 정도) 통풍석을 형성하는 경우도 있다. 환자는 비교적 큰 신발이나 장갑을 끼게 된다.

통풍의 예방과 치료는 다음의 몇 가지를 주의해야 한다.

- 고단백질과 고퓨린 음식을 피한다. 고단백질, 고퓨린 음식은 요산을 올리기가 쉽다. 이것은 통풍발병의 중요한 요인으로 이런 종류의 음식에는 다음과 같은 것이 있다. 동물의 내장이나 뇌, 새우, 게, 소고기, 양고기, 생선 등이다. 또 햄, 소시지, 땅콩 등도 여기에 해당한다. 콩, 아스파라거스, 죽순, 통밀처럼 소량의 퓨린을 포함한 것도 많이 섭취해서는 안 된다.
- 고지방 음식을 제한한다. 고지방 음식은 살을 찌우고 병정病情을 가중시킨다. 통풍을 예방하기 위해 적당하게 고지방, 고당분 음식을 제한해야 한다.
- 알칼리성 식품을 많이 먹어야 한다. 요산은 알칼리성에 의해 체액에서 쉽게 용해되어 체외로 배출되어 통풍발작을 줄인다. 다시마(알칼리성 식품의 왕), 각종 과일, 채소, 과즙은 소변을 알칼리성으로 변하게 하고 요산결정을 용해되기 쉬운 상태로 변화시켜주며, 결국 요산이 쉽게 체외로 배출되는 데 큰 도움이 될 수 있다. 평소에는 혈중 요산 농도가 높아지는 것을 방지하고 통풍이 발병했을 때에도 비교적 빨리 호전시킬 수 있다. 바나나, 식초, 오렌지, 체리, 사과, 딸기, 살구, 포도 등의 아주 새콤한 산성음식물을 적게 먹거나 금기하는 것이 좋다.
- 저퓨린 식품을 많이 먹는다. 유제품은 퓨린이 포함되어 있지 않고 기타 퓨린이 낮은 식품으로는 쌀, 국수, 연근, 식물성 기름, 셀러리, 토마토, 가지, 오이, 당근, 무, 양배추 등이 있다.
- 커피, 진한 차, 술, 매운 고추, 카레처럼 맵거나 자극적인 음식을 피한다. 모두 통풍발작에 영향을 줄 수 있다.

- 물을 충분히 마신다. 매일 2000ml 이상의 수분을 섭취하여 요산의 배출을 촉진하고 요산결석의 형성을 방지한다.
- 유발요인인 과로, 관절의 외상, 한랭한 기운, 심한 스트레스를 피한다. 모두 쉽게 통풍발작을 야기한다. 보온에 신경을 쓰고 추위를 방지해야 한다. 또한 과로하지 않고 외상을 방지한다. 통풍을 쉽게 유발하는 신장 질환과 혈액과 관련된 질환은 적극적으로 치료한다.

양약의 진통효과는 좋으나 혈중 요산수치를 낮추는 효과는 부족하다. 한약의 진교秦艽, 토복령土茯苓, 위령선威靈仙, 차전자車前子 등은 혈중 요산을 낮추는 효과가 매우 좋다. 한의학에서 물고기는 화火를 생生하고 육고기는 담痰을 생生한다고 인식하는데, 화열火熱, 담습痰濕의 병리病理와 비슷하다. 청열이습淸熱利濕부터 시작하면 치료효과가 매우 좋다. 평소 차전자車前子를 끓여서 차를 대신해서 마시고 혹은 쌀죽을 많이 먹으면 요산을 배출하는 효과가 매우 좋다. 급성기 발작 시에는 당귀점통탕當歸拈痛湯이 진통과 치료에 매우 효과적이다.

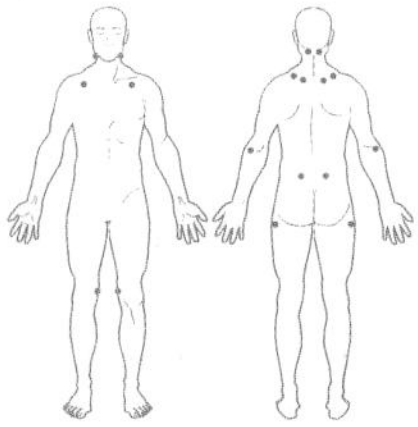

4

골다공증을 방지하는 방법

골다공증을 예방하기 위해서는 칼슘을 생장기부터 충분히 보충하는 것이 필요하다. 그래야 골질을 일정 보유할 수 있고 연령에 따라 골질이 손상되는 것을 막을 수 있는 것이다.

위생적인 방면이나 영양섭취가 좋아짐에 따라서 인류의 평균 수명은 크게 증가하고 노년인구는 해마다 증가하고 있다. 많은 노인병은 장기간의 요양을 해야 하는데, 골다공증은 노년기에 매우 자주 보이는 질병으로 오랜 기간 노인의 건강에 해악이 될 수 있다. 골다공증은 특히 노년기 관절통의 주요 원인 중의 하나이다.

골다공증은 골의 총량감소나 단위 체적 내의 골조직의 감소를 말하는 것이다. 골다공증을 일으키는 원인은 매우 많다. 예를 들어 폐경 후 골다공증, 노인성 골다공증, 운동결핍으로 인한 골다공증, 내분비질환, 종양, 유전 등이다. 또 장기간의 저칼슘식이나 신체쇠약, 과도한 흡연과 음주, 커피의 과음 등도 모두 원인이 될 수 있다. 살을 빼는 특정한 약물을 장기간 복용하면 골다공증을 더욱 가중시킨다.

골다공증은 대부분 노인층에 나타나는데, 임상에서는 등이 굽는 것을 비롯하여 요배통과 대퇴 부위까지 통증이 전달되는 증상이 많은 편이다. 통증은 활동이나 체위와 관계가 있는데, 임상에서 휴식을 취하면 줄어들고 걷거나 피곤하면 가중된다. 오래 앉거나 서 있을 수 없으며 갑자기 허리를 굽히거나 세게 넘어지면 척추의 압박골절과 대퇴골의 골절을 야기할 수 있고 견관절염 환자의 경우에는 X선으로 골다공증과 석회화를 확인할 수 있다. 골다공증은 노년의 퇴행성 병변으로 노년이 되어서야 비로소 증상이 나타난다. 그러나 35세 후에 이미 조금씩 신체에 변화가 생기면서 허리가 굽을 수 있고 만약 경미하게 넘어지거나 부딪치는 상황에 쉽게 골절이 된다면 이미 심각한 단계로 발전한 것이다. 인체의 99%의 칼슘은 골骨에 집중되어 있는데 골骨의 끊임없는 신진대사로 성년 전에 골밀도는 끊임없이 증가면서 35세가 되어 고점에 이른 후에 칼슘은 점점 손실이 커진다. 여성은 월경, 임신, 출산, 모유와 같은 몇 가지 생리적인 특징으로 주기적인 손상이 있으므로 발병률이 남성보다 높고 폐경 후에는 에스트로겐 분비가 정지되어 골감소가 더욱 빠르게 진행되어 매년 2~4%의 골질이 감소하여 65세에 이르면 다소 완화된다. 이때의 골질은 이미 매우 허약해져서 소송疏鬆상태가 되어 있으므로 무거운 압력을 감당하지 못하여 결국 쉽게 골절된다.

연구에 따르면 골다공증을 예방하려면 칼슘을 유아기부터 심지어는 태아기부터 충분히 확보하는 것이 필요하고, 특히 성장기에 골질을 어느 정도 비축해놔야 나이가 들면서 골질이 손실되는 것을 막을 수 있다고 한다. 골다공증을 치료, 예방하려면 아래의 몇 가지를 주의해야 한다.

- 칼슘이 비교적 많이 함유된 음식을 먹는다. 우유, 두제품(두부와 같은), 생선, 새우, 계란, 가리비, 돼지 뼈, 양배추, 셀러리, 마늘, 대추 등이다.

- 지방을 지나치게 많이 먹지 않는다. 칼슘의 흡수에 영향을 줄 수 있으므로 노인은 특히 지방 섭취량을 주의해야 한다. 음식에 약간의 식초를 더하면 음식 안의 칼슘의 용해를 촉진하고 칼슘의 흡수를 돕는다.
- 햇볕을 많이 쬔다. 칼슘의 흡수를 돕고 비타민D는 자외선에 의해 활성화되고 칼슘이 골질화되는 방면을 촉진한다.
- 적당한 운동: 전신 특히 골격계통의 혈액순환과 대사를 촉진하고 골질의 칼슘손실을 줄인다. 산책, 조깅, 자전거타기, 수영, 태극권은 모두 좋은 운동이다.
- 저염식, 저당식이를 한다. 당을 지나치게 많이 먹으면 칼슘의 흡수에 영향을 준다. 소금을 지나치게 많이 섭취하면 체내의 나트륨이 많아지고 많은 나트륨이 배출될 때에 칼슘도 따라서 배출된다.
- 커피를 적게 마신다. 연구에 따르면 커피를 즐겨 마시는 사람은 마시지 않는 사람에 비해 칼슘이 쉽게 유실된다.
- 약물을 주의한다. 각종 이뇨제나 갑상선호르몬제, 체중감량을 위한 약물은 비타민D의 활성에 영향을 주고 칼슘이 배설, 유실되는 것을 가속화시킨다.
- 밤에 칼슘을 보충한다. 수면 중의 혈액은 여전히 일정량의 칼슘이 필요하므로 칼슘이 있는 골격에서 칼슘을 소비하면서 골다공증이 유발될 수 있다. 잠들기 전에 칼슘을 보충한다면 쉽게 흡수될 수 있다.
- 적당한 불소를 보충한다. 미량의 불소가 포함된 물을 마시면 골다공증을 방지하는 데 일정한 도움이 된다. 불소가 포함된 물을 10년 이상 마신 여성은 마시지 않은 여성보다 골격의 견고함이 강하다는 통계가 있다.
- 망간이 포함된 음식을 많이 먹는다. 망간의 결여는 골질의 구성에 영향을 준다는 실험이 있다. 육류, 우유, 달걀 등은 포함된 망간이 비록 적으

나 이용률은 비교적 높으므로 좋은 음식들이다.

- 붕산이 포함된 음식을 많이 먹는다. 미량의 붕산은 노년 여성의 골다공증을 예방하는 데 매우 효과적이다. 사과, 배, 포도, 견과류, 녹색 채소와 콩과 식물은 모두 충분한 붕산을 가지고 있다. 자주 이런 음식들을 먹으면 골다공증 예방에 중요한 작용을 한다.

이 외에 골다공증은 쉽게 골절을 야기하기 때문에 반드시 아래의 상황을 주의해야 한다. 지나치게 힘을 주거나 무거운 물건을 지는 것을 피하고 계단을 오르내릴 때는 손잡이를 꼭 잡으며 길을 걸을 때에는 조심해서 넘어지는 것을 막아야 한다. 세수할 때에는 미끄러지는 것을 예방해야 한다.

한의학에서는 골다공증이 신정기허쇠腎精氣虛衰와 관계가 있다고 생각한다. 《소문素問》에서 "丈夫……七八(五十六歲)天癸竭, 精少, 腎衰憊, 形體皆極", "女子……七七(四十九歲)任脈虛, 太衝脈少, 天癸竭, 地道不通(月經停止), 故形壞而無子."라고 하였다. 또 "腎者主水, 受五臟六肺之精而藏之", "腎主骨髓"라고 하였다. 즉 신기腎氣의 성쇠가 사람의 성장, 생육, 노쇠, 사망과 관련이 있음을 말한 것이다. 또한 신장정腎藏精, 정능생수精能生髓, 수충즉골견髓充則骨堅을 설명하였다. 노인은 신장이 쇠약하고 신정腎精이 허하며 골수骨髓가 비어서 골다공증의 증상이 발생하니 실제로 신허腎虛와 관계가 있다.

한의학에서는 본병을 치료하는 데 보신補腎을 위주로 한다. 우귀환右歸丸(혹은 금궤신기환金匱腎氣丸)을 작약감초탕芍藥甘草湯과 합하고 혈육血肉에 도움이 되는 녹각鹿角, 귀판龜板, 자하거紫河車를 더하여 정혈精血에 유익하게 하고 당삼黨參, 계혈등雞血藤을 더하여 보기활혈補氣活血하면 효과가 매우 좋다.

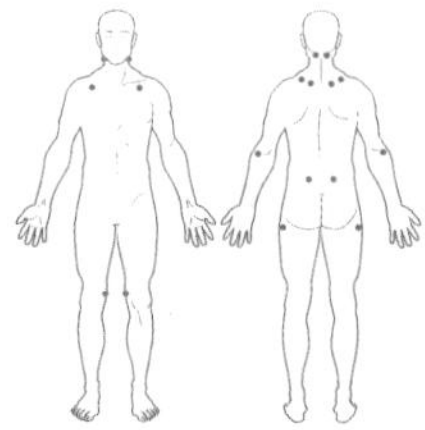

5

예방이라는 것은 결국 통증이 재발하지 않는 데 있다

과도한 피로를 피함, 균형적인 식이습관, 일찍 자고 일찍 일어나면서 충분히 휴식을 취하기, 정서를 조절하여 괴로운 마음을 없애기, 적당한 운동과 정확한 자세, 변비를 피하기, 체중조절, 술과 담배의 절제, 한기와 열을 적절하게 하여 위생에 주의하기 등 이상의 원칙을 잘 수행하면 통증의 발생을 막을 수 있다.

"예방은 치료보다 낫다." 합리적인 일상생활은 통증을 방지하는 데 일정한 작용이 있다. 아래의 몇 가지 원칙은 통증이 발생하고 악화되는 것을 방지하는 것에 도움이 된다.

- 과도한 피로를 피한다. 양생의 도는 결국 과로를 피하는 데에 있다. 과로는 만병의 근원으로 과도한 피로와 노동은 체력을 떨어지게 하고 면역기능을 저하시키고 질병에 대한 저항력을 약화시켜서 각종 질병을 야기한다. 과로 후에는 더욱 방로房勞를 피하고, 만약 요통, 좌골신경통 혹

은 발바닥통증이 있으면 방사房事를 일정 기간 금기하는 것이 좋다. 과도한 정신적인 노동 역시 피로를 가져올 수 있으므로 당연히 주의해야 한다. 가장 좋은 휴식은 잘 자고 잘 기상하는 것이며, 더운물로 목욕을 하면 피로회복에 효과가 더욱 좋다.

- 음식습관과 균형에 주의한다.

❶ 정시에 정량을 먹고 폭음폭식하지 않으며 지나치게 많이 먹거나 빨리 먹지 않는다. 그래서 음식으로 인하여 위장에 질병이 발생하는 것을 피해야 한다.

❷ 음식물의 균형에 주의하고 음식은 다양하게 먹어야 필수적인 영양성분을 얻는 데 더 많은 기회를 가지게 된다.

❸ 염분의 섭취를 제한하여 고혈압이나 심장, 신장과 관련된 질병과 중풍을 예방해야 한다.

❹ 과다한 당과 지방을 섭취하는 것을 금기한다. 통계에 따르면 단것을 좋아하는 노인은 일반사람과 비교하여 더 쉽게 풍습병風濕病이 발생하는 것으로 알려져 있다.

❺ 이 외에 통풍환자는 퓨린이 포함된 음식을 많이 먹어서는 안 된다.

❻ 칼슘을 보충하는 습관을 길러서 노년 때의 골다공증을 방지한다.

- 일찍 자고 일찍 일어나며 충분한 수면을 취한다. 수면은 피로를 제거할 수 있고 체력활동과 뇌활동을 좀 더 잘할 수 있게 한다. 충분한 시간의 수면은 신체의 피로, 체력의 쇠퇴와 조로를 예방한다. 일부 통증은 부족한 수면으로 심해지기도 한다(두통, 고혈압, 위궤양 등).

- 정서를 조절해서 우울함을 없앤다. 많은 사람들이 매우 화가 났을 때, 즉시 혹은 조금 지나면 극렬한 복통을 느끼는 경우가 많다. 크게 화가 나는 경우에 갑자기 중풍으로 쓰러지기도 하고, 또 어떤 사람들은 화가 났

을 때 관상동맥이 긴축緊縮되어 협심증이 발생한다.

경항통과 두통을 겸하는 환자 대부분의 병인은 정서적인 긴장 때문이다. 위궤양 환자의 50%는 정서가 야기한 위장의 근육 통증 때문이다.

과도하게 흥분하거나 긴장한 후에도 전신에서 근육통이 쉽게 생긴다.

이미 통증이 생긴 환자는 더 쉽게 정서의 영향을 받아 악화될 수도 있다. 반대로 유쾌한 정서를 유지하는 것은 내분비의 평형을 이루게 한다.

- 적당한 운동을 유지한다. 현대의 많은 사람들이 편안한 생활로 운동량이 매우 감소하고 체력이 떨어짐에 따라 각 기관의 기능이 감퇴하여 문명병文明病(심혈관계 질환, 당뇨병 등)이 매우 많이 증가했다.

운동은 심장박동을 촉진하여 콜레스테롤, pH, 당수치, 지질을 조정할 수 있다. 근육의 탄력과 관절의 가동성을 증강시키고 뼈 속의 칼슘 함유량을 늘려서 노년의 골다공증을 막고 여성의 호르몬 대사를 조절하여 유방암과 비뇨기계의 발암 확률을 낮춰야 한다. 신체반응을 증가시키고 상해를 줄이며 기능을 증가시키고 노화를 늦출 수 있다. 운동은 천연적인 진통제나 항우울제제라고 표현할 수 있다.

❶ 유산소운동과 수영이 가장 유익하다.

❷ 매일 아침체조를 하는 것은 신진대사를 촉진하고 태극권을 통한 운동도 같은 효과가 있다. 중년노인에게 적합하다.

❸ 산책은 가장 간단하고 쉽게 할 수 있는 운동으로 보행을 30분씩만 해도 매우 성공한 운동이라고 할 수 있다.

- 정확한 자세와 생활을 유념해야 한다. 일상적으로 일어나는 경추와 견배肩背 통증은 대부분 머리와 목을 숙이고 오랜 기간 업무를 하는 것으로 야기된다. 통증을 피하기 위해서는 장기간 머리를 숙여서는 안 된다. 대부분의 요통도 부정확한 자세에서 시작하는데, 무거운 물건을 들 때

가장 좋은 것은 다리를 굽혀서 허리 굽히는 것을 대체하는 것이다. 이 외에 너무 부드럽거나 깊은 곳, 너무 높은 의자에 앉아서는 안 되고 소파에서 잠을 자는 것은 좋지 않으며 너무 높은 베개는 좋지 못하다. 평소 보행이 불편한 신발은 즉시 버려서 각종 통증의 발생을 방지해야 한다.

- 변비를 피해야 한다. 대변을 보지 못하면 많은 독소가 배설될 방법이 없고 많은 병변이 야기될 뿐 아니라 통증이 가중된다. 변비를 예방하기 위해서 우선은 정시에 대변을 보는 좋은 습관을 길러야 한다. 그다음은 끓인 물을 많이 마시고 섬유소가 풍부한 음식, 예를 들어 각종 곡류, 콩, 옥수수, 사과, 감자, 토란, 셀러리 등을 많이 먹어야 한다.
- 체중을 줄여야 한다. 비만으로 인한 질병은 매우 많다. 예를 들어 당뇨병, 고지혈증, 통풍, 고혈압, 뇌혈관질환, 심근경색, 지방간, 담낭염, 담석증, 췌장염, 호흡기능부전, 추간판손상, 골다공증, 무릎 관절염, 월경이상과 불임, 유방암……등 모두 비만인 사람이 쉽게 걸리는 질병이다. 몸무게를 줄이면 건강하고 젊어 보이며 정력精力이 충만하고 행동이 민첩해진다. 더 중요한 것은 쉽게 만성질병에 걸리지 않고 수명을 연장할 수 있다는 것이다.
- 술과 담배를 절제한다. 흡연과 폭음은 가장 쉽게 보이는 나쁜 습관이다. 이것은 건강을 손상시키고 몸을 약화시키며 신경통증을 악화시킨다.
니코틴은 인체의 영양성분을 파괴하고 비타민을 파괴하거나 흡수를 막는다. 또한 여러 질병을 유발한다. 자주 술을 마시면 외부에 대한 저항력을 떨어트리고 쉽게 각종 전염병에 걸린다. 폭음은 소화기능(위장점막을 자극), 간과 심혈관계에 모두 해를 끼치고 신경계통에 대한 위해도 매우 크다.
- 한과 열을 적당히 조절하고 위생에 주의한다. 한기를 받는 것을 피해야

한다. 한랭한 외기는 인체를 자극해서 여러 질병을 발생시키거나 가중시킬 수 있다. 예를 들어 심근경색, 중풍, 기관지염, 천식 등이 생길 수 있고 허리와 다리에 냉기를 받으면 신경통, 풍습통風濕痛이나 부인과질환 등이 발생할 수 있다. 바람이나 비에 젖는 것을 피해야 한다. 날씨가 더워서 땀이 날 때에 선풍기 바람을 직접 맞아서는 안 되고 오랫동안 찬바람이 통하는 입구에 앉아 있는 것도 좋지 않다. 비가 오고 습한 날씨에는 바깥활동을 삼가고, 맑은 날에는 햇볕을 많이 쬔다. 또한 땀이 많이 나는 것을 방지하고 땀이 난 후에는 바로 마른 수건으로 피부를 닦고 목욕하고 옷을 갈아입는다. 평소 개인위생과 환경위생에 주의한다.

상술한 원칙들을 유념하고 가능한 한 스스로 지키려고 하면 통증의 발생이 최소화될 것이다.

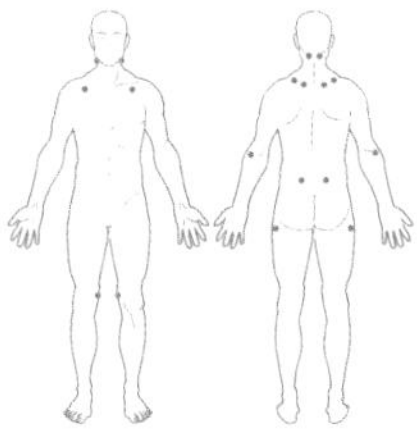

6

월경통의 식단관리

잘못된 식습관은 생리통을 가중시킬 수 있다. 시큼하고, 떫고, 생랭生冷한 음식 그리고 매운 음식은 모두 좋지 않다. 또한 잘 먹고 변비를 피해야만 월경통을 줄일 수 있다.

월경통은 여자가 월경 기간이나 혹은 월경 시작 전후 며칠 동안 소복통증과 요산통腰酸痛으로 참기 힘든 병증을 가리킨다. 자주 두훈頭暈과 오심·구토, 전신무력 등의 증상을 수반한다. 심한 경우에는 정상적인 생활과 일에 영향을 끼친다.

월경통은 많은 경우에 정신적인 요인으로 유발된다.

월경통은 원발성 월경통과 속발성 월경통이라는 두 유형으로 나뉜다. 원발성 월경통은 아직 출산하지 않은 여성에게 많이 보이는데 체질이 허약하고 통증에 민감한 사람에게 쉽게 발생한다. 월경통의 원인은 많은데 정신적인 요인에 의한 영향이 비교적 크다. 만약 월경현상에 대해 공포, 혐오나 예민함 등의 심리가 있는 경우에는 더 쉽게 월경통이 생긴다. 그 외 내분비

이상, 자궁발육불량, 자궁경부의 협착, 자궁 위치의 전굴前屈이나 후경後傾에 의해 월경혈의 흐름이 영향을 받는 경우라면 병리적인 월경통이라고 볼 수 있다.

속발성 월경통은 이미 출산을 한 부녀자나 중년의 부녀자에게 많이 보인다. 골반염, 자궁내막증, 자궁근종 등의 병증으로 발생한다. 이러한 월경통은 월경 시작 전부터 자주 발생하여 월경 기간까지 지속되고 월경이 그쳐 골반 충혈이 제거된 후에 그 증상이 비로소 사라진다. 만약 원발병증原發病症이 치유되면 월경통이 재발하지 않는다.

월경기에 복통이 야기되는 원인은 다음과 같다. 평소 마음이 편안하지 않고 간기울체肝氣鬱滯하면 어혈이 생긴다. 또한 월경 전이나 월경기에 비에 젖고 습한 곳에 머물거나 생랭生冷한 음식을 많이 먹으면 경혈득한經血得寒하여 응체불창凝滯不暢할 수 있다. 체질적으로 기혈쇠약하거나 기허氣虛인 경우에도 월경이 지체遲滯될 수 있는데, 이들 모두 월경통을 유발할 수 있다. 월경 기간 후에도 습열濕熱한 사기邪氣를 받으면 어열조락瘀熱阻絡을 야기하고 월경통을 유발한다.

월경통에는 생랭生冷, 산삽酸澀, 신랄辛辣한 음식을 먹는 것을 엄하게 금한다. 월경통에는 아래의 몇 가지 식습관을 주의해야 한다.

- 생랭生冷한 음식을 피한다. 한寒은 수인收引하므로 혈血이 냉冷을 얻으면 응체할 수 있다. 월경 기간에 각종 냉한 음식은 금하고 월경 전후에도 주의해야 한다.
- 산삽酸澀한 음식을 적게 먹는다. 산도가 높은 음식은 수렴收斂, 고삽固澀의 특징이 있기 때문에 식후에 쉽게 혈관수축, 혈액의 삽체澀滯가 발생하고 월경혈의 흐름과 배출이 불리하여 통증이 조성된다. 산성酸性 음식, 시큼한 과일이나 식초 성분이 들어 있는 차, 석류, 자두, 블루베리, 망고, 아몬

드, 사과, 레몬, 뽕잎차 등은 모두 먹기에 적합하지 않다.

- 매운 음식과 조미료를 피한다. 월경 전, 월경 후를 막론하고 매운 음식인 고추, 마늘, 생강, 부추, 파 등 매운 음식들은 골반충혈을 가중시키고 월경통을 유발한다.
- 변비를 피한다. 월경 전이나 후를 막론하고 모두 대변을 잘 봐야 한다. 변비는 월경통을 유발할 수 있고 통증을 증가시킨다. 대변을 잘 볼 수 있도록 해주는 음식으로는 꿀, 바나나, 셀러리, 고구마 등이 있다. 수렴할 수 있는 과일은 대체로 한량성寒凉性 과일로 예를 들어 배, 수박, 자몽, 오렌지 등은 많이 먹어서는 안 된다.
- 적당한 음주는 괜찮다. 적당한 술은 통경활혈通經活血작용을 한다. 혈관확장과 함께 평활근을 이완하므로 월경통에 예방과 치료의 작용이 있다. 그러나 월경량이 많거나 술을 마시지 않는 사람에게는 억지로 권하기 어렵다. 포도주가 좋은데 포도는 어느 정도 월경통을 치료하는 작용이 있으니 적당량 마시는 것이 좋다. 산한겁습散寒怯濕, 활혈통경活血通經, 보혈완급진통補血緩急鎮痛하는 작용이 있다.
- 마그네슘이 많이 포함된 음식을 먹는다. 연구에 의하면 월경통 환자의 45%가 체내에 마그네슘의 양이 비교적 적으며 매일 200mg의 마그네슘을 섭취하면 월경통이 완화된다는 것을 발견했다. 인공 마그네슘보다는 음식요법을 통한 섭취의 효과가 더 좋다. 마그네슘이 포함된 음식인 녹색채소, 콩, 옥수수, 사과, 밀 배아, 다시마, 우유, 고기, 생선, 해산물 등도 많이 먹어야 한다. 마그네슘의 섭취를 통해 월경통을 예방할 수 있으므로 매일 풍부한 채소를 먹음으로써 월경통을 완화시키거나 없앨 수 있다.
- 한약치료를 한다. 한의학적인 치료는 월경통을 치료하는 데 매우 좋은

효과가 있다. 환자의 체질에 따라 기허혈약氣虛血弱한 경우에는 보기補氣, 양혈진통養血鎭痛하기 위해 성유탕가미聖愈湯加味를 복용한다. 기체혈어氣滯血瘀한 경우에는 활혈행기活血行氣, 거어지통祛瘀止痛하기 위해 도홍사물탕가감桃紅四物湯加減을 복용한다. 한습응체寒濕凝滯한 경우에는 산한이습散寒利濕, 온경통맥溫經通脈하기 위해 당귀사역탕가미當歸四逆湯加味를 복용한다.